Intervenção Fonoaudiológica em Voz e Funções Orofaciais

Intervenção Fonoaudiológica em Voz e Funções Orofaciais

Hipólito Magalhães
Leonardo Lopes
Silvia Benevides

Thieme
Rio de Janeiro • Stuttgart • New York • Delhi

Dados Internacionais de Catalogação na Publicação (CIP)
(eDOC BRASIL, Belo Horizonte/MG)

M188i

Magalhães, Hipólito
Intervenção fonoaudiológica em voz e funções orofaciais/Hipólito Magalhães, Leonardo Lopes, Silvia Benevides. – Rio de Janeiro, RJ: Thieme Revinter, 2024.

16 x 23 cm
Inclui bibliografia.
ISBN   978-65-5572-285-7
eISBN 978-65-5572-286-4

1. Fonoaudiologia. 2. Distúrbios da linguagem. I. Lopes, Leonardo. II. Benevides, Silvia. III. Título.

CDD: 616.855

Elaborado por Maurício Amormino Júnior –
CRB6/242

Contato com os autores:
Leonardo Lopes
lwlopes@lievlab.com

Hipólito Magalhães
hipolito.magalhaes@ufrn.br

Silvia Benevides
sbenevides40@gmail.com

© 2024 Thieme. All rights reserved.

Thieme Revinter Publicações Ltda.
Rua do Matoso, 170
Rio de Janeiro, RJ
CEP 20270-135, Brasil
http://www.ThiemeRevinter.com.br

Thieme USA
http://www.thieme.com

Design de Capa: © Thieme
Créditos Imagem da Capa: imagem gerada por IA: Concept Throat Anatomy de: Ян Заболотний – Adobe Stock

Impresso no Brasil por Gráfica Santuário
5 4 3 2 1
ISBN 978-65-5572-285-7

Também disponível como eBook:
eISBN 978-65-5572-286-4

Nota: O conhecimento médico está em constante evolução. À medida que a pesquisa e a experiência clínica ampliam o nosso saber, pode ser necessário alterar os métodos de tratamento e medicação. Os autores e editores deste material consultaram fontes tidas como confiáveis, a fim de fornecer informações completas e de acordo com os padrões aceitos no momento da publicação. No entanto, em vista da possibilidade de erro humano por parte dos autores, dos editores ou da casa editorial que traz à luz este trabalho, ou ainda de alterações no conhecimento médico, nem os autores, nem os editores, nem a casa editorial, nem qualquer outra parte que se tenha envolvido na elaboração deste material garantem que as informações aqui contidas sejam totalmente precisas ou completas; tampouco se responsabilizam por quaisquer erros ou omissões ou pelos resultados obtidos em consequência do uso de tais informações. É aconselhável que os leitores confirmem em outras fontes as informações aqui contidas. Sugere-se, por exemplo, que verifiquem a bula de cada medicamento que pretendam administrar, a fim de certificar-se de que as informações contidas nesta publicação são precisas e de que não houve mudanças na dose recomendada ou nas contraindicações. Esta recomendação é especialmente importante no caso de medicamentos novos ou pouco utilizados. Alguns dos nomes de produtos, patentes e design a que nos referimos neste livro são, na verdade, marcas registradas ou nomes protegidos pela legislação referente à propriedade intelectual, ainda que nem sempre o texto faça menção específica a esse fato. Portanto, a ocorrência de um nome sem a designação de sua propriedade não deve ser interpretada como uma indicação, por parte da editora, de que ele se encontra em domínio público.

Todos os direitos reservados. Nenhuma parte desta publicação poderá ser reproduzida ou transmitida por nenhum meio, impresso, eletrônico ou mecânico, incluindo fotocópia, gravação ou qualquer outro tipo de sistema de armazenamento e transmissão de informação, sem prévia autorização por escrito.

DEDICATÓRIA

Aos nossos filhos e cônjuges, por nos nutrirem com as suas presenças, dando significado a cada conquista alcançada.

AGRADECIMENTOS

Esta obra foi realizada por muitas mãos, cada uma contribuindo com sua *expertise* e empenho inigualáveis. Somos gratos a todos que depositaram seus esforços no comprometimento com a qualidade deste projeto.

Expressamos nosso sincero reconhecimento aos autores, cujos conhecimentos científicos especializados trouxeram um valor inestimável a esta iniciativa. Seu trabalho meticuloso, aliado ao rigor acadêmico, foi essencial para tornar este livro uma fonte abrangente, atualizada e de alto nível das temáticas abordadas. Da mesma forma, estendemos nossos sinceros agradecimentos aos revisores, cuja generosidade em compartilhar seu tempo e conhecimento resultou em uma leitura cuidadosa e valiosas contribuições para o aprimoramento de cada capítulo.

Também queremos ressaltar o valioso apoio da Universidade Federal da Paraíba (UFPB), Universidade Federal do Rio Grande do Norte (UFRN) e Universidade Estadual de Ciências da Saúde de Alagoas (Uncisal) ao Programa Associado de Pós-Graduação em Fonoaudiologia (PPgFon). O respaldo dessas instituições se reflete no crescimento e fortalecimento do grupo e do Programa. Não podemos deixar de mencionar a importância do incentivo da CAPES e do CNPQ, que têm sido parceiros e impulsionadores do progresso das pesquisas em Fonoaudiologia.

Por fim, expressamos nosso sincero reconhecimento à equipe da Thieme Revinter por toda dedicação, profissionalismo e comprometimento com a excelência deste projeto. Seu apoio e colaboração foram determinantes para tornar possível a realização deste trabalho, garantindo a qualidade do produto.

APRESENTAÇÃO

A presente obra te convida a uma imersão em um universo de conhecimentos densamente enriquecedores, concebida para provocar reflexões e instigar uma revisitação crítica da prática clínica nas questões envolvidas com a voz e as funções orofaciais. Ela representa não apenas um elo entre a teoria e a aplicação prática, mas também uma manifestação tangível do retorno da academia ao cerne da profissão, oferecendo algumas respostas aos questionamentos intrínsecos à prática clínica contemporânea.

Com a contribuição de professores, alunos e egressos do Programa Associado de Pós--Graduação em Fonoaudiologia (PPgFon) – (UFPB/UFRN/Uncisal) e demais colaboradores, esta obra se destaca como uma síntese cuidadosamente elaborada de pesquisas, experiências e *insights* provenientes das fronteiras do conhecimento científico. Seu propósito vai além da instrução, pois almeja ser um catalisador de transformações para todos que buscam o aprimoramento científico e profissional.

Este livro representa um guia abrangente e atualizado para a atuação nas áreas de voz e funções orofaciais. A obra oferece um panorama sobre os aspectos relacionados com as práticas clínicas, protocolos terapêuticos e estratégias de intervenção, discutidos entre os pesquisadores da área e que pode auxiliar os leitores a desenvolverem habilidades sólidas de raciocínio clínico, tomada de decisão e implementação de práticas baseadas em evidências em sua rotina profissional.

Ao folhear suas páginas, convidamos você, caro leitor, a direcionar o olhar para conteúdos que transcendem os limites do convencional, desafiando paradigmas e enriquecendo sua compreensão da complexidade que compõe a prática clínica atual.

Cada capítulo foi elaborado para abordar temas específicos, proporcionando uma compreensão ampliada das áreas de voz e funções orofaciais. Ademais, apresenta objetivos de aprendizagem claros, proporcionando uma oportunidade para consolidar e internalizar o conteúdo discutido.

Iniciamos com a compreensão quanto aos fundamentos do raciocínio clínico e da tomada de decisão na prática fonoaudiológica, ilustrando esses conceitos com a apresentação de casos clínicos que envolvem a voz, a disfagia e a motricidade orofacial. Nesse cenário, discutimos estratégias voltadas para uma abordagem eficaz e embasada em evidências, com o intuito de aprimorar a qualidade do cuidado oferecido aos pacientes.

Prosseguimos com uma análise da implementação da prática baseada em evidências (PBE), abrangendo desde o contexto histórico da PBE em geral até sua aplicação específica na fonoaudiologia. Destacamos a importância de alinhar os protocolos de diagnóstico e terapia às descobertas científicas mais recentes, ao passo que abordamos os desafios enfrentados ao longo desse processo.

Em seguida, exploramos a prescrição e dosagem de exercícios específicos para voz e funções orofaciais, fornecendo elementos, estratégias e evidências para a elaboração de planos terapêuticos customizados.

Na sequência, desenvolvemos uma discussão acerca das questões relacionadas com a biomecânica da deglutição e a reabilitação das disfagias orofaríngeas, explorando os seus mecanismos e estratégias terapêuticas mais atuais.

Em continuação ao conteúdo, adentramos nos programas de intervenção que englobam a motricidade orofacial e as disfagias orofaríngeas, com discussões sobre efetividade e eficácia das abordagens técnicas direcionadas aos ciclos de vida e fundamentadas de acordo com as patologias de base.

A seguir, investigamos o uso do *biofeedback* como uma ferramenta complementar na reabilitação das funções orofaciais, oferecendo perspectivas atualizadas sobre sua aplicação prática e benefícios terapêuticos.

A discussão sobre a telefonoaudiologia nas funções orofaciais nos conduz ao estudo da tecnologia e inovação, investigando os desafios e as potenciais aplicações tanto na avaliação quanto na intervenção nas áreas da motricidade orofacial e disfagia.

Incentivamos a reflexão sobre a terapia vocal nas disfonias comportamentais, em que discutimos estratégias para a elaboração de planos terapêuticos individualizados e assertivos com respaldo científico para essas condições.

Prosseguimos com o estudo acerca dos princípios que norteiam o controle auditivo- -motor na reabilitação e aperfeiçoamento vocal, explorando a interação entre os sistemas auditivo e a produção vocal e suas aplicabilidades clínicas.

Posteriormente, abordamos os mecanismos de ação dos dispositivos volitivos e não volitivos na terapia e treinamento vocal, analisando técnicas e tecnologias que visam a otimizar os resultados terapêuticos.

Contemplamos o treinamento vocal em profissionais da voz, em que discutimos sobre os avanços científicos no atendimento aos indivíduos vocalmente saudáveis. Foram explorados os benefícios terapêuticos no sentido de otimizar o desempenho vocal e prevenir lesões relacionadas com o uso profissional da voz.

Concluímos nossa jornada com o estudo da telefonoaudiologia em voz, explorando as estratégias para diagnóstico e condução terapêutica na área da voz, além dos desafios éticos e práticos, bem como os benefícios dessa modalidade de atuação.

Dessa forma, o livro não apenas amplia o conhecimento teórico dos leitores, mas também auxilia nas reflexões para enfrentar os desafios práticos encontrados no trabalho diário, garantindo assim uma atuação qualificada nas áreas da voz e funções orofaciais.

Além disso, a abordagem prática e baseada em evidências do livro torna-o particularmente valioso para aqueles que buscam aprimorar suas habilidades de raciocínio clínico, tomada de decisão e implementação de práticas terapêuticas eficazes.

Que esta obra não apenas os inspire, mas também os encoraje a explorar novos horizontes de atuação, e, dessa forma, haja a consolidação da conexão entre a academia e a prática clínica, em benefício da evolução contínua do cuidado.

Boa leitura a todos!

Hipólito Magalhães
Leonardo Lopes
Silvia Benevides

PREFÁCIO

Escrever o prefácio deste livro foi um privilégio. Ao longo deste processo, tive oportunidade de refletir sobre a importância desta obra, um testemunho do compromisso e da dedicação de professores, alunos e egressos do Programa Associado de Pós-Graduação em Fonoaudiologia (PPgFon) – UFPB, UFRN e Uncisal, e de colaboradores externos, que se uniram em prol do avanço do conhecimento na Fonoaudiologia. O trabalho árduo e compromisso com a excelência dos autores são evidentes em cada página.

O propósito deste prefácio é destacar a relevância deste livro para fonoaudiólogos e estudantes de Fonoaudiologia que têm interesse nas áreas de Voz e Funções Orofaciais. Cada capítulo foi cuidadosamente elaborado para oferecer uma abordagem abrangente e atualizada sobre temas essenciais para a prática clínica e o desenvolvimento profissional.

Desde o primeiro capítulo, dedicado ao raciocínio clínico e à tomada de decisão na prática fonoaudiológica, até capítulos que abordam temas atuais, como a Telefonoaudiologia, e outros que apresentam diferentes recursos terapêuticos para a terapia miofuncional orofacial, reabilitação das disfagias e terapia vocal, este livro proporciona um panorama abrangente das mais recentes pesquisas científicas e práticas clínicas nestas áreas da Fonoaudiologia.

Cada capítulo apresenta objetivos de aprendizagem claros e detalhados, proporcionando aos leitores uma estrutura sólida para expandir seus conhecimentos e habilidades. Além disso, o livro destaca a importância da prática baseada em evidências e fornece informações valiosas sobre como integrar esses princípios à prática clínica.

Espero que este livro seja uma fonte de inspiração, conhecimento e crescimento profissional para todos aqueles que o lerem. Que ele ajude a aprimorar a prática clínica, estimular o pensamento crítico e promover avanços na Fonoaudiologia.

Ana Cristina Côrtes Gama
Graduação em Fonoaudiologia pela Universidade Católica de Goiás
Especialização, Mestrado e Doutorado em Distúrbios da Comunicação Humana –
Fonoaudiologia, pela Universidade Federal de São Paulo (Unifesp)
Professora Titular do Departamento de Fonoaudiologia da
Universidade Federal de Minas Gerais (UFMG)
Professora Permanente no Programa de
Pós-Graduação em Ciências Fonoaudiológicas (Mestrado e Doutorado)
Líder do Grupo de Pesquisa em Voz e Acústica da Fala (GPVoz)

AUTORES

HIPÓLITO MAGALHÃES
Fonoaudiólogo Graduado pela Universidade de Fortaleza
Mestre em Fonoaudiologia pela Pontifícia Universidade Católica de São Paulo (PUC-SP)
Doutor em Saúde Coletiva pela Universidade Federal do Rio Grande do Norte (UFRN)
Professor Associado do Departamento de Fonoaudiologia da UFRN, na Área de Disfagia
Professor Permanente do Programa de Pós-Graduação em Fonoaudiologia (PPgFon) da UFPB-UFRN-Uncisal
Líder do Grupo de Pesquisa Estudos em Motricidade Orofacial e Disfagia Orofaríngea da UFRN
Coordenador do Laboratório de Motricidade Orofacial e Disfagia Orofaríngea (MODOLab)
Colaborador do Laboratório de Estudos em Deglutição e Disfagia (LEDDis-UFPB), e do Laboratório de Disfagia Orofaríngea (LADis-Unesp-Marília)
Especialista em Disfagia, Concedido pelo Conselho Federal de Fonoaudiologia (CFFa)

LEONARDO LOPES
Fonoaudiólogo
Especialização em Voz pela Universidade Federal de Pernambuco (UFPE)
Mestre em Ciências da Linguagem pela Universidade Católica de Pernambuco (Unicap)
Doutor em Linguística pela Universidade Federal da Paraíba, e Pós-Doutorado em Distúrbios da Comunicação Humana (Unifesp)
Professor Titular do Departamento de Fonoaudiologia da Universidade Federal da Paraíba (UFPB)
Professor Permanente dos Programas de Pós-Graduação Modelos de Decisão e Saúde (PPgMDS) da UFPB e Programa Associado de Pós-Graduação em Fonoaudiologia (PPgFon) da UFPB-UFRN-Uncisal
Líder do Laboratório Integrado de Estudos da Voz (LIEV)Bolsista de Produtividade em Pesquisa do CNPq

SILVIA DAMASCENO BENEVIDES
Fonoaudióloga
Especialista em Motricidade Orofacial pelo Conselho Federal de Fonoaudiologia (CFFa)
Mestre em Fisiologia pela Universidade Federal de Pernambuco (UFPE)
Doutora em Processos Interativos de Órgãos e Sistemas pela Universidade Federal da Bahia (UFBA)
Professora do Departamento de Fonoaudiologia da Universidade Federal da Paraíba (UFPB)
Professora permanente do Programa Associado de Pós-graduação em Fonoaudiologia (PPgFoN) pela UFPB-UFRN-Uncisal
Preceptora da Residência em Cirurgia e Traumatologia Bucomaxilofacial do Hospital Universitário Lauro Wanderley (HULW-UFPB)

REVISORES

CAMILA DE CASTRO CORRÊA
Graduação em Fonoaudiologia pela Universidade de São Paulo (USP)
Especialização em Voz pela Universidade Municipal de São Caetano do Sul (USCS)
Mestrado em Fonoaudiologia pela Faculdade de Odontologia de Bauru (FOB) da USP
Doutorado em Bases Gerais da Cirurgia pela Faculdade de Medicina de Botucatu (Unesp), com Período Sanduíche na *Sapienza Università di Roma*
Pós-Doutorado na Faculdade de Medicina de Botucatu, SP

CYNTHIA MEIRA DE ALMEIDA GODOY
Graduação em Fonoaudiologia pela Universidade Católica de Pernambuco (Unicap)
Graduação em Nutrição pela Universidade Potiguar (UnP)
Mestrado em Cirurgia pela Universidade Federal de Pernambuco (UFPE)
Doutorado em Ciências da Saúde pela Universidade Federal do Rio Grande do Norte (UFRN)
Especialização em Voz – Centro de Estudos da Voz – CEV
Mestrado e Doutorado em Ciências (Fonoaudiologia) pela Universidade Federal de São Paulo (Unifesp)

JULIANA FERNANDES GODOY
Graduação em Fonoaudiologia pela Faculdade de Odontologia de Bauru (FOB) da Universidade de São Paulo (USP)
Especialização em Voz – Centro de Estudos da Voz (CEV)
Mestrado em Fonoaudiologia pela FOB-USP
Doutorado em Fonoaudiologia pela FOB-USP, com Período Sanduíche na Universidade da Flórida no *Upper Airway Dysfuction Lab*

LARISSA THAIS DONALONSO SIQUEIRA
Graduada em Fonoaudiologia pela Graduação em Fonoaudiologia pela Faculdade de Odontologia de Bauru (FOB) da Universidade de São Paulo (USP)
Mestrado em Ciências pelo Programa de Pós-Graduação em Fonoaudiologia da FOB-USP
Doutora em Ciências pelo Programa de Pós-Graduação em Fonoaudiologia da FOB-USP
Pós-Doutoranda na FOB-USP

LOURDES BERNADETE ROCHA DE SOUZA
Graduação em Fonoaudiologia pela Universidade Veiga de Almeida (UVA), RJ
Doutorado em Ciências da Saúde pela Universidade Federal do Rio Grande do Norte (UFRN)
Pós-Doutorado pela Universidade de São Paulo (USP)

MARINA MARTINS PEREIRA PADOVANI
Graduação em Fonoaudiologia pela Universidade Federal de São Paulo (Unifesp)
Especialista em Voz pelo Conselho Federal de Fonoaudiologia (CFFa)
Mestrado e Doutorado em Ciências (Fonoaudiologia) pela Unifesp
Diretora do Curso de Fonoaudiologia da Faculdade de Ciências Médicas e Docente do Mestrado
Profissional em Saúde da Comunicação Humana da Santa Casa de SP
Fonoaudióloga e Docente do Centro de Estudos da Voz

RENATA LÍGIA VIEIRA GUEDES
Graduação em Fonoaudiologia pela Universidade Estadual de Ciências da Saúde de Alagoas (Uncisal)
Especialização em Motricidade Orofacial em Oncologia e em Disfagia pela Fundação Antônio
Prudente, Hospital A.C. Camargo – São Paulo, SP
Mestrado e Doutorado em Ciências – Área de Concentração em Oncologia, pela Fundação Antônio
Prudente, Hospital A.C. Camargo – São Paulo, SP
Pós-Doutorado pela *University of Florida*

ROSANE SAMPAIO SANTOS
Graduação em Fonoaudiologia pela Pontifícia Universidade Católica do Paraná (PUCPR)
Mestrado em Distúrbios da Comunicação pela Universidade Tuiuti do Paraná
Doutorado em Medicina Interna e Ciências da Saúde pela Universidade Federal do Paraná (UFPR)

TRIXY CRISTINA NIEMEYER VILELA ALVES
Graduação em Fonoaudiologia pela Universidade de São Paulo (USP)
Mestrado e Doutorado em Ciências da Reabilitação (Distúrbios da Comunicação Humana) no
Hospital de Reabilitação de Anomalias Craniofaciais (HRAC) da USP

WESLANIA VIVIANE DO NASCIMENTO
Graduação em Fonoaudiologia pela **Faculdade de Medicina de Ribeirão Preto da** Universidade de
São Paulo (USP)
Especialização em Motricidade Orofacial com Ênfase em Oncologia
Doutorado em Clínica Médica pela **Faculdade de Medicina de Ribeirão Preto da USP, com o Período
Sanduíche em** *Universitat Autònoma de Barcelona* (UAB) – Espanha
Pós-Doutorado na *UAB* – Espanha

COLABORADORES

ALLYA FRANCISCA MARQUES BORGES
Bacharel em Fonoaudiologia pela Universidade Federal do Rio Grande do Norte (UFRN)
Mestranda em Fonoaudiologia pelo Programa Associado de Pós Graduação em Fonoaudiologia da
Universidade Federal do Rio Grande do Norte, Universidade Federal da Paraíba (UFPB) e
Universidade Estadual de Ciências da Saúde de Alagoas (Uncisal)
Especialização (Em Curso) em Motricidade Orofacial com ênfase em Disfagia Orofaríngea pelo Sigla
Educacional
Pesquisadora do Grupo de Pesquisa Estudos em Motricidade Orofacial e Disfagia Orofaríngea da UFRN
Membro Efetivo do Núcleo de Estudo Avançado em Revisão Sistemática e Meta-Análise (NARSM)

ANA CAROLINA DE ASSIS MOURA GHIRARDI
Fonoaudióloga da Universidade Federal de São Paulo (Unifesp)
Especialização em Voz pela Coordenadoria Geral de Especialização, Aperfeiçoamento e Extensão da
Pontifícia Universidade Católica de São Paulo (COGEAE-PUC-SP)
Mestrado e Doutorado em Fonoaudiologia pela PUC-SP
Professora Adjunta do Departamento de Fonoaudiologia do Centro de Ciências da Saúde (CCS) da
Universidade Federal de Santa Catarina (UFSC)
Coordenadora do Laboratório de Acústica, Biomecânica e Fisiopatologia da Voz (LABVoz-UFSC)

ANA CRISTINA CÔRTES GAMA
Graduação em Fonoaudiologia pela Universidade Católica de Goiás
Especialização, Mestrado e Doutorado em Distúrbios da Comunicação Humana – Fonoaudiologia
pela Universidade Federal de São Paulo (Unifesp)
Professora Titular do Departamento de Fonoaudiologia da Universidade Federal de
Minas Gerais (UFMG)
Professora Permanente no Programa de Pós-Graduação em Ciências Fonoaudiológicas (Mestrado e
Doutorado)
Líder do Grupo de Pesquisa em Voz e Acústica da Fala (GPVoz)

ANA PAULA SABINO DE MEDEIROS NEVES
Fonoaudióloga Graduada pela Universidade Potiguar (UnP)
Especialista em Motricidade Orofacial pelo Conselho Federal de Fonoaudiologia (CFFa)
Mestranda em Fonoaudiologia pelo Programa de Pós-Graduação em Fonoaudiologia (PPgFon) –
UFPB-UFRN-Uncisal
Fonoaudióloga da Maternidade Escola Januário Cicco (MEJC) – UFRN-EBSERH
Preceptora da Residência Multiprofissional em Saúde com Área de Concentração em
Intensivismo Neonatal

ANDRÉA RODRIGUES MOTTA
Especialista em Motricidade Orofacial pelo Conselho Federal de Fonoaudiologia (CFFa)
Mestrado em Fonoaudiologia pela Pontifícia Universidade Católica de São Paulo (PUC-SP)
Doutorado em Ciências pela Universidade Federal de São Paulo (Unifesp)
Pós-Doutorado em Educação Superior pela Universidade da Califórnia
Professora Associada do Departamento de Fonoaudiologia e do Programa de Pós-Graduação em Ciências Fonoaudiológicas da Universidade Federal de Minas Gerais (UFMG)

ANNA ALICE ALMEIDA
Especialista em Voz pelo Conselho Federal de Fonoaudiologia (CFFa)
Mestrado em Fonoaudiologia pela Pontifícia Universidade Católica de São Paulo (PUC-SP)
Doutorado em Ciências pela Universidade Federal de São Paulo (Unifesp)
Pós-Doutorado em Distúrbios da Comunicação Humana pela Unifesp
Docente do Departamento de Fonoaudiologia da Universidade Federal da Paraíba (UFPB)
Professora Permanente dos Programas de Pós-Graduação em Modelos de Decisão e Saúde (PPgMDS) da UFPB e do Programa Associado de Fonoaudiologia (PPgFon) da UFPB-UFRN

BÁRBARA TAYNÁ SANTOS EUGÊNIO DA SILVA DANTAS
Fonoaudióloga
Mestre e Doutoranda em Linguística (PROLING) pela Universidade Federal da Paraíba (UFPB)

CRISTIANO MIRANDA DE ARAÚJO
Graduado em Odontologia pela Pontifícia Universidade Católica do Paraná (PUC-PR)
Mestrado e Doutorado em Odontologia com Ênfase em Ortodontia pela PUC-PR
Estágio Pós-Doutoral em Ortodontia pela PUC-PR e em Distúrbios da Comunicação pela Universidade Tuiuti do Paraná
Professor Adjunto do Curso de Odontologia da Universidade Tuiuti do Paraná
Professor do Curso de Mestrado e Doutorado em Distúrbios da Comunicação da Universidade Tuiuti do Paraná

DANIELE FONTES FERREIRA BERNARDES
Fonoaudióloga Clínica
Especialista em Motricidade Orofacial pelo Conselho Federal de Fonoaudiologia (CFFa)
Aperfeiçoamento em Deformidades Craniofaciais pelo Hospital dos Defeitos da Face
Mestrado em Ciências pela Faculdade de Medicina da Universidade de São Paulo (FMUSP)
Doutoranda pela Faculdade de Odontologia de Bauru da Universidade de São Paulo (FOB-USP)
Docente de Pós-Graduação em Motricidade Orofacial com ênfase em *Biofeedback* Eletromiográfico no Brasil, Chile, Espanha e Itália

DAVID SILDES FIDELIS FLORÊNCIO
Bacharel em Fonoaudiologia pela Universidade Federal da Paraíba (UFPB)
Mestrando do Programa Associado de Pós-Graduação em Fonoaudiologia (PPgFon) – UFPB-UFRN-Uncisal Bolsista CAPES-CNPq
Pesquisador do Núcleo de Estudos em Linguagem e Funções Estomatognáticas (NELF)

DÉBORA MARTINS CATTONI
Fonoaudióloga
Especialista em Motricidade Orofacial pelo Conselho Federal de Fonoaudiologia (CFFa)
Mestre e Doutora em Ciências pela Faculdade de Medicina da Universidade de São Paulo (FMUSP)
Professora do CEFAC – Saúde e Educação, Membro da Sociedade Brasileira de Fonoaudiologia (SBFa)
Membro Fundador da Associação Brasileira de Motricidade Orofacial (ABRAMO)

COLABORADORES

DENIS DE JESUS BATISTA
Bacharel em Fonoaudiologia pelo Centro Universitário Jorge Amado (Unijorge)
Especialista em Fisiologia do Exercício
Aplicada à Clínica pela Universidade Federal de São Paulo (Unifesp)
Aprimoramento em Fluência da Fala pela TechKnowledge Treinamentos Ltda (TK)
Formado em Canto com Ênfase em Técnicas Vocais pela Escola Monte Sinai
Mestrado em Fonoaudiologia pelo Programa Associado de Pós-Graduação em Fonoaudiologia
(PPgFon) – UFPB-UFRN-Uncisal

DESIRÉ DOMINIQUE DINIZ DE MAGALHÃES
Fonoaudióloga Graduada pela Universidade Federal da Paraíba (UFPB)
Mestranda em Fonoaudiologia pela UFPB-PPgFon com Linha de Pesquisa em Voz e Funções Orofaciais
Pós-Graduanda em Fonoaudiologia Hospitalar e Disfagia pelo Centro Universitário de
João Pessoa (Unipê)
Atua como Pesquisadora no Grupo de Pesquisa do CNPq-LEDDis – Laboratório de Estudos em
Deglutição e Disfagia da UFPB

ELIANA MARIA GRADIM FABBRON
Bacharel em Fonoaudiologia e Mestre em Educação pela Faculdade de Filosofia e
Ciências/ Unesp-Marília
Doutora em Mestra em Ciências pela Faculdade de Odontologia de Bauru da Universidade de
São Paulo (USP)
Doutora em Ciências pela Faculdade de Odontologia de Bauru da USP
Pós-Doutora em Ciências pela Faculdade de Odontologia de Bauru da USP
Especialista em Voz pelo Conselho Federal de Fonoaudiologia (CFFa)
Professora do Programa de Pós-Graduação em Fonoaudiologia da Unesp/Marília

ÉMILE ROCHA
Mestre em Saúde Ambiente e Trabalho pela Universidade Federal da Bahia (UFBA)
Especialista em Voz pelo Conselho Federal de Fonoaudiologia (CFFa)
Vocologist pela University of Bahia
Vocal Coach pele New York Vocal Coaching
Docente da Universidade do Estado da Bahia – Uneb

ERISSANDRA GOMES
Especialização em Motricidade Orofacial pelo CEFAC
Mestrado e Doutorado em Ciências Médicas: Pediatria pela Universidade Federal do Rio
Grande do Sul (UFRGS)
Pós-Doutoranda em Saúde da Comunicação Humana pela Universidade Federal de Pernambuco (UFPE)
Docente do Departamento de Cirurgia e Ortopedia da Faculdade de Odontologia, Cursos de
Fonoaudiologia e Odontologia da UFRGS
Professora Permanente do Programa de Pós-Graduação em Educação em Ciências: Química da
Vida e Saúde da UFRGS
Líder do Laboratório de Estudos em Motricidade Orofacial (LEMO)

EWELIN MARIA ALMEIDA LEMOS
Fonoaudióloga
Mestranda em Fonoaudiologia pelo PPgFon

FABIANA ZAMBON
Especialista em Voz pelo Conselho Federal de Fonoaudiologia (CFFa)
Mestre e Doutora em Distúrbios da Comunicação Humana pela Universidade Federal de
São Paulo (Unifesp)
Coordenadora do Programa de Saúde Vocal do Sindicato dos Professores de São Paulo (SinproSP)
Professora do Curso de Especialização em Voz do Centro de Estudos da Voz (CECEV)
Professora do Curso de Formação Integral em Voz – Coaching Vocal (FIV-C) do Centro de
Estudos da Voz (CEV)

FERNANDA PEREIRA FRANÇA
Especialista em Voz pelo Conselho Federal de Fonoaudiologia (CFFa)
Pós-Graduada em Motricidade Orofacial com Ênfase em Disfagia e Fonoaudiologia Hospitalar (IDE)
Mestre e Doutora em Linguística pela Universidade Federal da Paraíba (UFPB)

GIEDRE BERRETIN-FELIX
Mestrado em Odontologia pela Universidade Estadual de Campinas (Unicamp)
Doutorado em Fisiopatologia em Clínica
Médica pela Universidade Estadual Paulista Júlio de Mesquita Filho (Unesp)
Pós-Doutorado em Distúrbios da Deglutição pela Universidade da Flórida e Livre-Docente pela USP
Professora Titular do Curso de Fonoaudiologia da FOB-USP e do Programa de Pós-Graduação em Fonoaudiologia da FOB-USP

GIORVAN ÂNDERSON DOS SANTOS ALVES
Especialização em Motricidade Orofacial pela Universidade Federal de Pernambuco (UFPE)
Mestrado e Doutorado em Linguística pelo Programa de Pós-Graduação em Linguística – PROLING da Universidade Federal da Paraíba (UFPB)
Pós-Doutorado em Fotobiomodulação nas Disfunções Temporomandibulares pelo Programa de Pós-Graduação em Saúde da Comunicação Humana da UFPE
Professor Associado II do Departamento de Fonoaudiologia da UFPB
Docente e Pesquisador Permanente dos Programas de Pós-Graduação em Fonoaudiologia UFPB-UFRN-Uncisal
Pós-Graduação em Linguística (PROLING)

GLAUCYA MADAZIO
Especialista em Voz pelo Conselho Federal de Fonoaudiologia (CFFa)
Fonoaudióloga Clínica do CEV
Vice-Coordenadora, Docente, Orientadora e Pesquisadora do Curso de Especialização em Voz do CEV (CECEV)
Membro da Diretoria do Capítulo Brasileiro da The Voice Foundation (TVF_Br)
Membro do Comitê de Voz da IALP
Especializada em Dinâmica dos Grupos pela SBDG
Professora de Comunicação para Negócios no Insper

HÉRYKA MARIA OLIVEIRA LIMA
Graduada em Fonoaudiologia pela Universidade Federal da Paraíba (UFPB)
Mestre pelo Programa Associado de Pós-Graduação em Fonoaudiologia (PPgFon) – UFPB-UFRN-Uncisal
Doutoranda do Programa de Pós-Graduação em Modelos de Decisão e Saúde (PPgMDS) –UFPB

IANDRA BARBOSA
Fonoaudióloga, Especialista em Voz pelo Conselho Federal de Fonoaudiologia (CFFa)
Mestre em Fonoaudiologia pela Universidade Federal da Paraíba (UFPB)
Vocal Coaching pelo Centro de Estudos da Voz (CEV)
Tutora Acadêmica e Científica do Centro de Estudos da Voz (CEV)
Integrante do Laboratório Integrado de Estudos da Voz (LIEV)

IRENE DE PEDRO NETTO VARTANIAN
Fonoaudióloga do Núcleo de Cardiologia do Hospital Sírio-Libanês, SP
Mestrado e Doutorado em Ciências – Oncologia pela Fundação Antônio Prudente – A. C. Camargo Cancer Center
Especialista em Voz e Disfagia pelo **Conselho Federal de Fonoaudiologia (CFFa)**
Professora do Centro de Estudos da Voz (CEV)
Vice-Coordenadora do Comitê de Fonoaudiologia da BRASPEN

COLABORADORES

ISABELLE DIAS
Bacharelado de Ciências em Fonoaudiologia – *Andrews University*
Mestrado em Ciências e Distúrbios da Comunicação – *Andrews University*
Residência Clínica – *KidSense Therapy Group em Danbury, Connecticut* – EU

JAYNE DE FREITAS BANDEIRA
Fonoaudióloga
Especialização em Fonoaudiologia Hospitalar e Disfagia **do Centro Universitário de João Pessoa** (Unipê)
Especialização em Distúrbio da Fala e da Linguagem **da Faculdade Venda Nova do Imigrante** (FAVENI)
Mestranda em Fonoaudiologia pela Universidade Federal da Paraíba (UFPB)
Servidora Pública na Prefeitura Municipal de Campina Grande, PB

JOANA DOMITILA FERRAZ SILVA
Fonoaudióloga **Centro Universitário de João Pessoa** (Unipê)
Mestranda no Programa Associado de Pós-Graduação em Fonoaudiologia (PPgFon) da UFPB-UFRN-Uncisal
Colaboradora do Programa de Assessoria Vocal Para Professores (ASSEVOX)

JOSÉ RIBAMAR DO NASCIMENTO JUNIOR
Fonoaudiólogo, Diretor do Instituto de Gerenciamento em Deglutição IGD
Especialização em Motricidade Orofacial pelo Unipê
Especialista em Disfagia pelo Conselho Federal de Fonoaudiologia
Aperfeiçoamento no atendimento em Pacientes Críticos de UTI, pelo Centro de Especialização em Fonoaudiologia Clínica (CEFAC)
Mestrado em Ciências na área de Oncologia pela Fundação Antônio Prudente, SP
Tutor da Fonoaudiologia do Programa de Residência Multiprofissional em Atenção Cardiovascular do HCor

KARINNA VERÍSSIMO MEIRA TAVEIRA
Doutorado em Ciências da Saúde pela Universidade de São Paulo (USP)
Pós-Doutorado em Distúrbio da Comunicação Humana pela Universidade Tuiuti do Paraná
Docente do Departamento de Morfologia da Universidade Federal do Rio Grande do Norte (UFRN)
Docente do Programa Associado de Pós-Graduação em Fonoaudiologia da Universidade Federal da Paraíba; Universidade Federal do Rio Grande do Norte e Universidade Estadual de Ciências da Saúde de Alagoas
Membro Efetivo do Núcleo de Estudo Avançado em Revisão Sistemática e Meta-Análise (NARSM)

KAROLINE EVANGELISTA PAZ
Especialista em Voz pelo Conselho Federal de Fonoaudiologia (CFFa)
Mestre em Fonoaudiologia – PPgFoN-UFPB/UFRN
Doutoranda em Modelos de Decisão e Saúde – PPgMDS-UFPB

KAROLINE VASCONCELOS BEZERRA VERAS
Fonoaudióloga Graduada pela Universidade Potiguar (UnP)
Especialização em Motricidade Orofacial pela Universidade Potiguar (UnP)
Aprimoramento em Disfagias Orofaríngeas pelo Hospital do Servidor Público Estadual de São Paulo
Pesquisadora no Grupo de Pesquisa do CNPq-LEDDis – Laboratório de Estudos em Deglutição e Disfagia da UFPB
Mestranda em Fonoaudiologia pela UFPB-PPGFon, com Linha de Pesquisa em Voz e Funções Orofaciais

LARESSA CARDOSO BARBOSA
Fonoaudióloga Graduada pela Universidade Federal do Rio Grande do Norte (UFRN)
Mestranda em Fonoaudiologia pela UFRN-PPgFon, com Linha de Pesquisa em Voz e Funções Orofaciais
Especialização em Cuidados Paliativos pelo Instituto de Medicina Integral Prof. Fernando Figueira
Participante do Grupo de Pesquisa Estudos em Motricidade Orofacial e Disfagia Orofaríngea da UFRN
Integrante do Laboratório de Motricidade Orofacial e Disfagia Orofaríngea (MODOLab)

LARISSA NADJARA ALMEIDA
Fonoaudióloga
Doutorado em Modelos de Decisão e Saúde pela Universidade Federal da Paraíba (UFPB)

LARISSA THAIS DONALONSO SIQUEIRA
Graduada em Fonoaudiologia pela Graduação em Fonoaudiologia pela Faculdade de Odontologia de Bauru (FOB) da Universidade de São Paulo (USP)
Mestrado em Ciências pelo Programa de Pós-Graduação em Fonoaudiologia da FOB-USP
Doutora em Ciências pelo Programa de Pós-Graduação em Fonoaudiologia da FOB-USP
Pós-Doutoranda na FOB-USP

LEANDRO DE ARAÚJO PERNAMBUCO
Fonoaudiólogo Graduado pela Universidade Federal de Pernambuco (UFPE)
Especialização em Motricidade Orofacial com Enfoque em Disfagia pela Faculdade Integrada do Recife (FIR)
Mestrado em Ciências da Saúde pela UFPE
Doutorado em Saúde Coletiva pela Universidade Federal do Rio Grande do Norte (UFRN)
Docente Adjunto IV do Departamento de Fonoaudiologia da Universidade Federal da Paraíba (UFPB)
Professor Permanente do Programa Associado de Pós-Graduação em Fonoaudiologia (PPgFon) da UFPB-UFRN-Uncisal
Programa de Pós-Graduação em Modelos de Decisão e Saúde (PPgMDS) da UFPB

LÉSLIE PICCOLOTTO FERREIRA
Mestrado em Linguística Aplicada ao Ensino de Línguas pela PUC-SP
Doutora em Distúrbios da Comunicação Humana pela Escola Paulista de Medicina da Universidade Federal de São Paulo (EPM/Unifesp)
Professora Titular do Departamento de Teorias e Métodos em Fonoaudiologia e Fisioterapia da PUC-SP
Coordenadora do Curso de Fonoaudiologia da PUC-SP
Coordenadora do Laboratório de Voz – LaborVox-PUC-SP

LETÍCIA DO ROSÁRIO AMADO PACHECO
Fonoaudióloga Especialista em Voz
Mestranda em Distúrbios da Comunicação Humana pela Universidade Federal de São Paulo (Unifesp)

LICA ARAKAWA-SUGUENO
Fonoaudióloga Graduada pela Universidade Estadual Paulista (Unesp)
Especialista em Voz, Concedido pelo Conselho Federal de Fonoaudiologia (CFFa)
Mestre em Ciências pela Faculdade de Medicina da Universidade de São Paulo (USP)
Doutorado em Ciências pela Faculdade de Medicina da USP
Docente Colaborador da Faculdade de Ciências Médicas da Santa Casa de São Paulo

LILIANE DOS SANTOS MACHADO
Cientista da Computação
Mestrado em Computação Aplicada pelo Instituto Nacional de Pesquisas Espaciais (INPE)
Doutorado em Engenharia Elétrica pela Universidade de São Paulo (USP)
Docente do Departamento de Informática da Universidade Federal da Paraíba (UFPB)
Professora do Programa de Pós-Graduação em Informática (PPGI), e do Programa de Pós-Graduação em Modelos de Decisão e Saúde (PPgMDS) da UFPB

MANUELA LEITÃO DE VASCONCELOS
Especialista em Motricidade Orofacial pela Universidade de Ribeirão Preto
Mestrado em Linguística pela Universidade Federal da Paraíba (UFPB)
Doutorado em Modelos de Decisão e Saúde pela UFPB
Professora do Departamento de Fonoaudiologia da UFPB
Coordenadora do Comitê de Alimentação e seus Distúrbios – Departamento de Motricidade Orofacial – Sociedade Brasileira de Fonoaudiologia

COLABORADORES

MARA BEHLAU
Mestrado e Doutora em Distúrbios da Comunicação Humana pela Unifesp
Coordenadora do Curso de Especialização em Voz do Centro de Estudos da Voz (CECEV) e do Curso de Formação Integral em Voz com Foco em *Coaching* Vocal (FIV-C) do CEV
Professora do Programa de Pós-Graduação em Distúrbios da Comunicação Humana da Universidade Federal de São Paulo
Professora do Insper do Instituto Brasileiro de Mercado de Capitais (IBMEC)
Diretora e Fonoaudióloga da Clínica do Centro de Estudos da Voz (**CFFa**)

MARIA FABIANA BONFIM DE LIMA-SILVA
Professora Associada do Curso de Fonoaudiologia da Universidade Federal da Paraíba (UFPB)
Professora do Programa de Pós-Graduação em Linguística (PROLING) da UFPB
Professora do Programa Associado de Pós-Graduação em Fonoaudiologia (PPgFon) da UFPB-UFRN-Uncisal
Pós-Doutora em Linguística Aplicada e Estudos da Linguagem pela Pontifícia Universidade Católica de São Paulo (PUC-SP)
Coordenadora do Programa de Assessoria Vocal Para Professores (ASSEVOX)

MARILEDA CATTELAN TOMÉ
Graduação em Fonoaudiologia – Universidade Federal de Santa Maria (UFSM)
Doutora em Ciências da Reabilitação dos Distúrbios da Comunicação Humana – Hospital de Anomalias Craniofaciais – Universidade de São Paulo (USP)
Mestre em Distúrbios da Comunicação – Universidade Federal de Santa Maria (UFSM)
Especialista em Motricidade Orofacial
Docente da *School of Communication Sciences & Disorders College of Health & Human Services da Andrews University* – USA

MATHEUS LEÃO DE MELO
Bacharel em Fonoaudiologia pela Universidade Federal da Paraíba (UFPB)
Especialista em Motricidade Orofacial e Disfagia pelo UNIESP Centro Universitário
Mestrando em Fonoaudiologia pelo Programa Associado de Pós-Graduação em Fonoaudiologia da UFPB
Universidade Federal do Rio Grande do Norte e Universidade Estadual de Ciências da Saúde de Alagoas (Uncisal)

MAXSUEL ALVES
Pós-Graduado em Audiologia (IDE)
Especialista em Audiologia e Voz pelo Conselho Federal de Fonoaudiologia (CFFa)
Mestre e Doutorando em Modelos de Decisão e Saúde – PPgMDS/UFPB

MILENA MAGALHÃES AUGUSTO
Graduação em Fonoaudiologia pela Universidade Federal do Rio Grande do Norte (UFRN)
Especialização em Disfagia pela Universidade Potiguar (UNP)
Mestrado em Fonoaudiologia pela UFPB-UFRN
Fundadora do Grupo Folqi

PATRÍCIA BRIANNE DA COSTA PENHA
Fonoaudióloga da Universidade Federal do Rio Grande do Norte (UFRN)
Mestrado pelo Programa Associado de Pós-Graduação em Fonoaudiologia (PPgFon) da UFPB-UFRN-Unicsal
Doutoranda do Programa de Pós-Graduação em Linguística (PROLING) pela UFPB
Colaboradora do Programa de Assessoria Vocal Para Professores (ASSEVOX)

PRISCILA OLIVEIRA
Especialização em Voz com Ênfase em Comunicação profissional pela Faculdade Redentor, RJ
Mestrado e Doutorado em Modelos de Decisão e Saúde pela Universidade Federal da Paraíba (UFPB)
Pesquisadora do Laboratório Integrado de Estudos da Voz – LIEV-UFPB
Vice-Coordenadora do Departamento de Voz da Sociedade Brasileira de Fonoaudiologia (SBFa)
Professora Adjunta do Departamento de Fonoaudiologia da UFPB
Professora Permanente do Programa Associado de Pós-Graduação em Fonoaudiologia da
Universidade Federal da Paraíba, Universidade Federal do Rio Grande do Norte e Universidade
Estadual de Ciências da Saúde de Alagoas – UFPB-UFRN-Uncisal

RAQUEL COUBE DE CARVALHO YAMAMOTO
Mestre em Distúrbios da Comunicação Humana pela Universidade Federal de Santa Maria (UFSM)
Doutora em Distúrbios da Comunicação Humana pela UFSM
Docente Adjunto do Departamento de Fonoaudiologia da Universidade Federal do Rio
Grande do Norte (UFRN) nas áreas de Disfagia e Motricidade Orofacial
Professora do Programa de Residência Multiprofissional em Saúde com Área de Concentração em
Terapia Intensiva Neonatal na Maternidade Escola Januário Cicco (MEJC) da UFRN
Coordenadora do Laboratório de Motricidade Orofacial e Disfagia Infantil (LaMODIn) da UFRN

REBECA VILA NOVA DE ARAÚJO TORRES
Fonoaudióloga pelo Centro Universitário de João Pessoa (Unipê)
Pós-Graduação em Motricidade Orofacial, pela Universidade Potiguar do Rio Grande do Norte
Título de Especialista em Motricidade Orofacial pelo Conselho Federal de Fonoaudiologia (CFFa)
Mestranda pelo Programa Associado de Pós-Graduação em Fonoaudiologia (PPgFon) – UFPB-UFRN-
Uncisal na Linha de Pesquisa em Voz e Funções Orofaciais
Aspectos Funcionais e Fundamentos de Reabilitação
Pesquisadora do Laboratório Integrado de Estudos da Voz (LIEV) da UFPB

RENATA VEIGA ANDERSEN CAVALCANTI
Especialista em Motricidade Orofacial pelo Conselho Federal de Fonoaudiologia (CFFa)
Mestrado em Fonoaudiologia pela Universidade Veiga de Almeida (UVA)
Doutora em Ciências da Saúde pela Universidade Federal do Rio Grande do Norte (UFRN)
Docente Adjunto IV do Departamento de Fonoaudiologia da UFRN, na Área de Motricidade Orofacial
Pesquisadora Permanente do grupo de Pesquisa Estudos em Motricidade Orofacial e Disfagia
Orofaríngea da UFRN

RONEI MARCOS DE MORAES
Graduação em Estatística pela Universidade Estadual de Campinas (Unicamp)
Mestrado em Engenharia Elétrica pela Universidade Federal da Paraíba (UFPB)
Doutorado em Computação Aplicada pelo Instituto Nacional de Pesquisas Espaciais – 1998 e
Pós-Doutorado na Engenharia Elétrica da Escola Politécnica da Universidade de São Paulo (USP)
Pós-Doutorado no Institut de Recherche en Informatique – IRIT da Universidade de Toulouse III –
Paul Sabatier, em Toulouse, França
Professor Titular da Universidade Federal da Paraíba Lotado no Departamento de Estatística UFPB

STEFANE MARIA DE LIMA CAMPOS
Mestranda em Fonoaudiologia pela UFRN-PPGFon, com Linha de Pesquisa em Voz e Funções Orofaciais
Fonoaudióloga Graduada pela UFRN
Participante do Grupo de Pesquisa Estudos em Motricidade Orofacial e Disfagia Orofaríngea da UFRN
Integrante do Laboratório de Motricidade Orofacial e Disfagia Orofaríngea (MODOLab)

THAYS VAIANO
Mestrado e Doutorado em Distúrbios da Comunicação Humana pela Universidade Federal de São Paulo (Unifesp)
Especialista em Voz pelo Conselho Federal de Fonoaudiologia (CFFa)
Especialização em Fisiologia do Exercício Aplicada à Clínica pela Unifesp
Docente e Pesquisadora do Curso de Especialização em Voz do CEV – Centro de Estudos da Voz
Certificação em *Coaching* pela Crescimentum University

VANESSA VEIS RIBEIRO
Especialista em Voz pelo CEV e pelo CFFa e em Estatística pela Universidade Federal de Minas Gerais (UFMG)
Mestrado em Distúrbios da Comunicação Humana pela UFSM
Doutorado em Ciências pela Universidade de São Paulo (USP)
Pós-Doutorado em Distúrbios da Comunicação Humana pela Universidade Federal de São Paulo (Unifesp)
Professora do Curso de Fonoaudiologia e do Programa de Pós-Graduação em Ciências Médicas – PPgCM, da UnB, do Programa Associado de Pós-Graduação em Fonoaudiologia – PPgFon, da UFPB-UFRN-Uncisal

SUMÁRIO

PRANCHA EM CORES xxix

PARTE I
FUNDAMENTOS CLÍNICOS, CIENTÍFICOS E COMPORTAMENTAIS DA REABILITAÇÃO

1 RACIOCÍNIO CLÍNICO E TOMADA DE DECISÃO NA ATUAÇÃO FONOAUDIOLÓGICA EM VOZ E NAS FUNÇÕES OROFACIAIS... 3
Anna Alice Almeida • Héryka Maria Oliveira Lima • Ana Cristina Côrtes Gama • Erissandra Gomes Priscila Oliveira • Ronei Marcos de Moraes • Leandro de Araújo Pernambuco

2 COMO IMPLEMENTAR A PRÁTICA BASEADA EM EVIDÊNCIAS NA ÁREA DA VOZ E FUNÇÕES OROFACIAIS 23
Vanessa Veis Ribeiro • Matheus Leão de Melo • Cristiano Miranda de Araújo • Giedre Berretin-Félix Mara Behlau • Karinna Veríssimo Meira Taveira

3 PRESCRIÇÃO E DOSAGEM DE EXERCÍCIOS EM VOZ E FUNÇÕES OROFACIAIS 37
Priscila Oliveira • Rebeca Vila Nova de Araújo Torres • Ana Cristina Côrtes Gama Andréa Rodrigues Motta • José Ribamar do Nascimento Junior Giorvan Ânderson dos Santos Alves

PARTE II
INTERVENÇÃO FONOAUDIOLÓGICA EM FUNÇÕES OROFACIAIS

4 FUNDAMENTOS DA BIOMECÂNICA DA DEGLUTIÇÃO NA REABILITAÇÃO DAS DISFAGIAS OROFARÍNGEAS NEUROGÊNICAS 75
Hipólito Magalhães • Laressa Cardoso Barbosa • Stefane Maria de Lima Campos Karoline Vasconcelos Bezerra Veras • Desiré Dominique Diniz de Magalhães Leandro de Araújo Pernambuco

5 EXPLORANDO PROGRAMAS TERAPÊUTICOS NA TERAPIA MIOFUNCIONAL OROFACIAL: APLICAÇÕES CLÍNICAS E PERSPECTIVAS 87
Renata Veiga Andersen Cavalcanti • Allya Francisca Marques Borges • Marileda Cattelan Tomé Isabelle Dias • Karinna Veríssimo Meira Taveira

6 PROGRAMAS TERAPÊUTICOS EM DISFAGIA OROFARÍNGEA..................................101
Hipólito Magalhães ▪ Ana Paula Sabino de Medeiros Neves ▪ Renata Veiga Andersen Cavalcanti
Raquel Coube de Carvalho Yamamoto ▪ Lica Arakawa-Sugueno

7 *BIOFEEDBACK* ELETROMIOGRÁFICO NA REABILITAÇÃO DAS FUNÇÕES OROFACIAIS.....119
Leandro de Araújo Pernambuco ▪ Jayne de Freitas Bandeira ▪ Milena Magalhães Augusto
Daniele Fontes Ferreira Bernardes ▪ Liliane dos Santos Machado ▪ Hipólito Magalhães

8 TELEFONOAUDIOLOGIA NAS FUNÇÕES OROFACIAIS..................................127
Giorvan Ânderson dos Santos Alves ▪ David Sildes Fidelis Florêncio
Manuela Leitão de Vasconcelos ▪ Débora Martins Cattoni
Irene de Pedro Netto Vartanian ▪ Leandro de Araújo Pernambuco

PARTE III
INTERVENÇÃO FONOAUDIOLÓGICA EM VOZ

9 TERAPIA VOCAL NAS DISFONIAS COMPORTAMENTAIS..................................141
Anna Alice Almeida ▪ Iandra Barbosa ▪ Fabiana Zambon ▪ Mara Behlau ▪ Vanessa Veis Ribeiro
Leonardo Lopes

10 PRINCÍPIOS DO CONTROLE AUDITIVO-MOTOR NA REABILITAÇÃO E NO APERFEIÇOAMENTO VOCAL..................................161
Leonardo Lopes ▪ Karoline Evangelista Paz ▪ Fernanda Pereira França ▪ Maxsuel Alves
Émile Rocha ▪ Priscila Oliveira

11 DISPOSITIVOS VOLITIVOS E NÃO VOLITIVOS UTILIZADOS NA TERAPIA E NO TREINAMENTO VOCAL..................................175
Vanessa Veis Ribeiro ▪ Denis de Jesus Batista ▪ Émile Rocha ▪ Larissa Thays Donalonso Siqueira
Eliana Maria Gradim Fabbron ▪ Priscila Oliveira

12 TREINAMENTO VOCAL EM PROFISSIONAIS DA VOZ..................................199
Priscila Oliveira ▪ Denis de Jesus Batista ▪ Thays Vaiano ▪ Glaucya Madazio ▪ Vanessa Veis Ribeiro

13 VOZ E COMUNICAÇÃO: ANÁLISE DE AÇÕES EM GRUPO DE PROFISSIONAIS DA VOZ...213
Maria Fabiana Bonfim de Lima-Silva ▪ Ana Carolina de Assis Moura Ghirardi ▪ Anna Alice Almeida
Patrícia Brianne da Costa Penha ▪ Joana Domitila Ferraz Silva ▪ Léslie Piccolotto Ferreira

14 TELEFONOAUDIOLOGIA EM VOZ: CONCEITOS E POSSIBILIDADES..................................235
Maria Fabiana Bonfim de Lima-Silva ▪ Larissa Nadjara Almeida ▪ Letícia do Rosário Amado Pacheco
Bárbara Tayná Santos Eugênio da Silva Dantas ▪ Ewelin Maria Almeida Lemos ▪ Leonardo Lopes

ÍNDICE REMISSIVO..................................257

PRANCHA EM CORES

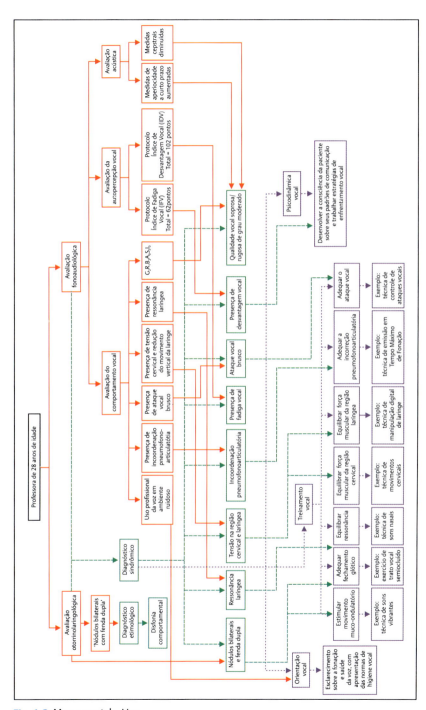

Fig. 1-2. Mapa mental – Voz.

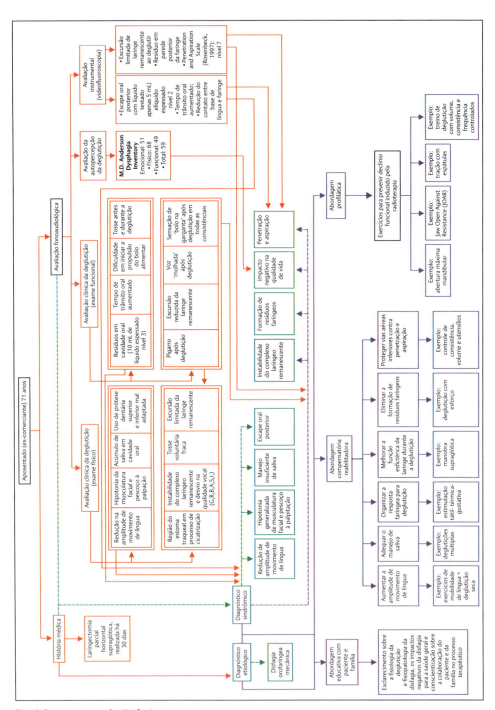

Fig. 1-3. Mapa mental – Disfagia.

PRANCHA EM CORES

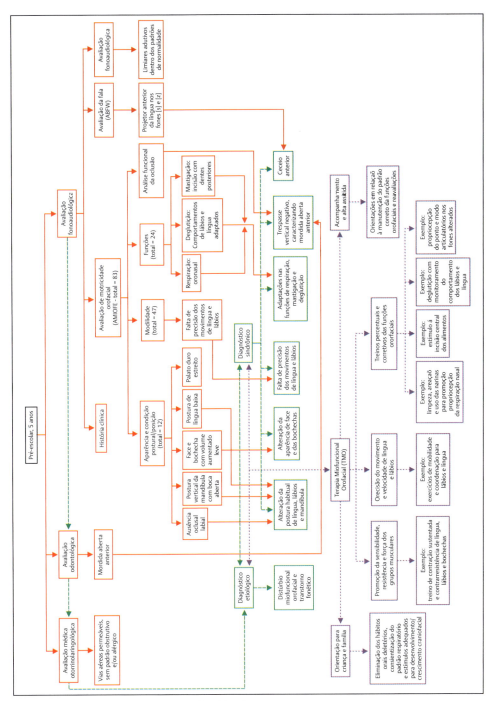

Fig. 1-4. Mapa mental. – Motricidade Orofacial (MO).

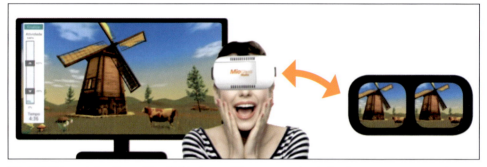

Fig. 7-2. Sistema interativo gráfico BioMovi que utiliza sensores, *headsets* e jogos para processos de reabilitação. (Fonte: https://www.miotec.com.br/produto/biomovi/)

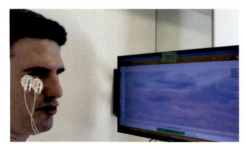

Fig. 7-3. Uso do *biofeedback* para dissociar a sincinesia olho/boca.

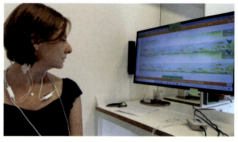

Fig. 7-4. Uso do *biofeedback* para favorecer a simetria da ativação muscular.

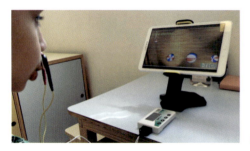

Fig. 7-5. Uso do *biofeedback* na terapia de fala.

PRANCHA EM CORES

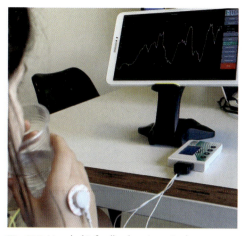

Fig. 7-6. Uso do *biofeedback* na terapia de deglutição.

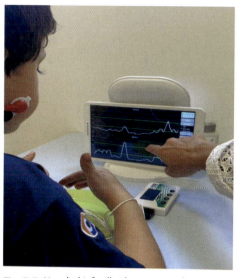

Fig. 7-7. Uso do *biofeedback* na terapia de mastigação.

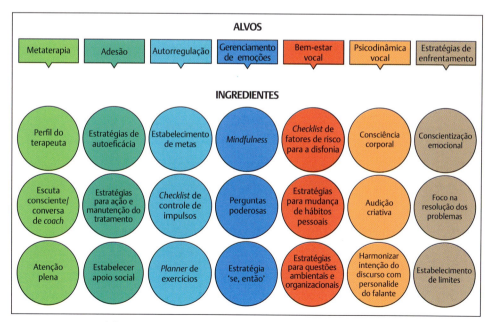

Fig. 9-1. Mapa mental da metaterapia.

Intervenção Fonoaudiológica em Voz e Funções Orofaciais

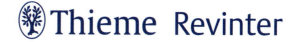

Parte I

FUNDAMENTOS CLÍNICOS, CIENTÍFICOS E COMPORTAMENTAIS DA REABILITAÇÃO

RACIOCÍNIO CLÍNICO E TOMADA DE DECISÃO NA ATUAÇÃO FONOAUDIOLÓGICA EM VOZ E NAS FUNÇÕES OROFACIAIS

CAPÍTULO 1

Anna Alice Almeida ▪ Héryka Maria Oliveira Lima
Ana Cristina Côrtes Gama ▪ Erissandra Gomes
Priscila Oliveira ▪ Ronei Marcos de Moraes
Leandro de Araújo Pernambuco

OBJETIVOS DE APRENDIZAGEM

- Descrever as abordagens teóricas como base para o desenvolvimento do raciocínio clínico em profissionais de saúde;
- Comparar e discriminar estratégias de ensino-aprendizagem utilizadas em solução de problemas e tomada de decisão;
- Demonstrar exemplos de casos clínicos que ilustram a aplicação dos mecanismos de elaboração do raciocínio clínico para o diagnóstico fonoaudiológico e melhor tomada de decisão terapêutica;
- Organizar o raciocínio clínico de forma sistemática, com base nas dimensões da avaliação, do diagnóstico e da decisão terapêutica.

RACIOCÍNIO CLÍNICO PARA A FORMAÇÃO INTERPROFISSIONAL

O raciocínio clínico é peça fundamental para a execução da prática do profissional de saúde, independente da área de atuação. O desempenho e conduta profissional necessitam de diversos fatores, destaca-se entre eles o desenvolvimento das habilidades de raciocínio desde a sua formação. A tomada de decisão assertiva envolve a análise e síntese dos dados clínicos, além de contemplar a qualidade das decisões, envolvendo riscos e benefícios dos testes diagnósticos e do tratamento disponíveis.[1]

Viu-se que para isso há necessidade da formação de profissionais competentes, que consigam ter autonomia na articulação entre a prática dos conhecimentos, capacidades e atitudes necessária ao desempenho de uma determinada atividade.[2] Destaca-se a combinação de cinco componentes:

1. *Cognitivo*: saberes, conhecimentos e esquemas teóricos adquiridos ao longo da formação e prática profissional pregressa;
2. *Afetivo*: imagem que o profissional tem de si (valorizada ou desvalorizada), investimento afetivo na prática profissional (prazer ou sofrimento) e motivação;
3. *Social*: reconhecimento pelo meio em que vive e pelos pares;
4. *Cultural*: forma como a cultura da organização vai aplicar as competências;
5. *Praxiológica*: aspecto visível da competência que é objeto de avaliação social.

É importante que a formação desenvolva a competência incorporada àquela que se adquire pela prática e que se desenvolve de forma adaptada às circunstâncias e ao senso e em que os resultados correspondem às expectativas do indivíduo e da sociedade.

É preciso colocar o profissional-estudante dentro de uma situação que favoreça desenvolver as etapas da aquisição da competência.[3] De acordo com a pirâmide de George Miller, inicialmente transmitem-se os conhecimentos (saberes), depois vivenciam-se os conhecimentos aplicados à prática (saber como), em seguida, mostra-se como se aplicam (mostrar como) e, por fim, executa-se (fazer).

Muitas vezes, profissionais de saúde tomam decisões clínicas de forma rotineira, porém, sem compreender completamente a fundamentação teórica por trás delas. A literatura destaca que o avanço do conhecimento na área da saúde tem sido influenciado pela ciência cognitiva, teoria de decisão e ciência da computação.[1-3] Esses campos têm fornecido uma ampla visão do processo cognitivo, que serve como base para as decisões diagnósticas e terapêuticas na área da saúde.

É necessário que desenvolva a tomada de decisão, a solução de problemas e o raciocínio crítico com base em abordagens teóricas como o processamento dual ou processual e estrutural. A teoria processual deu origem a um dos primeiros modelos, o hipotético-dedutivo (método analítico).[4] A partir desse modelo acreditava-se que o profissional se deparava com um caso clínico e elaboraria diversas hipóteses diagnósticas, quanto mais se deparava com novas informações (história clínica, avaliações físicas, complementares e outras), passaria a se aproximar de um diagnóstico mais provável. Uma grande limitação desse modelo é que não diferencia bem profissionais veteranos de principiantes. Estudos mais atuais mostram que a experiência prévia e o conhecimento auxiliam na *performance* diagnóstica, fatores imprescindíveis para o desenvolvimento do raciocínio clínico.

A teoria estrutural acredita que o raciocínio clínico está intimamente relacionado ao conhecimento adquirido, que irá produzir hipóteses diagnósticas. Dessa forma, o profissional de saúde mais competente seria aquele que tem a possibilidade de armazenar em sua memória uma base estrutural, como a capacidade de reter uma grande variedade de casos representativos, que seriam usados como analogia para a resolução de casos futuros. Com o passar do tempo, viu-se que essa teoria falhou, pois constatou que não bastava armazenar conhecimento, mas antes de mais nada saber estruturá-lo para facilitar o seu uso no cotidiano.

Na sequência, afirmou-se que existiam duas formas de raciocínios clínicos: analíticos e não analíticos.[4] O analítico é relacionado aos casos mais raros, mais complexos, em que se utilizaria o método hipotético-dedutivo. Por sua vez, o raciocínio não analítico seria o mais utilizado para resolução de casos clínicos mais rotineiros. Assim, como o profissional de saúde é exposto de forma repetitiva a casos semelhantes, criam-se esquemas mentais das doenças. Alguns inclusive chamam de "*scripts* de doenças", em que essa recorrência fica armazenada na memória. Um *script* representa uma estrutura do domínio do conhecimento específico, em que múltiplos elementos de informações estão organizados de acordo com suas relações. Todo esse processo pode ficar cada vez mais automático. A cada caso clínico similar, há uma maior chance de um diagnóstico mais preciso, mais rápido, com maior assertividade e com menor quantidade de informações.

Posteriormente, passou a existir a teoria da construção dos *scripts* de doenças que tem como norte que a construção do raciocínio clínico é necessária à articulação do conheci-

CAPÍTULO 1 ▪ RACIOCÍNIO CLÍNICO E TOMADA DE DECISÃO NA ATUAÇÃO FONOAUDIOLÓGICA... **5**

mento de disciplinas básicas, à exposição a problemas clínicos de forma repetida, para favorecer a construção dos esquemas mentais de doenças.[5] Quanto maior a exposição a casos clínicos, mais irá perceber similitudes entre pacientes com o mesmo diagnóstico, além de sinais, sintomas e contextos situacionais semelhantes ou ainda nuances que diferenciam os diagnósticos. Esse aspecto favorece o desenvolvimento da flexibilidade cognitiva. Todo esse processo ocorre a partir de estágios-níveis de formação.

Inicialmente o profissional tem contato com o conhecimento básico, biológico e fisiopatológico para apreender informações sobre a etiologia e evolução das doenças. Em um segundo momento, tem proximidade com pacientes-casos reais em que se depara com informações semiológicas, ainda sem relacionar um conjunto de sinais e sintomas a um grupo de doença específico. A exposição repetida a casos clínicos favorece a modificação no fluxo de armazenamento do conhecimento e fará com que o profissional crie *expertise*. Quanto mais o clínico compreender qual a fisiopatologia envolvida na manifestação de sinais e sintomas de cada paciente, mais ele acessará conhecimentos básicos e construirá rotas para padrões diagnósticos que ficam cada vez menos conscientes. Por fim, a *expertise* começa a se consolidar a partir do momento que o profissional se depara com uma prática intensa de atendimentos, pacientes com diversos diagnósticos e formas de apresentação clínica, aprimorando cada vez mais os *scripts* mentais das doenças.

Então, de forma geral, sabe-se que a eficiência do atendimento em saúde depende da análise e síntese adequada dos dados clínicos e da qualidade das decisões, envolvendo riscos e benefícios dos testes diagnósticos e do tratamento.

ESTRATÉGIAS DE ENSINO-APRENDIZAGEM PARA FORTALECER AS HABILIDADES DE SOLUÇÃO DE PROBLEMA E TOMADA DE DECISÃO

Estratégia por sua definição são "meios de desenvolvimento para se conseguir algo".[6] Na fonoaudiologia quando se pensa no processo de ensino-aprendizagem, a aplicação de técnicas, que contribuem com o objetivo de auxiliar no processo de construção e fixação do conhecimento, é substancial para o fortalecimento de habilidades de solução de problemas e tomada de decisão.

A solução de um problema pode ser caracterizada como o estágio final de um processo, que, em muitos casos, envolve decisões.[4,7] Esse processo começa com a análise da situação vivenciada e se estende até o estágio final da resolução. A tomada de decisão, por sua vez, é desencadeada por alguma situação inicial, mas não garante necessariamente a solução imediata do problema. Por exemplo, quando um indivíduo visita um consultório médico e relata rouquidão e fadiga, o profissional toma a decisão de encaminhá-lo para o otorrinolaringologista. Essa decisão foi desencadeada pela queixa do paciente, mas não resolveu o problema de imediato; esse será o próximo passo do processo.

Um grande volume de tempo do profissional fonoaudiólogo é utilizado no exame clínico de problemas-alteração, em sua solução-prognóstico e na tomada de decisão-procedimentos, portanto, conhecer as possibilidades de técnicas e estratégias que auxiliam nesse processo se faz relevante.

Duas vertentes de estratégias de ensino-aprendizagem acerca de solução de problema e tomada de decisão serão apresentadas, são elas as aprendizagens indiretas e a baseada em abordagens teóricas (Quadro 1-1).

Quadro 1-1. Esquema de aplicabilidade

Aprendizagem indiretas		Abordagens teóricas	
Estudo de caso	Ocorre a apresentação de uma história capaz de transmitir aprendizado, comumente essa ocorre em um período de tempo, pode ser influenciado pelo conhecimento prévio	**Intuitivo humanista**	Desenvolvida com trocas de conteúdo que ocorrem ao longo do processo, é guiado por base naturalística
Aprendizagem baseada em problema	Modelo dinâmico desenvolvido em grupo, desenvolvido por meio da análise de um problema, comumente existe um guia(professor), o desenvolvimento produz aprendizado próprio	**Sistêmico positivo**	Guiado por um passo a passo, é um processo sequenciado e previamente definido e explicitado
Raciocínio crítico	Desenvolvido em grupo, existem passos a serem seguidos: Apresentação de caso, discussões, e pôr fim a solução do problema	**Hipotético dedutivo ou tentativa e erro**	Ocorre a criação de diferentes hipóteses, de acordo com a coleta de informações, irá acontecer as exclusões até a um denominador comum

Aprendizagem Indireta Fortalecendo as Habilidades de Solução de Problemas e Tomada de Decisão

A aprendizagem indireta se caracteriza por não haver uma relação direta entre o conteúdo aprendido e o posterior desempenho acerca da sua aplicação.[4,7] Todo o processo de solucionar problemas e tomar decisão pode ser influenciado por variáveis, como, por exemplo o fator sorte, em uma prova com questões fechadas o indivíduo não sabe a resposta da questão, mas assinala uma resposta aleatória e acerta a questão. O fator sorte pode ser um influenciador da tomada de decisão, tornando-a uma decisão bem-sucedida ou não, essa também pode ser influenciada por experiências de vida de cada indivíduo.

A aquisição das informações por meio de estudos de caso, Aprendizagem Baseada em Problema e Raciocínio Crítico, é algo que integra a estrutura curricular dos cursos da área de saúde,[7] e por diversas vezes esse método de aprendizagem se configura por ser mais dinâmico e proporcionar a transferência do conhecimento outrora extraída de livros ou textos, neste modelo passa a ser adquirida por situações simuladas ou de vida real,[8] onde o conhecimento pode ser aplicado na prática, sem prejuízo à população.

Aprendizagem com Abordagens Teóricas Fortalecendo as Habilidades de Solução de Problema e Tomada de Decisão

As abordagens teóricas contribuem de forma diversa para identificação de distintos processos de aprendizagem, cada uma possui estrutura própria que leva à tomada de decisão e solução de problemas.[7] A solução do problema pode percorrer um caminho maior ou ser mais rapidamente solucionado,[9,10] na Fonoaudiologia não é diferente, o fechamento diagnóstico, por exemplo, pode levar mais tempo e muitas vezes ocorre com a devolutiva de outros profissionais, enquanto outros diagnósticos são mais rápidos, podendo ser empregados diversos tipos de recursos para o fechamento diagnóstico, até mesmo questões de intuitividade do profissional, porém, a utilização de abordagens teóricas embasada por evidências poderá fornecer a estruturação do processo utilizado para a tomada de decisão.

CAPÍTULO 1 ▪ RACIOCÍNIO CLÍNICO E TOMADA DE DECISÃO NA ATUAÇÃO FONOAUDIOLÓGICA... 7

O questionamento sobre qual abordagem é a melhor pode surgir, e a resposta pode parecer subjetiva. No entanto, essa resposta depende da situação, do grupo e da escolha de cada indivíduo, bem como da aplicação das necessidades específicas. Cada abordagem possui suas particularidades, e compreender como elas podem ser empregadas e aplicadas é fundamental para favorecer o processo de ensino-aprendizagem.

FERRAMENTA-MODELOS SISTEMÁTICOS DE TOMADA DE DECISÃO E SUAS APLICAÇÕES NA TOMADA DE DECISÃO EM FONOAUDIOLOGIA

Tomar decisões no campo da saúde é um processo cheio de riscos e incertezas que deve requerer, sempre que possível, a utilização de um método científico adequado e uma análise criteriosa de informações para auxiliar o indivíduo quanto à melhor escolha a ser feita. Diversas limitações encontradas no âmbito das práticas em saúde podem estar relacionadas a dificuldades na manipulação de metodologias objetivas que auxiliam no tratamento e resolução das temáticas.

Metodologia *Case-Based Reasoning* (CBR) ou Raciocínio Baseado em Casos

A existência de um conhecimento acumulado, decorrente de experiências anteriores ou previamente planejadas, pode contribuir para a melhor qualidade desse processo. O "Raciocínio Baseado em Casos" (CBR) é uma metodologia de solução de problemas em que se analisa a similaridade entre casos passados registrados e um caso presente, para se chegar a uma solução. Muitos dos sistemas baseados em CBR produziram bons resultados na linha de tomada de decisão.[11]

Uma metodologia CBR é uma estrutura computacional que deve permitir a manutenção e recuperação de casos em uma base de dados, deve usar alguma forma de inteligência para a sua análise e deve propor soluções para o problema em questão.[12] Uma metodologia CBR amplamente aceita é a chamada "Ciclo CBR", que reflete os principais componentes necessários para a realização do raciocínio baseado em casos: manutenção, recuperação, uso da inteligência e a atualização da inteligência. O denominado "Modelo R4 do ciclo CBR" é composto pelas fases descritas a seguir.

As fases *RETRIEVE* e *REUSE* no modelo R4 do Ciclo CBR se baseiam na hipótese básica de que, dadas duas entidades que dependem uma da outra, então entradas similares produzirão saídas similares. Essa hipótese é denominada" Inferência Baseada em Casos" (*Case--based Inference* ou CBI).[13] Dessa forma, a CBI é responsável por explorar a experiência obtida na solução de problemas similares, adaptar e apontar soluções para novos problemas.

Em um sistema completo, a CBI serve como um ou mais módulos na metodologia CBR, podendo ser modificada e atualizada, dependendo dos propósitos a que se destina. A CBI por si só pode solucionar diversos tipos de problema-alvo no processo de tomada de decisão. Assim, é necessário manter uma base de dados (memória estruturada de casos) que represente a experiência e um significado para especificar a similaridade entre os casos. Entende-se por "caso" como uma representação do conhecimento sobre uma situação ou episódio específico. De modo geral, a CBI se divide em duas partes: uma descrição do problema e uma solução associada. Os conceitos de problema e solução são de natureza muito geral e não têm uma definição válida universalmente. Além disso, seus significados dependem da respectiva aplicação. Vários métodos são encontrados na literatura, como os métodos baseados em vizinhança (como o *K-Nearest Neighbor* ou *K-NN* e seus derivados),[14] Proporções Lógicas Homogêneas,[11] probabilistas,[15] baseados em *fuzzy sets*[16] entre outros.

Perspectivas Futuras do Raciocínio Baseado em Casos

Existem questões importantes relacionadas a aplicações da metodologia CBR em casos reais. Primeiramente, a implementação do ciclo CBR em casos reais pode depender da intervenção de especialistas quanto à questão dos casos novos que devem ser retidos. Em segundo lugar, as metodologias atuais utilizadas na CBI possuem complexidade computacional alta e não são utilizadas em sistemas em que a resposta deve ser rápida.[11]

Uma possível solução para o segundo problema pode ser a utilização de modelos advindos da inteligência artificial, modelos de classificação, reconhecimento de padrões entre outros.[17] Certamente, a escolha do modelo ideal deve estar relacionada ao problema apresentado e às informações disponíveis para sua resolução.

Dentre os diversos modelos disponíveis na literatura, os de Aprendizado de Máquina são adequados à estrutura CBR, visto a possibilidade de incorporação de novos casos, bem como a reavaliação e aperfeiçoamento do modelo. Por exemplo, Redes Bayesianas de vários tipos têm sido pesquisadas e deverão colaborar para solucionar casos com maior acurácia e em tempo computacional menor (Fig. 1-1).[18]

Aplicações na Fonoaudiologia

Na Fonoaudiologia, alguns métodos computacionais vêm sendo explorados com maior atenção nos últimos anos, visando ao suporte mais efetivo aos processos de tomada de decisão. A inteligência artificial, especialmente os modelos de aprendizado de máquinas (*machine learning*), tem ganhado importante espaço no campo das pesquisas científica e tecnológica para auxílio ao diagnóstico de diversos tipos de distúrbios relacionados à voz, às funções orofaciais, ou ainda na detecção precoce de problemas de saúde de outras naturezas.

Os modelos de aprendizado de máquinas visam ao desenvolvimento de programas computacionais com a capacidade de aprender a executar uma dada tarefa a partir da sua própria experiência, por meio de dados estruturados, semiestruturados ou não estruturados.[19] No campo da Fonoaudiologia, métodos computacionais de aprendizado de máquina podem ser utilizados para a extração de parâmetros vocais acústicos, ou ainda padrões musculares e funcionais para a construção de ferramentas automatizadas de apoio diagnóstico.

Nessa direção, alguns avanços importantes podem ser citados. Captar a vocalização por meio de um microfone e analisar o sinal de voz, utilizando modelos computacionais

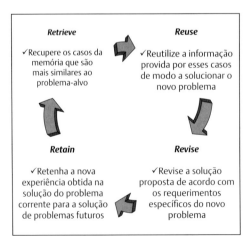

Fig. 1-1. Modelo R4 ciclo CBR.

CAPÍTULO 1 ▪ RACIOCÍNIO CLÍNICO E TOMADA DE DECISÃO NA ATUAÇÃO FONOAUDIOLÓGICA...

previamente elaborados, podem levar a um diagnóstico preliminar para os pacientes, de formas simples, rápida e eficiente. A viabilidade desse processo já foi apontada para diagnóstico e monitoramento de diversos distúrbios vocais propriamente ditos,[20,21] mas também para quadros de faringite crônica,[22] detecção da doença de Parkinson,[23,24] na identificação e classificação entre depressão, esquizofrenia, transtorno bipolar e transtorno de ansiedade generalizada[25,26] entre outros.

Pesquisas também têm apontado que determinados aspectos vocais acústicos ou autorreferidos podem ser capazes de diferenciar indivíduos com e sem algum tipo de distúrbio com elevada acurácia, se tornando fatores discriminantes e preditivos no contexto da avaliação fonoaudiológica. O uso de modelagem estatística, em especial a regressão logística, representa um dos principais métodos de modelagem de dados em virtude da facilidade de interpretação dos seus parâmetros.[27] Esse método permite descrever estatisticamente a relação entre uma variável dependente e demais variáveis independentes, classificando os indivíduos em relação ao desfecho de interesse e estimando a probabilidade de ocorrência desse determinado evento a partir da interação de covariáveis.[28] A modelagem preditiva envolve, portanto, o desenvolvimento de uma ferramenta matemática que gera uma previsão precisa acerca de um determinado desfecho de interesse, com índices estabelecidos de acurácia diagnóstica.

É importante mencionar que outros modelos de regressão também podem ser utilizados para essa mesma finalidade, como, por exemplo, a Regressão de Poisson ou a Regressão Não Paramétrica. Apesar de serem metodologias muito pouco exploradas na Fonoaudiologia, podem representar caminhos bastante interessantes de pesquisa que serão explorados na resolução de problemas em Fonoaudiologia.

Sobre modelagem preditiva, algumas contribuições importantes em nossa área podem ser citadas: utilização de dados da autoavaliação do paciente e estado de ingestão oral para previsão de aspiração em pacientes com disfagia orofaríngea, com 92% de acurácia;[29] análise de certas características da deglutição obtidas por ausculta cervical (presença de pós-deglutição de respiração úmida e sibilos e ausência de sons finais de liberação glótica e respiração normal) para predição da aspiração em crianças, com acurácia de 82%;[30] possibilidade de predição de sinais de disfagia orofaríngea em idosos a partir de um questionário epidemiológico autorreferido, com acurácia de 83%;[31] protocolo de identificação precoce da disfagia e risco de aspiração à beira do leito em pacientes com AVC, contendo testes seguros indiretos e diretos de deglutição, com acurácia de 93,3%;[32] construção de uma ferramenta para classificação da presença da disfonia em indivíduos adultos a partir de itens autorreferidos sobre sua voz, com acurácia de 83,4%[33] entre outros.

A aplicação de métodos de classificação em uma análise de dados exploratória pode resultar no desenvolvimento de classificadores que identificam conjuntos de padrões que poderão ser utilizados, também, em um momento posterior, para classificar novos dados produzidos pelo mesmo fenômeno estudado a princípio. Esse é o pressuposto básico dos sistemas de Reconhecimento de Padrões (RP), processos de análise que utilizam técnicas específicas para identificar as semelhanças e diferenças em diferentes amostras, comparando-as entre si. As técnicas de RP são importantes ferramentas dentro da inteligência artificial que se aplicam em áreas, como análise de imagens, reconhecimento de caracteres, reconhecimento de fala, auxílio a diagnósticos médicos, identificação de pessoas etc.[34]

As técnicas de RP envolvem diversas etapas, como a extração de características dos objetos a classificar, a seleção das características mais discriminativas entre esses objetos e a construção de um classificador. Em outras palavras, inicialmente o modelo classificador é projetado e treinado para características distintas (classe) do sistema de dados, usando

10 PARTE I ▪ FUNDAMENTOS CLÍNICOS, CIENTÍFICOS E COMPORTAMENTAIS DA REABILITAÇÃO

os atributos (preditores-variáveis-características) que os descrevem, para, em seguida, prever a classe para uma amostra desconhecida do mesmo sistema.[35]

O processo de RP pode envolver uma ampla gama de abordagens estatísticas de classificação que inclui, desde métodos de regras bayesianas probabilísticas muito simples, como funções discriminantes lineares e não lineares, a técnicas de aprendizado de máquina muito mais poderosas, como árvores de decisão, redes neurais (NN) e máquinas de vetor de suporte (SVM).[35] Na Fonoaudiologia, vários métodos vêm sendo explorados por pesquisadores em diversos tipos de aplicações com o intuito de tornar o processo diagnóstico menos demorado e subjetivo, e mais rápido e robusto.

Alguns exemplos a serem citados são a utilização de métodos automatizados para reconhecimento, discriminação e classificação de sinais vocais, com o intuito de auxiliar clínicos a tomar decisões mais seguras acerca do processo subjetivo de avaliação vocal a partir de alguns atributos, como grau de periodicidade e tipo de sinal, além de medidas lineares e não lineares extraídas do sinal vocal.[36-38] Em outra direção, sinais de voz também vêm sendo testados para detecção automatizada de transtornos emocionais e reconhecimento de emoções de fala a partir de suas características acústicas,[39,40] além de reconhecimento de pacientes, por exemplo, com faringite crônica com um bom efeito diagnóstico.[41] No campo da disfagia, o reconhecimento de imagens também pode ser utilizado para triagem de quadros específicos de disfagia, utilizando o reconhecimento de imagem da aparência do pescoço, com elevado desempenho de predição.[42]

Novos Direcionamentos na Tomada de Decisão em Fonoaudiologia

Existem várias possibilidades de aplicações de métodos baseados no CBR na área de Fonoaudiologia. Por exemplo, no auxílio diagnóstico a distúrbios da voz e deglutição, que tradicionalmente possuem dimensões de avaliação relativamente subjetivas, a contribuição de estudos baseados na metodologia CBR deve representar um marco nas pesquisas da área. Desse modo, importantes direcionamentos serão trazidos por esses estudos nos próximos anos.

As futuras abordagens para o CBR certamente dependerão fortemente dos avanços a serem obtidos para a CBI. A CBI pode conter abordagens baseadas em inteligência artificial, aprendizado de máquina, regressão, classificação, reconhecimento de padrões entre outras. Em particular, novas metodologias baseadas em métodos de Aprendizado de Máquina, como, por exemplo, as Redes Bayesianas de vários tipos e/ou suas combinações[21,43] ou ainda suas formas ponderadas[11] têm sido explorados para solucionar casos com maior acurácia e em tempo computacional menor. Dessa forma, várias aplicações poderão ser pesquisadas, desde as já existentes, buscando aprimorar os resultados já obtidos na Fonoaudiologia, até novas aplicações para a criação de sistemas sofisticados baseados no CBR visando a decisões mais assertivas nesse campo do conhecimento.

RACIOCÍNIO CLÍNICO E TOMADA DE DECISÃO EM VOZ, DISFAGIA E MOTRICIDADE OROFACIAL

O correto diagnóstico fonoaudiológico e a tomada da melhor decisão terapêutica estão amparados em três pilares:

1. Rede de conhecimento clínico sobre os dados semiológicos dos distúrbios fonoaudiológicos;
2. Dados da avaliação fonoaudiológica (anamnese, avaliação e dados de autopercepção);
3. Raciocínio clínico para a definição dos modelos mentais dos diferentes distúrbios fonoaudiológicos que melhor se encaixam no paciente avaliado.[44,45]

O diagnóstico sindrômico, ou clínico, é conceituado como a descrição de sinais e sintomas do paciente, enquanto o diagnóstico etiológico é a descrição da causa, nem sempre conhecida.[46] Ao pensarmos na clínica fonoaudiológica, o diagnóstico sindrômico do paciente seriam todos os sinais e sintomas do quadro clínico; e o diagnóstico etiológico da classificação do tipo de distúrbio fonoaudiológico. Na clínica vocal o diagnóstico etiológico é o tipo de disfonia (comportamental ou orgânica); na disfagia orofaríngea o diagnóstico etiológico é determinado pelo componente principal da doença de base (neurogênica ou mecânica) e pela topografia da alteração no mecanismo fisiológico da deglutição (oral, faríngea ou orofaríngea); na área da motricidade orofacial o diagnóstico etiológico é distúrbio miofuncional orofacial, utilizado para indicar alterações-disfunções nas estruturas e nas funções do sistema estomatognático.

O raciocínio clínico pode, portanto, ser estruturado em três dimensões:

1. A dimensão da avaliação;
2. A dimensão do diagnóstico;
3. A dimensão da decisão terapêutica.

A dimensão da avaliação exige do clínico uma rede de conhecimentos sobre os dados semiológicos dos distúrbios fonoaudiológicos, o que irá auxiliar na interpretação dos resultados. A dimensão do diagnóstico fonoaudiológico está apoiada nos resultados das avaliações fonoaudiológicas e de avaliações complementares, como avaliação médica, odontológica e avaliações instrumentais necessárias a cada caso clínico. A dimensão do planejamento terapêutico e, consequentemente, da melhor tomada de decisão terapêutica, está amparada no diagnóstico sindrômico, e na definição do modelo mental que melhor se encaixa no paciente avaliado.

Para ilustrar todo esse processo do raciocínio clínico, serão apresentados três casos clínicos que englobam as áreas de voz, disfagia e motricidade orofacial. Cada caso está acompanhado por um mapa mental, que consiste em uma representação visual das informações clínicas desmembradas e interligadas em um diagrama composto por uma sequência de níveis. Cada nível do mapa mental está constituído por uma cor diferente. Assim, o primeiro nível, na cor preta, traz informações breves de identificação do paciente. O nível seguinte, em vermelho, consiste na "dimensão da avaliação" e apresenta os dados de história médica e avaliação fonoaudiológica. Logo abaixo, em verde, está representada a "dimensão do diagnóstico", e estão descritos os diagnósticos etiológico e sindrômico. No último nível, na cor lilás, encontra-se o planejamento terapêutico, que representa a "dimensão da decisão terapêutica".

CASOS CLÍNICOS

Caso 1: Voz

Professora de 28 anos de idade e queixa de: "Minha voz está ficando rouca. Há um ano que eu percebo que ela vem piorando. Agora eu canso para falar. No final do dia eu sinto um aperto na garganta." Paciente é professora do ensino fundamental I, com carga horária de oito horas por dia. Refere piora progressiva do quadro vocal há um ano. Iniciou a docência há três anos. Apresenta diagnóstico de rinite alérgica e está medicada.

A paciente foi encaminhada para avaliação otorrinolaringológica (ORL).

- *Diagnóstico laríngeo:* nódulos bilaterais com fenda dupla.

12 PARTE I ▪ FUNDAMENTOS CLÍNICOS, CIENTÍFICOS E COMPORTAMENTAIS DA REABILITAÇÃO

Avaliação Fonoaudiológica
Avaliação do Comportamento Vocal
- Avaliação perceptivo-auditiva pela escala GRBASI: $G_2 R_1 B_2 A_0 S_0 I_0$;
- Presença de ressonância laríngea;
- Presença de tensão cervical e redução do movimento vertical da laringe;
- Presença de ataque vocal brusco;
- Presença de incoordenação pneumofonoarticulatória.

Autoavaliação Vocal
- *Protocolo índice de fadiga vocal (IFV)*: total = 62 pontos;
- *Protocolo índice de desvantagem vocal (IDV)*: total = 102 pontos.

Avaliação Acústica da Voz (Quadro 1-2)
A partir dos dados da avaliação fonoaudiológica e ORL, foram definidos os diagnósticos sindrômico e etiológico, conforme ilustra a Figura 1-2, mapa mental do caso clínico de voz.

A partir da análise do mapa mental, observa-se que o diagnóstico sindrômico está baseado na avaliação fonoaudiológica (avaliações do comportamento vocal, autopercepção da voz e avaliação acústica) e na avaliação ORL. Já o diagnóstico etiológico está baseado na avaliação ORL e caracteriza o tipo de disfonia, pelo fato de a classificação da disfonia considerar o quadro etiológico do processo disfônico.[47]

Na avaliação clínica do paciente, a análise acústica da voz é importante para a compreensão dos aspectos funcionais relacionados ao quadro disfônico, além de auxiliar no monitoramento da evolução da qualidade vocal do paciente.[48]

A dimensão do planejamento terapêutico e, consequentemente, a tomada da melhor decisão terapêutica, está amparada no diagnóstico sindrômico. A seleção das técnicas vocais que serão prescritas no caso, também, será dependente das respostas individuais do paciente, portanto, estas serão definidas após a análise das provas terapêuticas realizadas com o paciente.[47]

O sucesso do tratamento fonoaudiológico na clínica vocal está baseado não apenas no adequado raciocínio clínico, mas também fatores individuais do paciente, fatores rela-

Quadro 1-2. Avaliação acústica da voz

Medida acústica	Valor observado
fo (Hz)	199,45 Hz
Jitter (%)	1,21%
Shimmer (%)	5,19%
PHR (dB)	0,19 dB
C PPvOGAL	15,48 dB
CPPFALA	14,87 dB
CPP SVOGAL	8,18 dB
CPPSFALA	5,95 dB

cionados ao clínico e aspectos relacionados à adesão ao processo terapêutico são fundamentais, quando se considera a reabilitação vocal nas disfonias.[49]

Caso 2: Disfagia

Aposentado (ex-comerciante), 71 anos, encaminhado pela médica-cirurgiã de cabeça e pescoço para avaliação fonoaudiológica da deglutição após laringectomia parcial horizontal supraglótica, realizada há 30 dias. Paciente responsivo, estado cognitivo preservado, já decanulado, mas com via alternativa de alimentação exclusiva (sonda nasoenteral). Tem queixa de "engasgo com saliva e pigarro, além de dor leve ao engolir". Tem previsão de início de tratamento adjuvante com radioterapia em 15 dias.

- *Diagnóstico médico:* câncer de laringe (estadiamento T3N2M0).

Avaliação Fonoaudiológica
Avaliação Clínica da Deglutição

- *Exame físico*: redução na amplitude de movimento e força de língua; hipotonia da musculatura facial e pescoço à palpação; acúmulo de saliva em cavidade oral; uso de prótese dentária superior e inferior mal adaptada; região do estoma traqueal em processo de cicatrização; instabilidade do complexo laríngeo caracterizada por desvio na qualidade vocal ($G_3R_3B_3A_3S_0I_3$), dificuldade na realização de glissandos, tempo máximo de fonação reduzido, incoordenação pneumofônica, tosse voluntária fraca e excursão limitada de laringe remanescente.
- *Exame funcional*: realizado com a oferta, na colher, de líquido (5 mL) e líquido espessado (5 mL e 10 mL) nos níveis 2 e 3 da escala *International Dysphagia Diet Standardisation Initiative* (IDDSI). Observaram-se resíduos em cavidade oral com 10 mL de líquido espessado nível 3. Em todas as consistências ofertadas verificaram-se: tempo de trânsito oral aumentado; dificuldade em iniciar a propulsão do bolo alimentar; tosse antes e durante a deglutição; pigarro após deglutição; excursão reduzida da laringe remanescente; voz "molhada" após deglutição; queixa de sensação de "bolo na garganta" após deglutição em todas as consistências.

Avaliação Instrumental
Videofluoroscopia (mesmos tipos de oferta da avaliação clínica)

- Escape oral posterior com líquido (testado apenas 5 mL) e líquido espessado nível 2;
- Tempo de trânsito oral aumentado;
- Redução do contato entre base de língua e faringe;
- Excursão limitada de laringe remanescente ao deglutir;
- Resíduo em parede posterior da faringe;
- *Penetration and Aspiration Scale*: nível 7.[50]

Autoavaliação
M.D. Anderson Dysphagia Inventory (versão em português brasileiro)[51]

- *Emocional*: 51;
- *Físico*: 68;
- *Funcional*: 49;
- *Total*: 59.

14 PARTE I • FUNDAMENTOS CLÍNICOS, CIENTÍFICOS E COMPORTAMENTAIS DA REABILITAÇÃO

Os diagnósticos sindrômico e etiológico foram definidos de acordo com os dados da história médica e avaliação fonoaudiológica, conforme pode ser visualizado no mapa mental da Figura 1-3.

Conforme consta na Figura 1-3, o diagnóstico sindrômico está baseado no conjunto de dados obtidos a partir da avaliação fonoaudiológica e autoavaliação associados à história médica. Essa coleta de dados gera hipóteses alinhadas a padrões reconhecidos de sinais associados a uma determinada apresentação de disfagia orofaríngea.[52] No caso apresentado, o diagnóstico etiológico de disfagia orofaríngea mecânica está composto pela história médica, importante para delimitar a origem mecânica do transtorno de deglutição, e pelas avaliações fonoaudiológica clínica e instrumental, capaz de determinar os componentes oral e faríngeo do quadro disfágico.

O planejamento terapêutico deve ser estruturado a partir do diagnóstico sindrômico e considerar o diagnóstico etiológico para definição da abordagem mais adequada a cada paciente. Portanto, a tomada de decisão terapêutica deve ser norteada pelas particularidades do caso e considerar o contexto no qual o paciente se encontra naquele momento, inclusive com o estabelecimento de prioridades no planejamento terapêutico. Em casos de disfagia orofaríngea, recomenda-se adotar a tomada de decisão terapêutica compartilhada com o paciente, a família e a equipe interprofissional de saúde, o que pode ser exercitado, por exemplo, por meio de um projeto terapêutico singular (PTS).[53]

Caso 3: Motricidade Orofacial

Pré-escolar, 5 anos. Encaminhado pelo pediatra por alterações na fala. Nos dados de anamnese não foram relatadas intercorrências no desenvolvimento neuropsicomotor. Foi amamentado por até 6 meses, ainda faz uso de chupeta e mamadeira. Apresentou histórico de otites de repetição. Foi relatado sono agitado, ranger de dentes e respiração "pela boca".

- *Diagnóstico médico otorrinolaringológico*: vias áreas superiores permeáveis, sem alterações obstrutivas e/ou alérgicas;
- *Diagnóstico odontológico*: mordida aberta anterior.

Avaliação Fonoaudiológica
Avaliação Miofuncional Orofacial com Escores (AMIOFE)[54]
- *Aparência e condição postural-posição: ausência de oclusão labial – disfunção leve*: 2 (3). Postura vertical da mandíbula com boca aberta – disfunção leve: 2 (3). A aparência das bochechas – lado esquerdo com maior volume: 2 (3). A face apresenta assimetria leve em função do maior volume do lado esquerdo: 2 (3). Foi observada disfunção na postura habitual da língua (postura baixa): 2 (3). Frênulo lingual sem alterações. Palato duro com largura diminuída (estreito) leve: 2 (3). Resultado: 12 (18).
- *Mobilidade:* foi observada falta de precisão na realização dos movimentos de lábios e língua, entretanto com movimentos precisos de mandíbula e bochechas. Resultado: 47 (57).
- *Funções:*
  - *Respiração*: durante a avaliação foi observado modo respiratório oronasal leve. Resultado total da respiração: 2 (3).
  - *Deglutição*: comportamento de lábios (oclusão com esforço leve: 3[4]) e língua (interposta por adaptação: 2[3]). Foi observada leve tensão no músculo mental: 0 (1), Ausência de

CAPÍTULO 1 ▪ RACIOCÍNIO CLÍNICO E TOMADA DE DECISÃO NA ATUAÇÃO FONOAUDIOLÓGICA... **15**

movimentação de cabeça: 1 (1) e de escape de alimentos 1 (1). Não repete a deglutição de alimentos sólidos: 3 (3) e de líquido: 3 (3). Resultado total da deglutição: 13 (16).

- *Mastigação*: morde com dentes posteriores: 2 (3). O modo mastigatório é o bilateral alternado: 4 (4). Não foram observados movimentos de cabeça, alteração de postura e escape de alimento: 3 (3). Resultado total da mastigação: 9 (10).
- *Análise funcional da oclusão:* linha média normal. Abertura máxima da boca: 42 mm (trespasse vertical negativo: 2,6 mm). Apresentou excursão lateral direita e esquerda de 8 mm. A protrusão máxima é de 7 mm (trespasse horizontal: 1 mm). Não apresentou dor, desvios ou ruídos durante a realização dos movimentos mandibulares.

Total: 83 (104) – Distúrbio Miofuncional Orofacial Leve.[55]

Avaliação da Fala – ABFW[56]

Projeção anterior da língua nos fones [s] e [z]. A produção assistemática do fone [r] em *onset* complexo ainda está dentro do esperado para a sua idade.

Avaliação Audiológica

Limiares auditivos dentro dos padrões de normalidade.

A partir dos dados da história clínica, avaliações fonoaudiológicas e complementares, foram definidos os diagnósticos sindrômico e etiológico, conforme descrito no mapa mental na Figura 1-4. O diagnóstico sindrômico é o conjunto de dados obtidos nas avaliações fonoaudiológicas realizadas, com base no diagnóstico em conjunto das áreas médica e odontológica. O diagnóstico etiológico classifica a alteração miofuncional presente, bem como a de fala que nesse caso é decorrente dos aspectos anatômicos e funcionais orofaciais.

O planejamento terapêutico no caso apresentado deve considerar os aspectos do diagnóstico sindrômico, especialmente os anatômicos que são fatores causais para os dados obtidos. A correção ortodôntica é primordial e deve ocorrer imediatamente com o objetivo de trazer condições anatômicas favoráveis para o desempenho das funções orofaciais. No caso em questão, considera-se relevante a presença dos hábitos orais deletérios que atuam também como causa, necessitando de uma intervenção imediata e podendo-se fazer de forma interdisciplinar, pois na idade da criança em questão somente a interceptação produz efeitos positivos na oclusão. Cabe discussão com a área odontológica para determinação do plano terapêutico. Ressalta-se, também, a importância da decisão em conjunto com a família nos casos infantis, pois influenciam na dinâmica e em hábitos familiares. O planejamento terapêutico fonoaudiológico deve ser organizado a partir dos aspectos alterados (e quais as limitações anatômicas e funcionais são impostas), bem como o momento ideal para a intervenção. O objetivo da terapia miofuncional orofacial (TMO) é o favorecimento e/ou a adequação das funções orofaciais, bem como a promoção de estímulos corretos. As metas e estratégias terapêuticas são fundamentadas na condição miofuncional orofacial e nos aspectos dentários-ósseos. Apesar de haver um crescente na literatura em relação à terapêutica, ainda há carência evidência científica suficiente acerca dos exercícios orofaciais utilizados.[57]

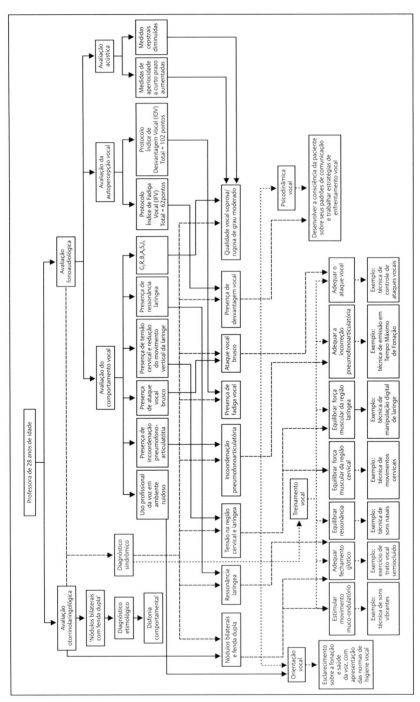

Fig. 1-2. Mapa mental – Voz. (Ver Prancha em Cores.)

CAPÍTULO 1 • RACIOCÍNIO CLÍNICO E TOMADA DE DECISÃO NA ATUAÇÃO FONOAUDIOLÓGICA... 17

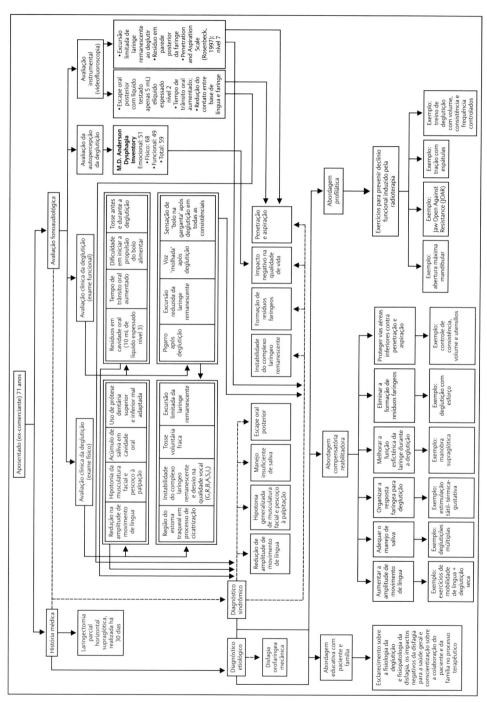

Fig. 1-3. Mapa mental – Disfagia. (Ver Prancha em Cores.)

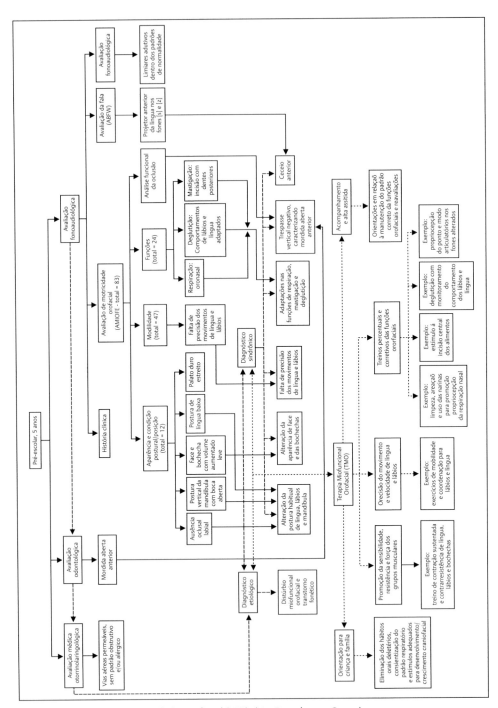

Fig. 1-4. Mapa mental – Motricidade Orofacial (MO). (Ver Prancha em Cores.)

REFERÊNCIAS BIBLIOGRÁFICAS

1. Réa-Neto A. Raciocínio clínico – o processo de decisão diagnóstica e terapêutica. Rev Ass Med Brasil. 1998;44(4):301-11.
2. Broeiro P. Multipatologia - O Raciocínio Clínico e a Tomada de Decisão: aquisição da competência. Rev Port Clin Geral. 2001;17:307-26.
3. Bem-David M. The Role of Assessment in expanding Professional Horizons. Med Teach. 2000;22:472-77.
4. Peixoto JM; Santos SME; Faria RMD. Clinical Reasoning Development in Medical Students. Rev Brasileira de Atualização Médica. 2018;42(1):73-81.
5. Schmidt HG, Mamede S. How to improve the teaching of clinical reasoning: a narrative review and a proposal. Medical Education. 2015;49:961-73.
6. Estratégia. IN: Dicionário Online de Português. Porto; [Internet]; 7 Graus. 2022.
7. Marquis BL; Huston CJ. A tríade crítica: tomada de decisão, administração e liderança Tomada de decisão. 8. ed. Editora: Artmed; 2014.
8. Neto AR. Raciocínio clínico – o processo de decisão diagnóstica e terapêutica. Rev Ass Med Brasil. 1998;44(4):301-11.
9. Carvalho EC, Oliveira-Kumakura ARS, Morais SCRV. Raciocínio clínico em enfermagem: estratégias de ensino e instrumentos de avaliação. Rev Bras Enferm [Internet]. 2017;70(3):662-8.
10. Quaresma A, Xavier DM, Cezar-Vaz MR. Raciocínio clínico do enfermeiro: uma abordagem segundo a Teoria do Processo Dual. Rev Enferm UERJ, Rio de Janeiro; 2019.
11. Moraes RM, Machado LS, Prade H, Richard G. Supervised Classification Using Homogeneous Logical Proportions for Binary and Nominal Features. Lecture Notes in Computer Science. 2013;8258:165-73.
12. Aamodt A, Plaza E. Case-based reasoning. Foundational issues, methodological variations and systems approaches. AI Communications. 1994;7(1):39-59.
13. Hüllermeier E. Case-based approximate reasoning. Springer; 2007.
14. Cover TM, Hart PE. Nearest neighbor pattern classification. IEEE Trans. Information Theory. 1967;13:21-7.
15. Shafer G. A mathematical theory of evidence. Princeton University Press; 1976.
16. Zadeh LA. Fuzzy Sets. Information and Control. 1965;8:338-53.
17. Hüllermeier E, Dubois D, Prade H. Fuzzy rules in case-based reasoning. AFIA 99, RapC, Raisonnement a partir de Cas. 1999:45-54.
18. Rosenstock KIV. Tipo: Tese. Título: Sistema de apoio à decisão para a prática da enfermagem baseada em evidências em Unidade de Terapia Intensiva. [No prelo]. 2022.
19. Faceli K, Lorena AC, Gama J, Carvalho ACPL. Inteligência artificial: uma abordagem de aprendizado de máquina. 2. ed. Rio de Janeiro: LTC; 2021.
20. Kojima T, Fujimura S, Hasebe K, et al. Objective Assessment of Pathological Voice Using Artificial Intelligence Based on the GRBAS Scale. J Voice. 2021.
21. Leite DRA, Moraes RM, Lopes LW. Método de Aprendizagem de Máquina para Classificação da intensidade do desvio vocal utilizando 'Random Forest'. J. Health Inform, Número Especial SBIS. 2020:196-200.
22. Li Z, Huang J, Hu Z. Screening and Diagnosis of Chronic Pharyngitis Based on Deep Learning. Int J Environ Res Public Health. 2019;16(10):1688.
23. Sakar BE, Isenkul ME, Sakar CO, et al. Collection and analysis of a Parkinson speech dataset with multiple types of sound recordings. IEEE J Biomed Health Inform. 2013;17(4):828-34.
24. Oliveira ASO, et al. Identificação da Doença de Parkinson com Aprendizado Profundo: uma revisão integrativa. J. Health Inform., Número Especial SBIS. 2020:254-9.
25. Morales MR, Scherer S, Levitan R. A cross-modal review of indicators for depression detection systems. In: Proceedings of the Fourth Workshop on Computational Linguistics and Clinical Psychology. Association for Computational Linguistics, august. Vancouver, Canadá. 2017. p. 1-12.

26. Espinola CW. Análise computacional da voz como uma ferramenta de auxílio diagnóstico de transtornos mentais. Dissertação de mestrado. Universidade Federal de Pernambuco, CTG, Programa de Pós-Graduação em Engenharia Biomédica; 2021.
27. Paula GA. Modelos de Regressão com Apoio Computacional. São Paulo: Universidade de São Paulo; 2010.
28. Vehkalahti K, Everitt BS. Multivariate Analysis for the Behavioral Sciences. 2. ed. CRC Press; 2019.
29. Heijnen BJ, Böhringer S, Speyer R. Prediction of aspiration in dysphagia using logistic regression: oral intake and self-evaluation. Eur Arch Otorhinolaryngol. 2020;277:197-205.
30. Frakking T, Chang A, O'grady K, et al. Aspirating and Nonaspirating Swallow Sounds in Children: A Pilot Study. Ann Otol Rhinol Laryngol. 2019;125(12):1001-9.
31. Magalhaes Junior H, de Araujo Pernambuco L, Cavalcanti R, et al. Accuracy of an epidemiological oropharyngeal dysphagia screening for older adults. Gerodontology; 2022.
32. Trapl M, Enderle P, Nowotny M, et al. Dysphagia Bedside Screening for Acute-Stroke Patients. Stroke. 2007;38(11):2948-52.
33. Oliveira P, Lima Neto EA, Lopes L, et al. Brazilian Dysphonia Screening Tool (Br-DST): An Instrument Based on Voice Self-Assessment Items. J Voice. 2021(21):00024-2.
34. Bishop CM, Nasrabadi NM. Pattern recognition and machine learning. New York: Springer; 2006;4(4).
35. Raghuraj R, Lakshminarayanan S. Variable predictive models A new multivariate classification approach for pattern recognition applications. Pattern Recognition. 2009;42(1):7-16.
36. Uloza V, Verikas A, Bacauskiene M, et al. Categorizing normal and pathological voices: automated and perceptual categorization. J Voice. 2010;25(6):700-8.
37. Gómez-García JA, Moro-Velázquez L, Godino-Llorentea JI. On the design of automatic voice condition analysis systems. part i: review of concepts and an insight to the state of the art. Biomed Signal Process Control. 2019;51:181-99.
38. Miramont JM, Restrepo JF, Codino J, et al. Voice Signal Typing Using a Pattern Recognition Approach. J Voice. 2022;36(1):34-42.
39. Ramakrishnan SEL, Emary IMM. Speech emotion recognition approaches in human computer interaction. Telecommun Syst. 2013;52(1):1467-78.
40. Cummins N, Scherer S, Krajewski J, et al. A review of depression and suicide risk assessment using speech analysis. Speech Commun. 2015;71(1):10-49.
41. Li Z, Huang J, Hu Z. Screening and Diagnosis of Chronic Pharyngitis Based on Deep Learning. Int J Environ Res Public Health. 2019;16(10):1688.
42. Sakai K, Gilmour S, Hoshino E, et al. A Machine Learning-Based Screening Test for Sarcopenic Dysphagia Using Image Recognition. Nutrients. 2021;13(11):4009.
43. Soares EAMG, Moraes RM. Fusion of Online Assessment Methods for Gynecological Examination Training: a Feasibility Study. Trends in Applied and Computational Mathematics (TEMA). 2018;19(3):423-36.
44. Moraes RM, Soares EAMG, Machado LS. A Double Weighted Fuzzy Gamma Naive Bayes Classifier. J Intellig Fuzzy Sys. 2020;38(1):577-88.
45. Prado FA, Diehl LA, Gordan PA. Os três pilares do diagnóstico correto - Raciocínio Clínico. In: Os três pilares do diagnóstico correto - Raciocínio Clínico (raciocinioclinico.com.br). 2022.
46. Biselli PJ, Atta JA. Diagnóstico sindrômico. Rev Med. 2015;84(3-4):95-101.
47. Behlau M. Voz O Livro do Especialista I Rio de Janeiro: Revinter; 2001. p. 1.
48. Lopes L, Moreti F, Ribeiro LL, Pereira EC. Fundamentos e Atualidades em Voz Clínica. Thieme Revinter; 2019.
49. Gartner-Schmidt J, Roth D, Zullo T, Rosen C. Quantifying Component Parts of Indirect and Direct Voice Therapy Related to Different Voice Disorders. J Voice. 2013;27(2):210-16.
50. Rosenbek JC, Robbins JA, Roecker EB, et al. A penetration-aspiration scale. Dysphagia. 1996. 11(2):93-8.

51. Guedes RL, Angelis EC, Chen AY, et al. Validation and application of the M.D. Anderson Dysphagia Inventory in patients treated for head and neck cancer in Brazil. Dysphagia. 2013;28(1):24-32.
52. McAllister S, Tedesco H, Kruger S, et al. Clinical reasoning and hypothesis generation in expert clinical swallowing examinations. Int J Lang Commun Disord. 2020;55(4):480-92.
53. Ministério da Saúde (BR). Secretaria de Atenção à Saúde. Núcleo Técnico da Política Nacional de Humanização. Clínica ampliada, equipe de referência e projeto terapêutico singular. 2. ed. Brasília: Ministério da Saúde; 2007.
54. Felício CM, Ferreira CL. Protocol of orofacial myofunctional evaluation with scores. Int J Pediatr Otorhinolaryngol. 2008;72:367-75.
55. Felício CM. Protocolos de avaliação da motricidade orofacial 2 - AMIOFE. In: Silva, et al. (Org.). Tratado de Motricidade Orofacial. São José dos Campos, SP: Pulso Editorial; 2019. p. 273-85.
56. Andrade CRF, Béfi-Lopes DM, Fernandes FDM, Wertzner HF. ABFW: teste de linguagem infantil nas áreas de fonologia, vocabulários, fluência e pragmática. Barueri, SP: Pró-Fono; 2011.
57. Felício CM. Motricidade orofacial: teoria, avaliação e estratégias terapêuticas. São Paulo: Editora da Universidade de São Paulo; 2020.

COMO IMPLEMENTAR A PRÁTICA BASEADA EM EVIDÊNCIAS NA ÁREA DA VOZ E FUNÇÕES OROFACIAIS

CAPÍTULO 2

Vanessa Veis Ribeiro ▪ Matheus Leão de Melo
Cristiano Miranda de Araújo ▪ Giedre Berretin-Félix
Mara Behlau ▪ Karinna Veríssimo Meira Taveira

OBJETIVOS DE APRENDIZAGEM
- Compreender a prática baseada em evidências;
- Apresentar os componentes da prática baseada em evidências;
- Conhecer a implementação da prática baseada em evidências.

QUESTÕES
- Quais os componentes da prática baseada em evidências (PBE)?
- Quais as fases de implementação da PBE?
- Quais os desafios atuais para implementação da PBE em voz e funções orofaciais?

HISTÓRICO DA PRÁTICA BASEADA EM EVIDÊNCIAS
A PBE surgiu no campo da medicina em meados do século XIX, a partir de necessidades vivenciadas pelos médicos e de movimentos políticos de organizações de sistemas de saúde, principalmente em decorrência da urgência por mudanças na formação profissional. Pretendia-se melhorar a eficiência e qualidade dos serviços de saúde prestados à população e diminuir os custos operacionais dos procedimentos de prevenção, tratamento e reabilitação.[1]

Devido à ciência de base, esse movimento inicial foi denominado de medicina baseada em evidências (MBE). Desde sua origem, a MBE tem favorecido a discussão sobre as ligações entre o ensino e a prática, tomando lugar de destaque nas reformas curriculares no período pós-guerra e influenciando positivamente os modelos de formação com foco nas práticas de cuidado em saúde.[1,2]

A MBE também aprimorou o uso do raciocínio para além da casuística clínica e integrou a experiência clínica à evidência em pesquisas, isto é, a junção do conhecimento científico a uma prática mais eficiente, precisa e segura na área da saúde. Dessa forma, o médico passou a precisar ainda mais da atualização a partir da leitura de publicações atuais com alto rigor científico na sua área de atuação, além de analisar essas evidências de acordo com sua experiência a fim de torná-las possíveis de implementação na prática, e acessíveis aos estudantes e membros da equipe multiprofissional.[1,3]

23

24 PARTE I • FUNDAMENTOS CLÍNICOS, CIENTÍFICOS E COMPORTAMENTAIS DA REABILITAÇÃO

Desde então esse conceito se estendeu às demais áreas da saúde, incluindo a Fonoaudiologia. Na Fonoaudiologia, sua implementação é denominada de Fonoaudiologia Baseada em Evidências (FBE). Porém, como a Fonoaudiologia comumente atua em equipes interdisciplinares visando ao cuidado amplo e integral do indivíduo, é mais comum na área ser utilizado o termo PBE, do que FBE. Apesar de não ser uma realidade concreta, cada vez mais tem se buscado implementar a PBE e atualmente ela permanece como tópico-alvo de amplas discussões entre os profissionais que atuam em clínicas, operadoras de saúde, gerentes de políticas públicas, empresas privadas e público em geral.[3,4]

A PBE é a utilização consciente, clara e racional da melhor evidência científica disponível para nortear o processo de decisão em relação ao cuidado do paciente. Durante anos, o modelo de PBE foi visualizado como uma "receita de bolo", o qual possuía determinados padrões assistenciais que deveriam ser seguidos à risca, colocando a experiência clínica como algo descartável, tornando a prática inflexível e até mesmo impossível em alguns casos.[2]

Porém, o modelo contemporâneo de PBE reflete não somente as bases ideológicas construídas no passado, mas renova pontos elementares que são essencialmente parte do processo, com o intuito de desmistificar esse criticismo. Dessa forma, no que tange ao genuíno processo de PBE, alguns elementos devem ser levados em consideração para sua prática. Por exemplo: a disponibilidade dos recursos terapêuticos, o conhecimento técnico-científico, a *expertise* profissional suficiente para análise crítica e utilização dos recursos e as preferências do paciente em relação às opções de tratamento disponíveis Melo.[5]

PRÁTICA BASEADA EM EVIDÊNCIA NA FONOAUDIOLOGIA

A ciência e a clínica são historicamente diferentes. A pesquisa tem sua ênfase na coerência teórica, replicabilidade, medições imparciais e lógica, não cabendo a espontaneidade, e havendo limitações dos métodos e teorias adotados. Já a prática clínica é flexível, dinâmica, espontânea, reativa e criativa, tendo ainda a opção de serem teoricamente agnósticos, porque os resultados clínicos são quase sempre mais importantes do que a coerência teórica.[6] Para além disso, o processo científico ainda tem uma autocorreção que envolve um rigoroso processo de revisão por pares, verificação e avaliação crítica externa de descobertas, que não é possível no nível individual da prática.[6]

Diante da ausência desse mecanismo de autocorreção na prática clínica, algumas estratégias podem ser utilizadas para melhorar a certeza do clínico na tomada de decisão, bem como fornecer maior segurança na sua conduta. A estratégia mais conhecida é a implementação da PBE.

No processo de PBE os profissionais reúnem e integram informações de uma variedade de fontes para embasar sua tomada de decisão. Esse processo permite que os profissionais avaliem diferentes abordagens, evitem modismos e vieses, gerem conhecimento e forneçam justificativa empírica para decisões clínicas e serviços aos pacientes. Também exige que os profissionais revisem o progresso dos pacientes e seu próprio desempenho de maneira imparcial, atualizem seus conhecimentos regularmente e questionem suas crenças e suposições subjetivas.[6]

A PBE é a integração de três componentes:[7]

1. *Experiência clínica:* o conhecimento, julgamento e raciocínio crítico adquiridos por sua formação e experiências profissionais;
2. *Evidência (externa e interna):* as melhores informações disponíveis coletadas da literatura científica (evidência externa) e de dados e observações coletadas em seupaciente (evidência interna);

CAPÍTULO 2 ▪ COMO IMPLEMENTAR A PRÁTICA BASEADA EM EVIDÊNCIAS...

3. *Perspectivas do cliente/paciente/cuidador:* conjunto de circunstâncias pessoais e culturais, valores, prioridades e expectativas identificadas por seu paciente e seus cuidadores.

Ao integrar os três componentes da PBE o fonoaudiólogo pode tomar decisões seguras baseadas em evidências, e fornecer serviços de alta qualidade que refletem os interesses, valores, necessidades e escolhas de indivíduos com distúrbios de comunicação.[7]

Na prática clínica diária da Fonoaudiologia ou de qualquer área das ciências da saúde, é difícil ter certeza que as decisões e práticas clínicas são as ideais para o paciente.[6] Porém, a Fonoaudiologia é uma profissão que reflete e questiona ativamente os resultados das práticas utilizadas, investindo em diferentes teorias e conhecimentos para fundamentar as práticas futuras e fornecer o melhor e mais seguro atendimento baseados em evidência aos pacientes e clientes.[6,8] Nesse sentido, a implementação da PBE é um importante recurso clínico fonoaudiológico, pois, além de discutir e implementar as evidências existentes, constantemente se reflete sobre as necessidades da área e insuficiência das evidências para suportar algumas estratégias de gestão da prática clínica, seja com relação à qualidade e/ou quantidade de evidências.[9]

IMPLEMENTAÇÃO DA PRÁTICA BASEADA EM EVIDÊNCIA

A PBE busca integrar evidências clínico-epidemiológicas com a experiência prática cotidiana de cada profissional, ou seja, oferecer cuidados ideais de acordo com as condições reais.[10] A PBE pode ajudar o clínico, porém, seu processo de implementação não é simples e precisa ser completamente conhecido para que possa ser utilizado com sucesso.

A American Speech-Language and Hearing Association (ASHA)[7] recomenda que a prática da PBE seja realizada de acordo com as seguintes etapas:

A) Identificação do problema e elaboração de uma pergunta clínica para a qual você está buscando evidências. A pergunta deve ser focada e relevante para a situação do paciente. Pode-se utilizar o acrônimo PICO (população, intervenção, comparação e medidas de resultado);

B) Identificação e coleta de evidências científicas potenciais para responder à pergunta clínica considerando-se as evidências internas (dados que você coleta sistematicamente de seus pacientes para garantir que eles estejam progredindo) e evidências externas (evidências da literatura científica, particularmente os resultados, dados, análise estatística e conclusões de um estudo);

C) Avaliação das evidências internas (determinar se uma intervenção impacta o paciente) e externas (determinar a relevância da pesquisa para sua pergunta clínica e aplicabilidade da pesquisa científica à condição e às necessidades de seu paciente, avaliar a validade e confiabilidade da pesquisa, revisar os resultados e as conclusões, considerando a análise estatística, a direção e a consistência e a aplicabilidade e a generalização da evidência);

D) Tomada de decisão baseada nos três componentes da PBE – as evidências (internas e externas), a experiência clínica e as perspectivas e prioridades de cada paciente.

No processo de busca de evidências pode-se deparar com uma lacuna ou, com uma quantidade grande de evidências. Mesmo quando há volume de evidências, elas podem ser heterogêneas e advindas de estudos com qualidade variável.

Dependendo da pergunta clínica, alguns delineamentos de pesquisas primárias são recomendados, podendo ser agrupados da seguinte forma: acurácia diagnóstica de proce-

26 PARTE I ▪ FUNDAMENTOS CLÍNICOS, CIENTÍFICOS E COMPORTAMENTAIS DA REABILITAÇÃO

dimentos, propriedades psicométricas de instrumentos de autoavaliação e prevalência de doenças – estudos transversais; fatores de risco ou proteção e etiologia de doenças – estudos coorte ou caso-controle e tratamento, treinamento, promoção e prevenção – estudo experimental, quase-experimental e intervenção antes e após.[10] Porém, ressalta-se que atualmente não é mais usual a hierarquização das pesquisas pelo delineamento.

A proposta atual é que a escolha de evidências que respondam à pergunta clínica seja baseada na certeza das evidências e na força das recomendações.[11] Nesse cenário, pesquisas secundárias de revisão sistemática, que comumente incluem a análise do risco de viés dos estudos e da certeza da evidência, podem ser mais facilmente utilizadas pelos clínicos. Além disso, na presença de metanálise há uma reanálise dos dados de diferentes estudos, trazendo uma conclusão única, mesmo que os estudos primários apontem resultados diferentes.

Esse tipo de pesquisa tem sido utilizado na PBE para fornecer o melhor subsídio científico para a tomada de decisão clínica e para o desenvolvimento de diretrizes assistenciais.[10] Porém, ressalta-se que as revisões sistemáticas, como os estudos primários, podem ter qualidade metodológica variável e precisam ser criteriosamente analisadas. A revisão sistemática deve incluir todos os estudos existentes na literatura científica, e que sejam relevantes para responder à pergunta de pesquisa estabelecida, contudo, como um estudo secundário, é dependente dos estudos que a compõem.

O equilíbrio entre a certeza (tradição) e a incerteza (mudança) é um dos mais importantes desafios para a implementação da PBE. A incerteza é uma pré-condição importante para o sucesso da PBE, visto que ao buscar evidências apenas para apoiar as crenças e suposições anteriores, a evidência contraditória provavelmente será ignorada ou descartada, deixando o clínico suscetível ao viés de confirmação e impermeável à contraevidência.[6] A constante busca do equilíbrio é uma importante qualidade clínica que pode ajudar a oferecer os melhores cuidados para os pacientes.

IMPLEMENTAÇÃO DA PBE NA INTERVENÇÃO EM VOZ

A área de voz é, dentro das ciências dos distúrbios da comunicação, uma das áreas que mais tem produzido evidências científicas. Algumas dessas evidências possuem elevada qualidade, apesar de essa ainda não ser a realidade de todos os procedimentos de intervenção.

O grande número de estudos e de evidências geradas é o resultado de diversos fatores combinados, dentre os quais podem-se ressaltar como mais prováveis:

A) A possibilidade de a voz ser mensurada, com diferentes métodos confiáveis, como a análise acústica que atualmente é a medida mais utilizada para mensurar os efeitos das intervenções vocais, apesar de a voz ser um fenômeno perceptível e o julgamento auditivo ainda ser o padrão-ouro na clínica;

B) A evolução tecnológica que permitiu o desenvolvimento de diversos programas computadorizados de baixo custo ou em compartilhamento gratuito, com o objetivo de mensuração de parâmetros vocais, o que instrumentalizou pesquisadores de diversos países que não estavam nos grandes laboratórios universitários, e permitiu desenvolverem estudos controlados e de qualidade;

C) A participação de colegas de diversos países em eventos internacionais sempre foi muito intensa, inclusive de pesquisadores e clínicos brasileiros e, provavelmente, o fato de propostas e avanços de outros países poderem ser implementados em variadas realidades culturais e linguísticas, com mínimas adaptações (ao contrário de outras

CAPÍTULO 2 • COMO IMPLEMENTAR A PRÁTICA BASEADA EM EVIDÊNCIAS... 27

áreas, como a linguagem) permite que atualizações em quaisquer centros mundiais sejam difundidas na velocidade de um compartilhamento por mensagem de texto.

O interesse internacional do fonoaudiólogo brasileiro pode ser atestado em uma análise feita das publicações sobre terapia de voz no *Journal of Voice*, o mais importante periódico específico dessa área, que coloca o Brasil como segundo maior produtor de estudos no tema.[12] Além disso, o Brasil também vem-se destacando no cenário internacional na produção de revisões sistemática na área de Voz.[13-15] Do ponto de vista internacional, apesar da força de área de linguagem nas Ciências dos Distúrbios da Comunicação Humana, a *Folia Phoniatrica et Logopaedica*, periódico oficial da IALP, desde o seu nascimento tem na voz humana uma de suas principais áreas. Fato esse que ocorreu em decorrência do impulso inicial dado pelo seu fundador, Emil Froeschels, de 1884-1972, considerado o pai da era científica da reabilitação vocal, que lançou a pedra fundamental na descrição da fisiologia dos exercícios proposta por ele, a técnica de empuxo[16] e o método mastigatório.[17]

Muitos exercícios, técnicas e métodos vêm sendo pesquisados desde então, com resultados inquestionavelmente positivos. Contudo, a realidade deve ser examinada de modo criterioso, para que seja possível evoluir no cenário científico e dar segurança ao clínico que baseia sua prática nas evidências disponíveis.

O raciocínio clínico, competência essencial para o exercício profissional consciente, responsável e atualizado, é central para se propor uma intervenção. Ele consiste em reunir informações do paciente, exame físico e resultado de testes, para se propor uma sequência lógica de intervenção. Raciocínio clínico é uma habilidade desenvolvida por experiência ou treinamento,[18] que pode ser facilitada pela observação de colegas experientes, como era a prática do passado, ou promovida por uma abordagem formal, explícita e estruturada, estudando-se a literatura e aplicando-se a PBE, o que deve ser a base da formação acadêmica moderna, na graduação e pós-graduação.

As gerações pioneiras na área de voz aprenderam o raciocínio clínico na experiência do próprio atendimento e de modo intuitivo. Com o desenvolvimento da endoscopia laríngea ambulatorial, sem necessidade de sedação e com a possibilidade de se observarem as pregas vocais em movimento, não somente a avaliação laríngea evoluiu, mas também a observação do impacto de exercícios e da reabilitação vocal propriamente dita. Contudo, a voz é um produto complexo, que só pode ser avaliado multidimensionalmente e, portanto, apenas o exame da laringe não é uma medida de resultado adequada. Estudos científicos sobre efeitos de intervenção devem usar medidas diversas e sensíveis para obter os resultados nos alvos específicos de cada intervenção.

O julgamento perceptivo auditivo (JPA) é a medida natural de eleição da maioria dos estudos de intervenção, pelo fato de a voz ser um fenômeno perceptivo e serem justamente as mudanças na qualidade vocal que geralmente levam a um paciente em busca de tratamento.[19] Contudo, o JPA é extremamente subjetivo, depende fortemente da experiência e dos sistemas de referências do avaliador, além do material de fala submetido à análise e da língua e cultura faladas.[20,21]

Com a possibilidade de realizar a análise acústica da voz, com *softwares* de baixo custo ou mesmo gratuitos, essa dimensão de análise mais objetiva passou a fazer parte da clínica e da pesquisa em voz. No entanto, inúmeros parâmetros isolados foram propostos como representativos da impressão global de uma voz, porém, a correlação entre julgamento perceptivo-auditivo e a análise acústica da voz é baixa.

Medidas acústicas isoladas raramente se revelaram robustas o suficiente para indicar melhorias vocais com intervenções.[22] Recentemente, medidas multiparamétricas têm sido aplicadas, com resultados promissores[23,24] e teoricamente mais sensíveis para apontar mudanças com uma intervenção vocal. Medidas acústicas apresentam correlação com alguns protocolos de autoavaliação do impacto de um problema de voz,[25] mas não é ainda clara a magnitude de correlação com os diferentes construtos.

Indubitavelmente, a autoavaliação do impacto de um problema de voz, alinhada com o conceito moderno de qualidade de vida da Organização Mundial da Saúde (OMS), foi inserida na literatura de voz, ao final da década de 1980, e hoje ocupa um lugar de destaque na clínica e na pesquisa.[26] É inconcebível, do ponto de vista clínico, que uma avaliação vocal não inclua um protocolo de autoavaliação escolhido de acordo com a condição do paciente. Mais uma vez, a correlação entre o julgamento perceptivo-auditivo e a autoavaliação feita pelo paciente é baixa.[27]

Correlações de grau reduzido entre as diferentes avaliações mostram que essas dimensões de análise olham para diferentes aspectos do problema vocal, em visão parcial, e que os dados de uma dimensão não podem ser estimados pelos dados de outra. Assim, do ponto de vista teórico, os estudos de intervenção vocal deveriam incluir: exame laríngeo, julgamento perceptivo-auditivo, análise acústica e autoavaliação do paciente, o que torna a metodologia cara, trabalhosa e com elevado consumo de tempo. Apesar de a ASHA recomendar que essas medidas de avaliação sejam associadas às análises aerodinâmicas,[28] a análise aerodinâmica tradicionalmente não revela a melhoria do paciente disfônico, embora haja consenso que a respiração seja uma força básica do processo fonatório. Talvez não se tenham ainda identificado medidas científicas sensíveis para verificar os efeitos produzidos.

Além da busca por protocolos de consenso para o julgamento perceptivo-auditivo[24,29] a literatura também tem apresentado recomendações de protocolos para avaliação instrumental, com um importante posicionamento realizado pela ASHA, apresentado por um grupo de especialistas, que elaborou um documento com especificações técnicas para aquisição de dados, tarefas de voz e fala, métodos de análise e como reportar resultados de avaliação instrumental da produção de voz nas áreas de imagem endoscópica laríngea, acústica e aerodinâmica.[28] Provavelmente, nos próximos anos, poderá ser observado o impacto dessas recomendações, com a possibilidade de ter mais base para os procedimentos, na academia e, sobretudo, oferecer aos pacientes intervenções comprovadas, efetivas e seguras.

A voz é a base da comunicação, e sua produção pode ser observada em três subsistemas cerebrais: as produções inatas, pelo subsistema I: responsável pelas vocalizações presentes desde o nascimento, para as quais estão envolvidos os núcleos fonatórios sensoriomotores do tronco cerebral e medula espinal, com objetivo de coordenar os controles laríngeo, articulatório e respiratório nessas vocalizações; as vocalizações emocionais voluntárias, pelo subsistema II, responsável pela inicialização de vocalizações e expressão das emoções, para as quais estão envolvidas a substância cinzenta periaquedutal, o giro cingulado anterior e o sistema límbico, com o hipotálamo, tálamo, amígdalas entre outras estruturas; e, finalmente, o sofisticado controle motor voluntário para a fala e o canto, pelo subsistema III, no qual está envolvido o córtex motor laríngeo e orofacial.[30] Compreender os efeitos das intervenções vocais quando são envolvidos esses subsistemas ainda deve ser estudado. Intervenções em disfonias comportamentais, que geralmente envolvem hábitos enraizados no subsistema II, são muito diversas das utilizadas quando o foco é o tratamento das afonias funcionais, com o redirecionamento da vocalização vegetativa (subsistema I) e emocional (subsistema II), para ativar a vocalização volitiva (subsistema III). Outra situ-

CAPÍTULO 2 • COMO IMPLEMENTAR A PRÁTICA BASEADA EM EVIDÊNCIAS...

ação diversa é a intervenção fonoaudiológica para o desenvolvimento do controle vocal para o canto (subsistema III), em caso de disfonias da voz profissional.

Um dos pioneiros da área de voz no Brasil, Dr. Pedro Bloch, constantemente dizia "a voz é grata a qualquer trato", destacando a plasticidade vocal a diversas intervenções, que deixa de existir apenas em algumas condições mais extremas, como nas cicatrizes de pregas vocais.

Ao se realizar um breve mapeamento na literatura, as evidências mostradas em praticamente todos os exercícios, técnicas e métodos pesquisados levam a uma reflexão de que talvez o ingrediente ativo não seja a intervenção em si, mas o mecanismo de ação envolvido. Um avanço nessa análise foi realizado por uma proposta de taxonomia de terapia vocal,[31] a fim de se investigar os ingredientes ativos que produzem efeitos positivos na reabilitação vocal. As mais variadas intervenções, de exercícios isolados e programas de terapia, como exercícios de trato vocal semiocluído, fonação em tubos, voz ressoante, método de alongamento e fluxo, manipulação laríngea, Exercícios de Função Vocal, *Lee Silverman Voice Treatment*, Programa Integral e Reabilitação Vocal e Método de Acentuação mostraram benefícios na reabilitação vocal de pacientes, que são semelhantes aos encontrados com intervenções com o uso de dispositivos, como *biofeedback* eletromiográfico de superfície, eletroterapia e Terapia de Voz com Vibração Local. Em virtude desses dados, uma possível evolução nas pesquisas de reabilitação seria contrapor intervenções com diversos focos, como intervenção sobre a função vocal *versus* musculoesquelética, ou intervenção na função auditiva *versus* respiratória e não técnicas isoladas. Além disso, deve-se ter em mente a disponibilidade dos recursos na realidade clínica do fonoaudiólogo, a *expertise* no raciocínio clínico para a escolha de certos procedimentos, o domínio de conhecimentos específicos para o uso de equipamentos, as preferências dos pacientes[7] e a segurança na aplicação dos recursos, um aspecto que ainda não foi analisado adequadamente na literatura da área de Voz.

IMPLEMENTAÇÃO DA PBE NA INTERVENÇÃO EM FUNÇÕES OROFACIAIS

As pesquisas voltadas às funções de respiração, mastigação, deglutição e fala têm sido impulsionadas por vários fatores, dentre eles, o desenvolvimento/tradução/adaptação transcultural e validação de protocolos clínicos, o uso de novas tecnologias para diagnóstico e intervenção, o fortalecimento de parcerias interdisciplinares e interinstitucionais, bem como o enfoque na qualidade de vida e, mais recentemente, na jornada do paciente/cliente.

Na especialidade da Motricidade Orofacial o Brasil tem se destacado e recebido reconhecimento internacional quanto ao desenvolvimento de pesquisas que contribuem para a prática baseada em evidências voltadas ao diagnóstico e tratamento dos distúrbios miofuncionais orofaciais, com publicações em importantes revistas, tais como International Journal of Orofacial Myology and Myofunctional Therapy, Cranio: The Journal of Craniomandibular & Sleep Practice, Journal of Oral Rehabilitation, entre outras. Da mesma forma, na especialidade de Disfagia Orofaríngea, a fonoaudiologia brasileira tem sido representada de forma expressiva nos mais importantes eventos da área, como o Dysphagia Research Society Annual Conference e European Society for Swallowing Disorders Annual Congress, também com significativa participação na autoria de publicações nos principais periódicos relacionados, como a revista Dysphagia, a Gerodontology e a NeuroRehabilitation, por exemplo. Além disso, os eventos nacionais organizados pelas sociedades científicas têm encorajado a aplicação dos resultados das pesquisas na prática clínica e o avanço do conhecimento científico nessas áreas.

O raciocínio diagnóstico desempenha um papel central na prática baseada em evidência ao fornecer a base para a seleção e aplicação das intervenções mais eficazes. Os elementos necessários para fins de diagnóstico são elencados a partir de avaliações clínicas padronizadas e complementados por exames instrumentais. Uma revisão sistemática publicada em 2023 sobre avaliações clínicas não-instrumentais para adultos com disfagia orofaríngea destacou que, embora tenham abordado aspectos importantes dos domínios orofaríngeos da deglutição e que todas as medidas tenham apresentado algum nível de confiabilidade e validade, nenhuma delas alcançou padrões psicométricos em todas as propriedades avaliadas, existindo a necessidade de pesquisas adicionais para identificar medidas que cubram de forma abrangente todos os construtos relevantes dentro desse contexto clínico.[32] No campo dos exames instrumentais, além da videoendoscopia e da videoendoscopia da deglutição, outros recursos têm sido utilizados, como a manometria faríngea, a cintilografia e a ultrassonografia, sendo que esta última também tem sido aplicada em estudos que abordam a função de fala.

No que se refere aos instrumentos disponíveis para avaliar a articulação da fala, um estudo de revisão sistemática apresentou resultados limitados a crianças e adolescentes, evidenciando que os pesquisadores combinaram medidas de articulação da fala com instrumentos que avaliaram a percepção da fala e outros aspectos da comunicação.[33] Na área da disfunção velofaríngea, além da avaliação perceptivo auditiva, exames de nasoendoscopia e nasovideoendoscopia tem sido importantes para o processo de diagnóstico,[34] *biofeedback* e acompanhamento terapêutico. Outros recursos instrumentais têm sido aplicados para melhor compreender os componentes envolvidos na produção da fala, a exemplo da articulografia e da palatografia.

A função mastigatória pode ser compreendida em seus distintos componentes, como eficiência, performance, padrão, ritmo, além de medidas de força de mordida e atividade eletromiográfica durante o desempenho da função, dentre outros. A respiração tem sido investigada, principalmente, quanto à função nasal, tipo e modo respiratório, como também em relação às medidas da geometria nasal e dos fluxos inspiratório e expiratório nasais.

O avanço no número de estudos de intervenção voltados às funções orofaciais, em especial em relação à função de deglutição, tem possibilitado a condução de revisões sistemáticas que trazem evidências científicas para melhorar a tomada de decisão terapêutica.

A terapia miofuncional orofacial (TMO) vem sendo ministrada de diferentes maneiras. Em indivíduos adultos com distúrbios respiratórios do sono, por exemplo, ela tem-se mostrado efetiva para reduzir a apneia, melhorar a saturação mínima e a pontuação da escala de sonolência e do ronco.[32] A TMO também demostrou eficácia no tratamento das disfunções temporomandibulares, seja sozinha ou em combinação com outros tratamentos, em três de quatro estudos incluídos em uma revisão sistemática, cujos resultados evidenciaram redução significativa da intensidade da dor em comparação com outras abordagens conservadoras ou nenhuma intervenção, com uma relação custo-benefício e risco-benefício favorável.[36]

As evidências disponíveis sobre a TMO e dispositivos miofuncionais utilizados por fonoaudiólogos demonstraram uma tendência crescente no uso da TMO, principalmente nas últimas décadas, como uma abordagem terapêutica promissora para uma variedade de distúrbios orofaciais, no que se refere a função dos músculos e sistemas relacionados à fala, deglutição e respiração. Embora a maioria dos estudos tenha mostrado melhorias nos aspectos miofuncionais orofaciais após o tratamento, a qualidade das evidências foi classificada como baixa, ressaltando a necessidade de pesquisas futuras que investiguem

CAPÍTULO 2 • COMO IMPLEMENTAR A PRÁTICA BASEADA EM EVIDÊNCIAS...

medidas de avaliação e resultados, dosagem ideal e modelos de prestação de serviços para otimizar os benefícios dessa abordagem terapêutica.[37]

Durante o período de desenvolvimento da dentição, o tratamento ortodôntico precoce e a TMO em crianças com dentição decídua e mista parecem ser uma abordagem promissora na correção da mordida aberta anterior, bem como na normalização dos padrões de respiração, deglutição e posição e pressão da língua em repouso.[38] Para bebês e crianças com diagnóstico de anquiloglossia melhores resultados relacionados à mobilidade, força e resistência da língua, respiração em vigília e durante o sono, bem como na produção de sons da fala, podem ser alcançados se a cirurgia e a TMO forem combinadas,[39] sendo notória a escassez de pesquisas sobre o efeito da TMO em casuística constituída por adultos em diferentes etapas do tratamento ortodôntico ou mesmo cirúrgico bucomaxilofacial.

A terapia para reabilitação dos distúrbios de fala e/ou de deglutição em pacientes após glossectomia parcial incorporou múltiplos exercícios e compensações. Porém a quantidade restrita de publicações e a baixa qualidade de evidência resultam em lacunas quanto à evidência científica.[40]

Na reabilitação das disfagias orofaríngeas, a terapia fonoaudiológica abarca exercícios, estimulação sensorial, mudança na dieta, manobras posturais e compensatórias. Nesse sentido, a terapia da deglutição à beira do leito demonstrou resultados satisfatórios em um curto período de tempo, porém, nos estudos analisados, houve falta de randomização e cegamento, dificuldades no manejo de perdas e desistências, além da ausência do grupo-controle.[41] As intervenções abordadas nas pesquisas de terapia comportamental para disfagia na doença de Parkinson demonstraram reduzir a pneumonia aspirativa, com melhora do estado nutricional e da qualidade de vida, mas, no geral, as evidências disponíveis não se mostraram suficientemente robustas.[42]

A investigação do efeito de manobras específicas sobre a função de deglutição em pacientes com acometimento neurológico também foi realizada, sendo a manobra de queixo para baixo eficaz na diminuição da aspiração, a de rotação da cabeça na melhora da abertura do diâmetro anteroposterior do cricofaríngeo, a de Mendelsohn na evolução para a ingestão oral dos alimentos e a manobra supraglótica na redução da aspiração, entretanto com execução difícil para os pacientes.[43] No entanto, há evidências limitadas quanto aos benefícios das manobras (queixo para baixo, deglutição com esforço, Mendelsohn, deglutição supraglótica, super-supraglótica) em pacientes com comprometimentos estruturais decorrentes do tratamento do câncer de cabeça e pescoço.[44]

Exercícios de deglutição foram considerados efetivos para melhorar quadros de disfagia, resultando, ainda, no aumento da abertura da boca, sendo esses resultados observados imediatamente e seis meses após o tratamento de câncer de cabeça e pescoço.[45] Já o uso da estimulação tátil e térmica na reabilitação das disfagias, decorrentes de doença neurológica ou quadro neurodegenerativo, foi abordado em um número limitado de artigos, sendo eles de baixa à moderada qualidade.[46]

Há resultados promissores da intervenção com exercício de Shaker, resultando no aumento da abertura do esfíncter esofágico superior, da excursão laríngea e na redução da aspiração laringotraqueal, porém as pesquisas incluíram pequeno tamanho amostral, ocasionando limitações na análise estatística.[47] O exercício *Chin Tuck Against Resistance* ativa seletivamente o músculo supra-hióideo e é um exercício terapêutico eficaz para melhorar a função de deglutição em pacientes com disfagia. Por ser menos extenuante do que o exercício de Shaker, requer menos carga física e esforço, permitindo uma maior adesão, porém utiliza equipamentos como bolas de borracha e barras elásticas, não possibilitando a regulagem da resistência e direção do exercício.[48]

No que se refere aos benefícios das modalidades adjuvantes de reabilitação das disfagias orofaríngeas, há efeitos positivos do *biofeedback* eletromiográfico na fisiologia da deglutição, especificamente no deslocamento do hioide,[49] com aumento de sua excursão e elevação máxima, melhor capacidade de elevação da laringe. A combinação de reabilitação convencional com o *biofeedback* adjuvante foi mais eficaz na melhora da disfagia, do que a reabilitação convencional exclusiva.[50] Especificamente em pacientes com doença de Parkinson e disfagia, a eficácia do *biofeedback* ainda é incerta, porém os achados iniciais mostram-se promissores.[51]

A estimulação elétrica neuromuscular (EENM), associada à terapia tradicional de deglutição, pode ser considerada para melhorar a função de deglutição após acidente vascular cerebral,[52] entretanto, o número limitado de evidências não permite indicar se a EENM isolada apresenta resultados melhores que a terapia da deglutição.[53] A EENM também se mostrou mais eficaz para o tratamento de pacientes adultos com disfagia do que a terapia tradicional,[54] sendo necessário mais evidências para se chegar a conclusões robustas.[55]

Há evidências que apoiam o uso da estimulação magnética transcraniana para recuperação funcional após o acidente vascular cerebral, com melhoras na afasia e na disfagia,[56] sendo que o uso da estimulação cerebral não invasiva (Estimulação Transcraniana por Corrente Contínua – ETCC) apresenta efeitos sinérgicos ao longo do tempo.[57] Por outro lado, no que se refere à comunicação e/ou deglutição, o uso da estimulação magnética transcraniana repetitiva (EMTr) em uma população pós-AVC, Parkinson ou Alzheimer demonstra benefícios ainda incertos, sendo necessário compreender melhor o protocolo de estimulação ideal para cada distúrbio específico e seus reais efeitos.[58]

Apesar de terem sido encontrados efeitos positivos da terapia fonoaudiológica convencional na reabilitação da disfagia orofaríngea, as evidências científicas são dificultadas pela variedade de diagnósticos, tipos de terapias e técnicas de avaliação.[59] Apesar de o presente capítulo não abarcar todas as propostas terapêuticas voltadas aos quadros de disfagia, os resultados encontrados demonstraram que o uso de manobras ou exercícios isolados, bem como o uso de modalidades coadjuvantes de reabilitação, em populações específicas, associado à coleta de informações fisiológicas por meio de exames instrumentais, tem possibilitado identificar quais pacientes se beneficiam de determinadas técnicas, contribuindo para a transposição dos achados de pesquisa para a prática clínica. Entretanto, para a seleção dos procedimentos terapêuticos mais assertivos se faz necessário compreender a fisiopatologia da deglutição relacionada à doença de base apresentada pelo paciente, bem como os princípios da neuroplasticidade, da fisiologia do exercício, da eletrofisiologia e da eletroestimulação. Complementarmente, a validação de protocolos clínicos representa um avanço necessário para a PBE, possibilitando que as escolhas terapêuticas estejam alinhadas às necessidades dos pacientes. Além disso, as propostas de intervenção devem considerar os aspectos psicossociais envolvidos no processo de alimentação.

Vale destacar, ainda, a real necessidade de pesquisas clínicas, em particular no que se refere ao tratamento da disfunção mastigatória, respiração oral, deglutição atípica e distúrbios de fala, especialmente em populações não acometidas por doenças neurológicas ou oncológicas, para que, a partir das evidências científicas levantadas, seja possível implementar a PBE no tratamento das disfunções orofaciais.

ALTERNATIVAS À PBE

Ao implementar a PBE, pode-se ainda ter dúvidas quanto ao peso atribuído a cada uma das etapas, ou seja, se há um maior peso na evidência científica ou no julgamento do clínico com base em seu conhecimento empírico e experiência clínica.

Há uma alternativa denominada abordagem baseada em casos que sugerem que o peso relativo atribuído às diferentes fases da PBE, seja baseado no paciente específico em atendimento. A abordagem baseada em casos clínicos proporciona o mesmo valor da evidência empírica, evidência experimental, raciocínio, objetivos do paciente e características do sistema. A importância relativa de um tópico depende das circunstâncias do caso particular.[60]

Há também um movimento denominado de Evidência Baseada na Prática (EBP),[6] que surgiu como uma alternativa suplementar a PBE para os casos em que forem encontradas múltiplas fontes de evidências e múltiplas abordagens científicas, que dificultem o julgamento clínico. Trata-se de uma perspectiva que valoriza o profissional no processo e que reconhece os desafios de sua prática. Compreender as necessidades, preferências e rotinas dos profissionais pode ajudar a ciência, além de facilitar o desenvolvimento de estratégias de implementação dos resultados das pesquisas. Essa perspectiva ainda está iniciando, porém, é importante conhecê-la visto que se acredita que no futuro haja um aumento do engajamento de profissionais, pacientes e comunidades em um processo participativo de melhora da qualidade do atendimento por meio da avaliação das pesquisas com a implementação e testagem na realidade clínica.[61]

CONCLUSÃO

A Fonoaudiologia é uma ciência relativamente jovem, cujas áreas de atuação ainda estão em progressivo amadurecimento e evolução. Assim, torna-se necessário conhecer o processo de implementação da PBE para que seja cada vez mais uma realidade da área. Além disso, nem sempre estarão à disposição pesquisas clínicas de qualidade aplicadas a toda e qualquer situação, sendo ainda necessário recorrer a conhecimentos derivados de outras fontes de informação. Ainda assim, faz-se necessário avançar em estudos com alto rigor científico, com metodologias bem estruturadas e pautadas em necessidades práticas, visando melhorar a prática clínica a partir da produção científica na Fonoaudiologia. Somente dessa forma será possível fornecer o melhor atendimento, diante das necessidades de indivíduos que buscam o fonoaudiólogo.

REFERÊNCIAS BIBLIOGRÁFICAS

1. Faria LOLJ, Almeida-Filho N. Medicina baseada em evidências: breve aporte histórico sobre marcos conceituais e objetivos práticos do cuidado. História, Ciências, Saúde-Manguinhos. 2021;28(1):59-78.
2. Straus SE, Fracgp PGM, Richardson WS, Haynes RB. Medicina Baseada Em Evidências: Como Praticar e Ensinar. 2. ed. Elsevier; 2000.
3. Melo TA, Duarte ACM. Wambaugh. Prática baseada em evidência: conceitos-chaves e aplicabilidade em fisioterapia respiratória. In: Martins JA AF, Dias CM (Eds.). PROFISIO Programa de Atualização Em Fisioterapia Em Terapia Intensiva Adulto. 2014;5:100-52.
4. Miranda VSG, Rech RS, Barbosa LR, Fischer GB. Fonoaudiologia baseada em evidências: o papel das revisões sistemáticas. CoDAS. 2019;31(2).
5. Masic I, Muhamedagic B. Evidence Based Medicine – New Approaches and Challenges. Acta Inform Medica. 2008;16(4):219-25.

6. Kamhi AG. Balancing Certainty and Uncertainty in Clinical Practice. Lang Speech Hear Serv Sch. 2011;42(1):59-64.
7. ASHA. Evidence-Based Practice (EBP); [Internet]. 2024.
8. Crowe K, Hopf S. Innovations actively shaping speech-language pathology evidence-based practice. Int J Speech Lang Pathol. 2018;20(3):297-99.
9. Wambaugh JL. The Evidence-Based Practice and Practice-Based Evidence Nexus. Perspect Neurophysiol Neurogenic Speech Lang Disord. 2007;17(1):14-18.
10. Behlau MAA, Amorim G, et al. Reduzindo o gap entre a ciência e a clínica: lições da academia e da prática profissional – parte A: julgamento perceptivo-auditivo da qualidade vocal, análise acústica do sinal vocal e autoavaliação em voz. CoDAS. 2022.
11. Murad MH, Alsawas M, Alahdab F. New evidence pyramid. Evid Based Med. 2016;21(4):125-27.
12. Behlau M. Voice Rehabilitation and Voice Therapy. Journal of Voice Source Readings. (Sataloff, R.T., Series Editor); [Intertet]. Elsevier. 2022.
13. Ribeiro VV, Silva GF, Santos ADN, Santos MJV. The Effect of Phonation into a Glass Tube Immersed in Water Compared to Other Interventions on General Degree of Vocal Deviation, Fundamental Frequency, Sound Pressure Level, and Vocal Self-assessment in Vocally Healthy Individuals: A Systematic Review and Meta-analysis. J Voice. 2022:1-9.
14. Aires MM, Marinho CM, Souza CSC. Effect of Endoscopic Glottoplasty on Acoustic Measures and Quality of Voice: A Systematic Review and Meta-Analysis. J Voice. 2020:1-11.
15. Ribeiro VV, Pedrosa V, Silverio KCA, Behlau M. Laryngeal Manual Therapies for Behavioral Dysphonia: A Systematic Review and Meta-analysis. Journal of Voice. 2018;32(5):553-63.
16. Froeschels MD. A Contribution to the Pathology and Therapy of Dysarthria Due to Certain Cerebral Lesions. J Speech Dis. 1943;8(4).
17. Froeschels MD. Chewing method as therapy a Discussion with Some Philosophical Conclusions. AMA Arch Otolaryngol. 1952;56(4):427-34.
18. Peixoto SF, Santos SME, Faria RMD. Processos de Desenvolvimento do Raciocínio Clínico em Estudantes de Medicina Rev Bras Educ Med. 2018;42(1):70-81.
19. Oates J. Auditory-perceptual evaluation of disordered voice quality: pros, cons and future directions. Folia Phoniatr Logop. 2009;61(1):49-56.
20. Shrivastav R, Nandur V. Application of psychometric theory to the measurement of voice quality using rating scales. J Speech Lang Hear Res. 2005;48(2):323-35.
21. Yamasaki R, Leão SHS, Padovani M, et al. Auditory-perceptual Evaluation of Normal and Dysphonic Voices Using the Voice Deviation Scale. J Voice. 2017;31(1):67-71.
22. Brockmann-Bauser M. Routine acoustic voice analysis: time to think again? Curr Opin Otolaryngol Head Neck Surg 2011;19(3):165-70.
23. Brinca LF, Tavares AI et al. Use of cepstral analyses for differentiating normal from dysphonic voices: a comparative study of connected speech versus sustained vowel in European Portuguese female speakers. J Voice. 2014;28(3):282-6.
24. Lopes L, Vieira V, Behlau M. Performance of differ ent acoustic measures to discriminate individuals with and without voice disorders. J Voice. 2020;11;S0892-1997(20)30258-7.
25. Lopes LW, Simões LB, Evangelista DDS, et al. Relationship Between Acoustic Measurements and Self-evaluation in Patients With Voice Disorders. J Voice. 2017;31(1):119.e1-119.e10.
26. Slavych BK, Zraick RI, Ruleman A. A Systematic Review of Voice-Related Patient-Reported Outcome Measures for Use with Adults J Voice. 2021;12:S0892-1997(21)00340-4.
27. Karnell MP, Melton SD, Childes JM, et al. Reliability of clinician-based (GRBAS and CAPE-V) and patient-based (V-RQOL and IPVI) documentation of voice disorders. J Voice. 2007;21(5):576-90.
28. Patel RR, Awan SN, Barkmeier-Kraemer J, et al. Recommended Protocols for Instrumental Assessment of Voice: American Speech-Language-Hearing Association Expert Panel to Develop a Protocol for Instrumental Assessment of Vocal Function. Am J Speech Lang Pathol. 2018;27(3):887-905.
29. Zraick RI, Connor NP, Thibeault S, et al. Establishing validity of the Consensus Auditory-Perceptual Evaluation of Voice (CAPE-V). Am J Speech Lang Pathol. 2011;20(1):14-22.

30. Simonyan K. Laryngeal motor cortex and control of speech in humans. Neuroscientist. 2011;17(2):197-208.
31. Van Stan JH, Awan S, Stemple J, Hillman RE. A taxonomy of voice therapy. Am J Speech Lang Pathol. 2015;24(2):101-25.
32. Cordier R, Speyer R, Martinez M, Parsons L. Reliability and Validity of Non-Instrumental Clinical Assessments for Adults with Oropharyngeal Dysphagia: A Systematic Review. Clin Med. 2023 Jan 16;12(2):721.
33. UBERTI LB, PORTALETE CR, PAGLIARIN KC, KESKE-SOARES M. Validity and reliability of speech articulation assessment tools for children and adolescents: a systematic review. J Speech Sci. 2019;8(1):01-35. Disponível em: .
34. Paniagua LM, Signorini AV, Costa SS, Collares MVM, Dornelles S. Velopharyngeal dysfunction: a systematic review of major instrumental and auditory-perceptual assessments. Int Arch Otorhinolaryngol. 2013;17(03):251-256.
35. Kayamori F, Bianchini G. Effects of orofacial myofunctional therapy on the symptoms and physiological parameters of sleep breathing disorders in adults: a systematic review Rev CEFAC. 2017;19(6):868-78.
36. Melis M, Di Giosia M, Zawawi KH. Oral myofunctional therapy for the treatment of temporomandibulardisorders: A systematic review. Cranio. 2022;40(1):41-47.
37. Shortland HA, Hewat S, Vertigan A, Webb G. Orofacial Myofunctional Therapy and Myofunctional Devices Used in Speech Pathology Treatment: A Systematic Quantitative Review of the Literature. Am J Speech Lang Pathol. 2021 Jan 27;30(1):301-317.
38. Koletsi D, Makou M, Pandis N. Effect of orthodontic management and orofacial muscle training protocols on the correction of myofunctional and myoskeletal problems in developing dentition. A systematic review and meta-analysis. Orthod Craniofac Res. 2018 Nov;21(4):202-215.
39. González Garrido MP, Garcia-Munoz C, Rodríguez-Huguet M, Martin-Vega FJ, Gonzalez-Medina G, Vinolo-Gil MJ. Effectiveness of Myofunctional Therapy in Ankyloglossia: A Systematic Review. Int J Environ Res Public Health. 2022 Sep 28;19(19):12347.
40. Blyth KM, Madill C, Ballard KJ. Speech and swallow rehabilitation following partial glossectomy: a systematic review. Internat J Speech-Language Pathol. 2015;17(4):401-10.
41. Andrade JS, Sousa WWOJ, Paranhos LR, et al. Effects of Speech Therapy in Hospitalized Patients with Post-Stroke Dysphagia: A Systematic Review of Observational Studies. Acta Médica Portuguesa. 2017;30(12):870-81.
42. Park MS, Song YJ, Choi H, et al. Systematic review of behavioral therapy to improve swallowing functions of patients with Parkinson's disease. Gastroenterology Nursing. 2019;42(1):65-78.
43. Ashford J, Wheeler-Hegland K, Frymark T, et al. Evidence-based systematic review: Oropharyngeal dysphagia behavioral treatments. Part III – Impact of dysphagia treatments on populations with neurological disorders. J Rehabilitat Res Development. 2009;46(2):195-204.
44. McCabe D, Wheeler-Hegland K, Frymark T, et al. Evidence-based systematic review: Oropharyngeal dysphagia behavioral treatments. Part IV-impact of dysphagia treatment on individuals' postcancer treatments. disorders. J Rehabilitat Res Development. 2009;46(2):205-14.
45. Banda KJ, Kao CC, Voss J, et al. Swallowing exercises for head and neck cancer patients: A systematic review and meta-analysis of randomized control trials; 2021.
46. Schwarz M, Ross J, Semciw A. Impact of thermo-tactile stimulation on the speed and efficiency of swallowing: a systematic review. Internat J Language & Communicat Dis. 2018;53(4):675-88.
47. Antunes EB. Effects of the head lift exercise on the swallow function: a systematic review. Gerodontology. 2012;29(4):247-57.
48. Park JS. Chin tuck against resistance exercise for dysphagia rehabilitation: A systematic review. J Oral Rehabilitat. 2021;48(8):968-77.
49. Benfield JK, Everton LF, Bath PM, England TJ. Does Therapy With Biofeedback Improve Swallowing in Adults With Dysphagia? A Systematic Review and Meta-Analysis. Arch Phys Med Rehabilitat. 2019;100(3):551-61.

50. Albuquerque LCA, Pernambuco L, da Silva CM, et al. Effects of electromyographic biofeedback as an adjunctive therapy in the treatment of swallowing disorders: a systematic review of the literature. Eur Arch Oto-Rhino-Laryngol. 2019;276(4):927-38.
51. Battel I, Walshe M. Interventions Involving Biofeedback to Improve Swallowing in People with Parkinson Disease and Dysphagia: A Systematic Review. Arch Phys Med Rehabilitat. 2021;102(2):314-22.
52. Alamer A, Melese H, Nigussie F. Effectiveness of neuromuscular electrical stimulation on post-stroke dysphagia: A systematic review of randomized controlled trials. Clin Intervent Aging. 2020;15:1521-31.
53. Chen YW, Chen HC, Liang WM, et al. The effects of surface neuromuscular electrical stimulation on post-stroke dysphagia: A systemic review and meta-analysis. Clin Rehabilitat. 2016;30(1):24-35.
54. Tan C, Li W, Liu L, Chen L. Transcutaneous neuromuscular electrical stimulation can improve swallowing function in patients with dysphagia caused by non-stroke diseases: a meta-analysis. J Oral Rehabilitat. 2013;40(6):472-80.
55. Sun Y, Qiao J, Song G, et al. Effects of Transcutaneous Neuromuscular Electrical Stimulation on Swallowing Disorders: A Systematic Review and Meta-Analysis. Am J Phys Med & Rehabilitat. 2020;99(8):701.
56. Dionísio ADI, Patrício M, Castelo-Branco M. Transcranial Magnetic Stimulation as an Intervention Tool to Recover from Language, Swallowing and Attentional Deficits after Stroke: A Systematic Review. Cerebrovasc Dis. 2018;46(3-4):178-85.
57. Yang SNPS, Kim HJ, Ahn HS, Rhyu BJ. Effectiveness of Non-invasive Brain Stimulation in Dysphagia Subsequent to Stroke: A Systemic Review and Meta-analysis. Dysphagia. 2015;30(4):383-91.
58. Gadenz CDMT, Capobianco DM Cassol M. Effects of Repetitive Transcranial Magnetic Stimulation in the Rehabilitation of Communication and Deglutition Disorders: Systematic Review of Randomized Controlled Trials. Folia Phoniatrica et Logopaedica. 2015;67(2):97-105.
59. Speyer RBL, Heijnen M, Zwijnenberg I. Effects of Therapy in Oropharyngeal Dysphagia by Speech and Language Therapists: A Systematic Review. Dysphagia. 2010;25(1):40.
60. Tonelli MR. Integrating evidence into clinical practice: an alternative to evidence-based approaches. J Eval Clin Pract. 2006;12(3):248-56.
61. Crooke PJ, Olswang LB. Practice-Based Research: Another Pathway for Closing the Research–Practice Gap. J Speech, Lang Hear Res 2015;58(6):1-14.

PRESCRIÇÃO E DOSAGEM DE EXERCÍCIOS EM VOZ E FUNÇÕES OROFACIAIS

CAPÍTULO 3

Priscila Oliveira ▪ Rebeca Vila Nova de Araújo Torres
Ana Cristina Côrtes Gama ▪ Andréa Rodrigues Motta
José Ribamar do Nascimento Junior
Giorvan Ânderson dos Santos Alves

OBJETIVOS DE APRENDIZAGEM

- Definir prescrição e dosagem e suas aplicações no contexto da reabilitação em Fono-audiologia;
- Identificar e explicar os aspectos teóricos importantes para a prescrição e dosagem de exercícios na intervenção dos aspectos relacionados à voz e às funções orofaciais;
- Apresentar evidências científicas que explorem os parâmetros de prescrição na avaliação dos efeitos das intervenções nas áreas de Voz e Funções Orofaciais;
- Sumarizar estratégias que auxiliem a tomada de decisão na prescrição e dosagem de exercícios em voz e funções orofaciais.

COMENTÁRIOS INICIAIS

Há um forte consenso que evidência científica, eficiência, eficácia e segurança são conceitos importantes e que determinam uma melhor tomada de decisão no contexto da prática clínica do cuidado em saúde, sendo esta um processo de decisão colaborativa entre pacientes e equipe.[1]

No que se refere à evidência científica e à *expertise* clínica, destaca-se que apenas determinar a estratégia não é suficiente para conferir uma resposta terapêutica eficaz. Além da prescrição da conduta a ser adotada, é preciso determinar adequadamente a dose dos exercícios a serem executados, pois a análise da conduta prescrita, associada ao resultado obtido, é essencial para a compreensão sobre a eficácia do tratamento ofertado.[2] No entanto, parâmetros de dosimetria não são bem definidos em todas as áreas da reabilitação, e estabelecer a dosagem adequada para os diversos programas terapêuticos é tarefa especialmente complexa e desafiadora para clínicos em geral.

Algumas variáveis que podem interferir diretamente no resultado esperado precisam ser levadas em consideração quando se trata de dose terapêutica: doença de base, condições clínicas, idade, adesão ao tratamento e a experiência do profissional que está envolvido nesse processo. É importante que a construção de prescrições e a determinação da dosagem dos exercícios levem em consideração a gravidade da disfunção e a capacidade de execução. Assim, melhores resultados serão observados, minimizando o tempo de

PARTE I ▪ FUNDAMENTOS CLÍNICOS, CIENTÍFICOS E COMPORTAMENTAIS DA REABILITAÇÃO

permanência no tratamento e devolvendo maiores habilidades funcionais e capacidade de retorno para a realização das atividades de vida diária. Nesse contexto, o processo de tomada de decisão para a prescrição de exercícios deve também ser colaborativo, em que a participação do paciente possa contribuir para a escolha das melhores opções clínicas disponíveis para o caso.[2-4]

CONCEITOS GERAIS SOBRE PRESCRIÇÃO E DOSAGEM E SUAS APLICAÇÕES NA REABILITAÇÃO EM FONOAUDIOLOGIA

O processo de reabilitação fonoaudiológica no âmbito dos distúrbios da voz e das funções orofaciais apoia-se na aplicação de diversos exercícios visando à recuperação da funcionalidade alterada ou à habilitação do músculo ou da estrutura-alvo para uma nova função.

No campo das disfonias e do treinamento da voz, os exercícios vocais constituem-se os recursos básicos de qualquer intervenção, representam quase ¾ das sessões terapêuticas e podem ser empregados em uma variedade de casos, com o intuito de promover ajustes respiratórios, laríngeos, ressonantais e/ou articulatórios.[5-7]

Quando o objetivo é relacionado ao restabelecimento das funções orofaciais, duas linhas de atuação direcionam a intervenção: a mioterapia, que visa por meio de exercícios específicos modificar o comportamento muscular; e a terapia miofuncional, que trabalha diretamente com as funções, modificando consequentemente a musculatura, objetivando melhorar os padrões das funções orofaciais alteradas.[8]

A prescrição de exercícios constitui-se um processo de tomada de decisão, em que o clínico recomenda a realização de uma série de condutas, de forma sistemática e individualizada, levando em consideração o objetivo do tratamento e as preferências de cada paciente.[9] Nesse processo de tomada de decisão, é importante que se vise a obter os maiores benefícios, com os menores riscos e, dessa forma, especificar os aspectos quantitativos (dose) e qualitativos (execução) da conduta recomendada é aspecto essencial. Assim, a prescrição de exercícios deve envolver o tipo de exercício em si, a frequência, a duração e a intensidade do treinamento.[10]

Apesar do importante papel que a prescrição de exercícios tem em nossas intervenções, a literatura fonoaudiológica ainda necessita avançar significativamente na discussão e estabelecimento de critérios específicos que direcionam a tomada de decisão do profissional diante das condutas a serem ministradas com seu paciente. O caminho a ser percorrido até a definição do exercício a ser utilizado e dos critérios para sua execução envolve a habilidade de fazer julgamentos clínicos corretos, solucionar problemas importantes para o paciente e aplicar o conhecimento das relações entre patologia, comprometimentos, limitações funcionais e incapacidade mediante cada fase do processo terapêutico.[11]

Na ciência do exercício, preconiza-se que a prescrição dos exercícios musculares deve considerar características individuais do sujeito de forma a promover os efeitos esperados a partir da manipulação de parâmetros de frequência, duração, intensidade e progressão.[2,11-13] Esse pressuposto pode ser aplicado no contexto da terapia fonoaudiológica, considerando ainda a própria sequência dos exercícios selecionados, o número de séries e o período de descanso entre elas.[14]

Em geral, os programas de treinamento muscular são diferentes a depender do objetivo: força, potência, resistência e flexibilidade. É importante compreender que diferentes grupos musculares não respondem na mesma taxa e magnitude quando submetidos a pro-

PRINCÍPIOS TEÓRICOS DA FISIOLOGIA MUSCULAR A SEREM CONSIDERADOS NA PRESCRIÇÃO DE EXERCÍCIOS

O termo "exercício", particularmente no contexto da atividade física, pode ser definido como uma atividade programada, composta por movimentos executados de maneira planejada, com objetivo específico de: tratar ou prevenir comprometimentos; melhorar, restaurar ou aumentar a função física; evitar ou reduzir fatores de risco; otimizar o estado de saúde e sensação de bem-estar.[10,11]

Para prescrever exercícios adequadamente, um dos aspectos mais importantes é o conhecimento sobre os tipos de fibras da musculatura esquelética e sua fisiologia. A demanda funcional determina a diferenciação muscular, assim, o papel primário de um músculo, geralmente, dita o tipo de fibra predominante:[16] tipo I, tipo IIa ou tipo IIb. Fibras do tipo I são as fibras predominantes nos músculos que são demandados para resistência (postura), já as do tipo II são as fibras predominantes nos músculos que são demandados para força.[16-18] Por terem características diferentes responderão de maneira distinta ao treinamento.

Embora um referencial específico da Fonoaudiologia sobre os princípios de treinamento muscular ainda seja escasso, na atualidade, muito conhecimento da Fisiologia do Exercício se aplica na terapia Fonoaudiológica, em virtude da similaridade das características dos músculos do corpo e da cabeça/pescoço. Tais similaridades incluem os tipos de fibras musculares, aspectos metabólicos, densidade capilar e junções neuromusculares.[19] De acordo com os princípios teóricos da ciência do exercício, o músculo esquelético se adapta a condições de uso, desuso e destreinamento. Os diferentes tipos de exercícios físicos promovem adaptações específicas no tecido muscular e ajustes bioenergéticos, além de mudanças morfológicas e neurológicas, que levam a um melhor desempenho físico.[20]

A maioria das atividades funcionais do nosso corpo é considerada submáxima. No entanto, caso a musculatura esteja com a força diminuída, haverá um esforço excessivo para garantir o desempenho funcional.[17] Assim, uma grande parte da prescrição de exercícios na Fonoaudiologia envolve treino de força e resistência. Dessa maneira o objetivo é melhorar a reserva funcional muscular e o recrutamento de unidades motoras, melhorando, consequentemente, o desempenho funcional.[17]

Os músculos se adaptam à demanda imposta pelo processo de neuroplasticidade para manter o nível de homeostase ou estado estável fisiológico. O princípio da adaptação específica à demanda imposta (AEDI) ocorre quando o corpo é colocado frente a alguma forma de estresse, levando-o a adaptações específicas[14] e promovendo mais resistência e melhor condicionamento.

As adaptações neurais são as primeiras que ocorrem. Equivalem a, aproximadamente, 80% das mudanças de força que surgem nas primeiras quatro ou cinco semanas do início do treinamento muscular, em consequência do refinamento da habilidade do sistema nervoso em ativar adequadamente os grupos musculares envolvidos.[20] Em consequência das adaptações neurais, ocorrerão as adaptações metabólicas: as células necessitarão de maior suprimento sanguíneo e nutricional, promovendo uma produção local mais rápida de ATP, potencializando a eficiência muscular.[21] Por último, ocorrem as adaptações morfológicas, que se processam mediante à conversão de fibras musculares rápidas em fibras lentas, que são mais resistentes à fadiga e mais eficientes. A adaptação que ocorrerá nas fibras musculares é consequência do aumento da quantidade de proteínas específicas, seja pelos exercícios de resistência, seja pelos exercícios de força.[10]

Os exercícios de resistência ou de baixa intensidade promovem um maior recrutamento de energia a partir do metabolismo aeróbico, além de estimular as fibras musculares a desenvolverem mais mitocôndrias, aumentando o tamanho daquelas já existentes e proporcionando uma maior densidade mitocondrial e enzimas oxidativas nas fibras musculares (predominantemente fibras do tipo I).[10] Outrossim, eleva a síntese de ATP pela via mitocondrial e amplia a resistência à fadiga muscular nos exercícios. Estes exercícios favorecem a melhora da resistência muscular, que se difere da resistência cardiorrespiratória. Enquanto a resistência muscular refere-se à capacidade de um músculo ou grupo de músculos de se envolver em atividade sustentada, de alta intensidade ou estática, a resistência cardiorrespiratória é a capacidade de sustentar exercícios de longa duração.[21]

O treinamento de força ou exercícios de alta intensidade, por sua vez, promove um maior recrutamento de energia a partir do metabolismo anaeróbico, aumenta a área de secção transversal do músculo esquelético (hipertrofia) por meio de microlesões, modifica as características contráteis das fibras musculares (transição das fibras dos tipos I, IIx e IIb para o tipo IIa), expande o recrutamento, o tempo e a frequência de disparo das unidades motoras musculares em atividade (alteração neural), além de ampliar o desenvolvimento da força muscular.[22] Dessa forma, o objetivo do condicionamento anaeróbico é facilitar a atividade de alta intensidade com rápida recuperação entre cada sessão de exercício e compensar a fadiga, sem diminuir o desempenho.[20]

Qualquer programa de treinamento muscular deve levar em consideração alguns princípios básicos para a garantia de obtenção de resultados positivos. Alguns comentários breves serão feitos a seguir sobre alguns desses princípios, com o intuito de fundamentar melhor a tomada de decisão quando se deseja prescrever exercícios vocais e miofuncionais no âmbito da clínica fonoaudiológica.

Um princípio importante e até mesmo intuitivo do treinamento muscular é o da especificidade do grupo muscular, ou seja, os exercícios de um programa devem ser especificamente escolhidos para cada grupo muscular para o qual se deseja o aumento de força.[15] Isso porque os ganhos de força são altamente específicos aos padrões de movimento: quanto mais próximo o padrão de movimento for do desempenho real, maior será o benefício do treinamento.[15,23] Isso significa que um programa de treinamento de força deve usar exercícios que não apenas visam aos músculos específicos que apresentam alteração, mas também que incorporem movimentos muito semelhantes aos usados durante a função-alvo.[23]

No contexto da especificidade, é preciso que se considere ainda a vertente da ação muscular, segundo a qual os ganhos de força são, em parte, específicos ao tipo de ação muscular utilizado no treinamento.[15,23] Nesse sentido, será importante definir o tipo de ativação muscular a ser trabalhada:[24] estática (isométrica) ou dinâmica (isotônica) concêntrica ou excêntrica.

Há uma hierarquia a ser observada na prescrição: a força em uma ação isométrica máxima é maior que em uma concêntrica máxima em qualquer velocidade de movimento, já a força em uma ação isométrica máxima é menor que em uma excêntrica máxima em qualquer velocidade de movimento.[15] Entretanto, se a meta terapêutica a ser alcançada envolver a precisão dos movimentos, o melhor é optar por um exercício que requeira uma ação isotônica concêntrica.[25] No que se refere à velocidade, os maiores ganhos ocorrem

CAPÍTULO 3 • PRESCRIÇÃO E DOSAGEM DE EXERCÍCIOS EM VOZ E FUNÇÕES OROFACIAIS **41**

na velocidade específica do treinamento, e se o objetivo for aumentar a força em qualquer velocidade, deve-se optar por uma velocidade intermediária.[15]

Outro princípio de treinamento que precisa ser considerado na prescrição é a sobrecarga progressiva que pressupõe um aumento contínuo do estresse muscular introduzido gradualmente.[15,17,23] Tal sobrecarga progressiva permite que a estrutura muscular realize novas adaptações, à medida que a demanda imposta se modifica, contribuindo para a evolução dos objetivos do treinamento. Há vários métodos para se alcançar a sobrecarga: aumento da carga (mais comum), aumento do número de repetições ou séries, aumento da velocidade de execução entre outros.[15] É de suma importância que os programas de manutenção muscular sejam cuidadosamente prescritos para garantir a aplicação do trabalho muscular adequado. Essa abordagem pode ser vista como uma explicação fundamental para a capacidade de preservar e consolidar os ganhos musculares obtidos por meio da terapia fonoaudiológica.

O volume de exercícios, que é dosado para garantir a adaptação pretendida, pode ser influenciado pela frequência (nº de sessões de treinamento por semana, mês...), duração da sessão de treinamento, número de séries, número de repetições, número de exercícios realizados por sessão.[15] É importante que se busque o menor volume que gere ganhos para o paciente, visto que a adesão ao tratamento está diretamente associada ao volume de treino.[17]

Nesse contexto, a intensidade do treinamento é outro parâmetro a ser incorporado quando se planeja uma intervenção. O número máximo de repetições por série de um exercício que resultará em ganho de força varia de exercício para exercício e de grupo muscular para grupo muscular.[15] Embora ainda seja um desafio na prática clínica o ajuste da carga a ser empregada nos exercícios, é importante compreender que um grande nº de repetições com carga muito leve resulta em ganho mínimo de força.[15] Em alguma medida, o aumento de carga pode ser considerado como aumento do tempo da contração isométrica,[17] o que facilita o raciocínio clínico para a progressão dos exercícios.

Por fim deve-se considerar ainda o princípio da reversibilidade, que se refere à capacidade do músculo de retornar ao estágio de pré-treinamento, quando a prática de exercícios é interrompida. Neste contexto, as adaptações fisiológicas conquistadas durante o treinamento podem ser perdidas, caso haja uma interrupção substancial ou uma redução significativa da atividade.[15,17] É importante ressaltar um aspecto favorável à terapia fonoaudiológica: toda aquisição que se ganha lentamente e em um tempo prolongado mantém-se com mais facilidade e perde-se com mais lentidão do que as aquisições conseguidas rapidamente e em um tempo curto.[15]

É necessário mencionar que tão importante quanto considerar os princípios de treinamento na prescrição de exercícios é avaliar a condição do paciente. Quadros de espasticidade e doenças neuromusculares progressivas, por exemplo, podem apresentar restrições referentes ao treino de força que devem ser consideradas no planejamento.[23] Outro fator relevante é a idade, pois sabe-se que adaptações musculares ocorrem no processo normal de envelhecimento, sendo os efeitos da reversibilidade mais rápido nos idosos.[17] Em outras palavras, o raciocínio clínico deve estar embutido em cada fase do cuidado com o paciente.

MÉTODOS DE AUXÍLIO À ABORDAGEM DE TRATAMENTO, PRESCRIÇÃO E DOSAGEM DE EXERCÍCIOS EM VOZ E FUNÇÕES OROFACIAIS

O tratamento com foco na habilitação ou reabilitação na esfera da funcionalidade do indivíduo se mantém em constantes mudanças de acordo com o cenário envolvido. A padronização de estratégias na reabilitação ainda gera dúvidas para os profissionais, referente à melhor conduta para tratamento das disfunções, bem como à frequência e intensidade ideal a ser executada, para o melhor desfecho, minimizando as sequelas, ampliando os programas terapêuticos e maximizando o ganho das habilidades funcionais.

A construção de programas terapêuticos tem como objetivo individualizar o que será prestado com foco na necessidade do indivíduo, manipulando e personalizando os mecanismos de intervenção e priorizando as melhores estratégias para visar ao melhor desfecho clínico. Modelos ou programas sistemáticos de intervenção podem contribuir para o raciocínio clínico terapêutico e auxiliar o profissional a estruturar melhor os parâmetros do tratamento.

O Modelo ou Sistema de Especificação de Tratamento de Reabilitação (SETR) é uma proposta direcionada para construção de programas terapêuticos que é embasado em três pilares:

1. Definição dos componentes do tratamento de reabilitação;
2. Indicação dos alvos, ou seja, dos aspectos de funcionalidade que se deseja adequar;
3. Determinação da adequada prescrição e dosagem dos ingredientes.[26,27]

O SETR especifica, a partir de um modelo conceitual interdisciplinar, as intervenções baseadas no planejamento terapêutico desenvolvido pelo clínico. Na Fonoaudiologia, o planejamento terapêutico deve listar ações clínicas que objetivam permitir ao paciente o retorno à sua adequada função oral ou comunicativa, com base nas unidades de tratamento, denominadas "componentes do tratamento".[28]

O SETR categoriza os componentes do tratamento em três grupos:

1. Funções do corpo;
2. Habilidades e hábitos;
3. Representações.

Os componentes de tratamento das "Funções do corpo" envolvem a funcionalidade dos sistemas corporais. O componente de tratamento "Habilidades e Hábitos" envolve o aprendizado a partir da repetição, e a formação de novos hábitos. O terceiro componente do tratamento, denominado de "Representações," envolve os aspectos cognitivos, como pensamentos, sentimentos e comportamento volitivo.[26,27] A terapia fonoaudiológica é frequentemente composta por múltiplos componentes, que estão ligados à manifestação multidimensional da alteração fonoaudiológica.

Como ilustrado na Figura 3-1, os componentes do tratamento têm uma estrutura tripartite:

A) Um alvo que especifica qual função do paciente deve ser modificada pelo(s) ingrediente(s);
B) Os ingredientes, ou seja, os exercícios fonoaudiológicos que irão modificar a funcionalidade do alvo;

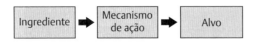

Fig. 3-1. Estrutura tripartite do componente de tratamento.[28]

CAPÍTULO 3 • PRESCRIÇÃO E DOSAGEM DE EXERCÍCIOS EM VOZ E FUNÇÕES OROFACIAIS **43**

C) Os mecanismos de ação, que definem de forma conceitual, como os ingredientes afetam o alvo.

De acordo com o SETR, os mecanismos de ação são tipicamente descritos a partir de formulações teóricas ou de experimentações de pesquisas clínicas. São, portanto, descritos a partir de modelos conceituais sobre as modificações funcionais e adequações provocadas pelos ingredientes para se atingir o alvo terapêutico.[27]

Os ingredientes e os alvos, por sua vez, devem sempre ser mensurados durante o tratamento fonoaudiológico. A prescrição dos ingredientes necessita ser medida para se definir a adequada dosagem dos ingredientes para se atingir o alvo determinado, isto é, melhores habilidades funcionais e de capacidade comunicativa.[26] Os alvos necessitam de mensuração porque serão os balizadores do processo de evolução clínica do paciente e indicadores de alta fonoterápica.[29]

A SETR exige a especificação da prescrição dos ingredientes e salienta que esta pode precisar ser individualizada para:

A) Responder às especificidades da gravidade do distúrbio fonoaudiológica e/ou à presença de comorbidade;
B) Adaptar às necessidades cognitivas e motivacionais do paciente.[30]

A quantidade ou dose dos ingredientes, segundo a SETR, deve sempre ser explicitada em forma de tempo (duração), ou número de repetições, a depender da teoria do tratamento elencada.[30] Além disso, o SETR exige a especificação de parâmetros para a progressão da dose dos ingredientes durante o tratamento fonoaudiológico.[30] O Quadro 3-1 exemplifica três tipos de planejamento terapêutico que englobam o componente de tratamento "Funções do corpo".

A partir desse modelo de especificação de tratamento, é possível estruturar um plano de intervenção ajustável a cada fase do processo terapêutico, manipulando os parâmetros de prescrição em relação à dose ou quantidade dos ingredientes a partir da mensuração recorrente do alvo determinado. Em outras palavras, as avaliações periódica e sistemática do resultado esperado devem direcionar os ajustes a serem realizados na prescrição do ingrediente selecionado, no intuito de garantir a evolução do quadro e atingir o melhor resultado possível para o paciente.

Quadro 3-1. Exemplos de planejamento terapêutico fonoaudiológico a partir do SETR

Diagnóstico	Ingrediente	Mecanismo de ação	Alvo
Disfonia comportamental	Vibração sonorizada de língua durante 5 minutos	Estimular o movimento muco-ondulatório das pregas vocais	Funcionalidade vocal (melhora da qualidade da voz)
Respirador oronasal	Protrusão de lábios em 3 séries de 10 repetições	Estimular a força dos lábios	Funcionalidade labial (selamento labial)
Disfagia orofaríngea	Deglutição com esforço (sequência de 7 repetições de 7 deglutições com esforço, com pausa de 2 minutos entre cada sequência)	Estimular o aumento da pressão intraoral e faríngea	Funcionalidade da deglutição (minimização da formação de resíduos no trato orofaríngeo e aumentar a proteção de vias aéreas inferiores)

ELEMENTOS, ESTRATÉGIAS E EVIDÊNCIAS CIENTÍFICAS A SEREM CONSIDERADOS PARA A PRESCRIÇÃO E DOSAGEM DE EXERCÍCIOS EM VOZ E FUNÇÕES OROFACIAIS

O estudo com foco na dose e prescrição de exercícios para os músculos dos membros e tronco é uma temática bastante explorada por clínicos e cientistas do exercício. No entanto, recomendações de dose-resposta para os músculos da cabeça e pescoço ainda não foram definitivamente determinadas, e a sua definição permanece, em muitos casos, bastante desafiadora em nossa área.[2]

De acordo com diretrizes internacionais para dose e prescrições de exercícios, no planejamento de um programa de treinamento, alguns componentes precisam ser considerados: tipo de exercício, frequência, intensidade, tempo (duração da execução, quantidade de repetições, quantidade de séries, intervalos de descanso) e progressão.[2,31] Utilizando a metodologia SETR, esses componentes auxiliam na especificação da prescrição dos ingredientes que compõem o plano terapêutico.

O tipo de exercício (T) deve ser selecionado de acordo com o alvo a ser atingido, dessa forma, sua seleção deve ser orientada a partir dos aspectos de funcionalidade que se deseja adequar. A frequência (F), intensidade (I) e o tempo (T) são considerados os principais parâmetros reguladores da dose prescrita, ou seja, da quantidade/volume de exercícios que o paciente deverá realizar.[32] Em linhas gerais, a combinação destes quatro fatores (tipo, frequência, intensidade e tempo) constitui os componentes básicos do princípio fundamental da prescrição de exercício (princípio FITT). Os clínicos devem ser capazes de especificar cada um destes componentes anteriores ao prescrever exercícios aos seus pacientes.[12,32,33]

A frequência (F) define quantas sessões de exercício serão realizadas por semana e quantas séries de exercícios serão realizadas em um dia, observando-se que uma série de exercícios é definida pelo número de repetições realizadas sem pausa. O tempo (T) pode ser regulado pelo período de tempo (em minutos ou segundos) em que o exercício deve ser realizado, ou ainda pelo número de repetições do exercício escolhido ou da manobra selecionada em uma série (p. ex.: 10 execuções de deslocamento anteroposterior de língua com resistência ou 20 deglutições com esforço, 5× ao dia durante 1 semana; 3 séries de 10 execuções da técnica de **b** prolongado, 3× ao dia durante 1 semana). Vale considerar um tempo de pausa entre as séries, que de forma geral deve seguir uma recomendação de 2 a 3 minutos para a área da voz, porém, ainda não há um *guideline* por proposta de exercício que define o tempo necessário para a pausa.[32,34,35] Para as funções orofaciais também não há evidências sobre o tempo de intervalo entre os exercícios.

É importante considerar que, embora haja algumas recomendações sobre a dose de frequência e tempo de exercícios na literatura da área de voz e funções orofaciais, esses são parâmetros a serem considerados de forma individualizada na prescrição de exercícios para cada paciente. Do ponto de vista prático, recomenda-se que o clínico avalie cuidadosamente quanto tempo/quantas séries devem ser realizadas para cada exercício, levando em consideração o resultado funcional observado após a realização da dose prescrita. A sobrecarga de exercícios pode causar fadiga e decréscimo no desempenho, além de danos, como superaquecimento da musculatura e reações inflamatórias; em contrapartida, a subdosagem, caracterizada por uma dose inferior ao necessário, pode não promover as adaptações necessárias, dificultando a evolução do "tratamento". Nesse contexto, além das questões individuais na resposta à dose administrada, deve-se lembrar que cada exercício possui uma carga de esforço diferente e, dessa forma, os parâmetros de prescrição podem variar para cada tipo de exercício selecionado.[13]

A intensidade (I), por sua vez, é a quantidade de esforço ou força exercida durante uma única repetição de um exercício, que pode ser medida pela porcentagem de uma quantidade máxima de esforço; caso a abordagem seja facilitada por dispositivo, é possível determinar com maior precisão a intensidade aplicada, mas durante a realização do exercício sem auxílio de dispositivos, a simples instrução para fazer o "máximo que consegue" ou "máximo esforço" de execução pode ser utilizada, levando em consideração a resposta do próprio executante.[2]

Na área da voz, o uso do aumento da intensidade destaca-se nas intervenções propostas para pacientes com quadros hipofuncionais (como a doença de Parkinson) e em alguns casos de presbifonias, em que o tratamento prioriza aumentar a intensidade vocal pelo aumento do esforço fonatório a fim de favorecer a adução das pregas vocais e o aumento do suporte respiratório. Nesses casos, os exercícios recomendados são de alto esforço, focados no aumento da intensidade vocal saudável e melhora da funcionalidade vocal.[36,37]

Na motricidade orofacial e na disfagia os exercícios com maior intensidade são essenciais para melhorar a força dos músculos envolvidos nas funções orofaciais. Pode-se iniciar com menor intensidade e aumentar gradualmente, à medida que o paciente ganha mais controle e força muscular.[2] É importante destacar que a intensidade dos exercícios deve levar em consideração a condição clínica do paciente, o diagnóstico, a tolerância individual e os objetivos terapêuticos.

Variações na combinação dos elementos do princípio FITT podem produzir resultados diferentes em relação ao treinamento a ser realizado. Em linhas gerais, uma faixa de repetições mais baixa com intensidade de exercício mais elevada pode melhorar a força e a potência muscular, enquanto uma faixa de repetições mais alta com intensidade mais leve pode melhorar a resistência muscular. Doses intermediárias em relação à intensidade e tempo de exercício geralmente são capazes de oferecer melhorias tanto na força, quanto na resistência muscular (Fig. 3-2).[38]

Na clínica fonoaudiológica, há pouca consistência sobre a combinação dos quatros componentes do princípio FITT na prescrição de exercícios e, por isso, a especificação da prescrição ainda se apoia fundamentalmente nas experiências clínicas do terapeuta. Contudo, de acordo com os princípios da prática baseada em evidências (PBE), além da

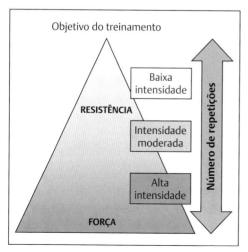

Fig. 3-2. Relação entre objetivo e dose do treinamento, considerando frequência, intensidade e tempo do exercício.[38]

experiência prévia do clínico e das preferências do paciente, é necessário selecionar a melhor literatura disponível sobre a intervenção realizada, de forma a garantir uma atuação profissional eficiente, segura e responsável.

Em se tratando de evidências sobre prescrição e dose de exercícios no contexto da voz, motricidade orofacial e disfagia, é possível encontrar alguns exemplos de programas terapêuticos descritos em pesquisas da literatura, com base no tipo de exercício, frequência, intensidade, repetição e duração do tratamento e contendo metas e objetivos funcionais de acordo com a gravidade do quadro por "condição clínica".

Os Quadros 3-2 e 3-3 apresentam alguns desses estudos, que foram selecionados a partir de uma busca realizada nas bases de dados MEDLINE (PubMed), SCOPUS (Elsevier), EMBASE e COCHRANE, utilizando-se os seguintes descritores: *voice*, *myofunctional therapy*, *dysphagia*, *exercise*, *training*, *dose* e *dosage*. O objetivo não foi realizar uma revisão sistemática propriamente dita, mas selecionar artigos do tipo de "ensaio clínico", publicados na última década, que mencionaram claramente os parâmetros de prescrição dos exercícios e/ou programas de terapia nas áreas da voz e das funções orofaciais.[39-68]

É importante destacar que nem todos os estudos relatam adequadamente todos os componentes do princípio FITT. O tipo de exercício, a frequência e a repetição/tempo do exercício foram relatadas por todos os ensaios clínicos; no entanto, a intensidade foi relatada apenas por 13,3% (n = 4)[63-66] e quanto a esse parâmetro de forma especial, destacam-se a própria inconsistência e limitações acerca da administração desse aspecto em alguns contextos da clínica fonoaudiológica. Por fim, a duração do tratamento no qual o exercício foi inserido também foi relatada por todos os estudos.

A partir desses resultados, observa-se que a inclusão e o relato detalhado de todos os componentes da prescrição de um exercício nos estudos de intervenção em voz, motricidade orofacial e disfagia são imprescindíveis para a interpretação adequada dos resultados de um tratamento e sua consequente implementação na prática clínica.

Adicionalmente, a progressão do treinamento é um último aspecto a ser mencionado. Ela pode ser definida como o "ato de avançar em direção a uma meta específica ao longo do tempo até que o objetivo pretendido seja alcançado."[34] No treinamento muscular, o processo de estímulo-resposta-adaptação ocorre recorrentemente a partir da exposição repetida a determinados estímulos estressores (exercícios), o que resulta em um aumento da capacidade funcional do tecido muscular. Nesse sentido, o objetivo do treinamento é oferecer um estímulo estressor ao organismo, de modo que ocorra uma adaptação a esse estímulo. Assim, dado que o estímulo não é suficiente para sobrecarregar adequadamente o organismo, não haverá adaptação.[10]

Por esse motivo, a progressão do treinamento é um aspecto necessário, embora bastante desafiador. Sabe-se que é impossível melhorar continuamente no mesmo ritmo em um tratamento de longo prazo, contudo, a manipulação adequada das variáveis do programa de treinamento (seleção e ordem dos exercícios, número de séries e repetições, duração do período de descanso, intensidade) pode limitar os platôs naturais do treinamento e, consequentemente, permitir a obtenção de níveis mais elevados de aptidão muscular.[35]

Nesse sentido, em linhas gerais, a progressão é necessária para que novas adaptações neuromusculares e metabólicas sejam provocadas. Para isso, recomenda-se que a progressão envolva, inicialmente, o aumento da frequência, em seguida o aumento da duração e, por último, o aumento da intensidade do exercício, maximizando primeiro a variável anterior antes de aumentar as variáveis subsequentes.[32,34,35]

Quadro 3-2. Exemplos de programas terapêuticos descritos em pesquisas da literatura na área de voz, com base na frequência, repetição, intensidade e duração do tratamento

Autor e ano	População	Objetivo	Exercício	Repetição/ duração do exercício	Frequência/ duração tratamento	Resultado
Moreira FS e Gama ACC, 2017[39]	Mulheres com disfonia, por nódulos em pregas vocais e mulheres sem queixa vocal	Analisar o resultado de um, três, cinco e sete minutos de execução do exercício vocal sopro e som agudo, em mulheres com disfonia por nódulos vocais e em mulheres sem queixa de voz	Exercício de sopro e som agudo	Tempo: 1, 3, 5 e 7 minutos	Única sessão	O exercício melhorou a qualidade vocal do grupo de mulheres disfônicas com nódulos vocais O tempo ideal de prescrição do exercício vocal, sopro e som agudo em mulheres disfônicas foi de 3 minutos
Christmann MK et al., 2017[40]	Professoras disfônicas com e sem afecção laríngea estrutural, do ensino básico e da rede pública	Verificar medidas vocais acústicas, perceptivo-auditivas e videolaringoestroboscópicas em professoras disfônicas de dois grupos de estudo, antes e após um programa de terapia breve intensiva com a técnica *finger kazoo*, comparando-os entre si e com respectivos grupos de controle	Programa de terapia breve intensiva (TBI) com a técnica *finger kazoo*	6 séries de 15 repetições, com intervalo de 1 minuto de repouso passivo (silêncio absoluto), entre cada série	Total: 15 sessões 3 semanas	A TBI com *finger kazoo* beneficiou a voz, o fechamento glótico e a amplitude de vibração da onda mucosa das pregas vocais de professoras disfônicas com e sem afecção laríngea estrutural, sobretudo daquelas sem afecção

(Continua.)

Quadro 3-2. *(Cont.)* Exemplos de programas terapêuticos descritos em pesquisas da literatura na área de voz, com base na frequência, repetição, intensidade e duração do tratamento

Autor e ano	População	Objetivo	Exercício	Repetição/ duração do exercício	Frequência/ duração tratamento	Resultado
Souza RCD, Masson MLV e Araújo TMD, 2017[41]	Professores da rede pública estadual de ensino	Verificar os efeitos do exercício de fonação em canudo comercial na voz de professores	ETVSO: canudo comercial de plástico flexível com 21 cm de tamanho e 1 cm de diâmetro, imerso cerca de 2 a 3 cm a uma garrafa pet de 500 mL com água até a metade; com emissão do som /v:/ ou/vu:/	3 séries de 10 repetições, em fonação confortável, sem tensão e em tom habitual, intervalo de 1 minuto entre as séries	4 semanas	O ETVSO realizado com canudo comercial promoveu melhora na qualidade vocal após as quatro semanas de intervenção e efeitos benéficos autorreferidos
Paes SM e Behlau M, 2017[42]	Mulheres com disfonia comportamental e mulheres vocalmente saudáveis	Verificar o efeito do tempo de realização do exercício de canudo de alta resistência em mulheres com disfonia comportamental e em mulheres vocalmente saudáveis	ETVSO: canudo de alta resistência (canudo de plástico rígido de 8,7 cm de comprimento e 1,5 mm de diâmetro; emissão do **vu**, em frequência e intensidade confortáveis)	Tempo de 7 minutos, com interrupções depois de 1, 3, 5 e 7 minutos	Única sessão	O exercício gerou modificações vocais positivas em mulheres com disfonia comportamental até o 5º minuto de realização, com predomínio de respostas positivas no 3º minuto: menor esforço para falar, aumento do TMF e redução da variabilidade de F0

| Piragibe PC et al., 2020[43] | Mulheres idosas vocalmente saudáveis | Verificar e comparar os efeitos imediatos da técnica de oscilação oral de alta frequência sonorizada (OOAFS) e sopro sonorizado com tubo de ressonância na autopercepção de sintomas vocais/laríngeos e na qualidade vocal de idosas | 1. Técnica de oscilação oral de alta frequência sonorizada (OOAFS) realizada por meio do aparelho New Shaker; 2. Técnica de sopro sonorizado com o tubo de látex de 35 cm de comprimento e 9 mm de diâmetro | Tempo: 3 minutos de execução para as duas técnicas; Duas sessões, uma para cada técnica, com intervalo no mínimo 1 semana e de no máximo 2 semanas | Única sessão | Ambas as técnicas apresentam efeitos semelhantes na autopercepção dos sintomas vocais e laríngeos e qualidade vocal de mulheres idosas, sugerindo que a OOAFS pode ser empregada com segurança na terapia de voz nessa população |
| Gonçalves DMDR et al., 2019[44] | Cantores gospel sem queixa vocal, de ambos os sexos | Investigar o efeito imediato da fonação em tubo de silicone na autoavaliação e na qualidade vocal de cantores gospel | ETVSO: fonação em tubo de silicone LaxVox (de 35 cm de comprimento, 9-12 mm de diâmetro), dentro de uma garrafa pet de 500 mL, com 250 mL de água, submerso em água a 2 cm de profundidade | Tempo: 3 minutos | Única sessão | O exercício promoveu efeito imediato positivo na autoavaliação da voz e do conforto fonatório dos cantores Gospel Não houve diferença na avaliação perceptivo-auditiva pré e pós-exercício em cantores gospel |

(Continua.)

Quadro 3-2. *(Cont.)* Exemplos de programas terapêuticos descritos em pesquisas da literatura na área de Voz, com base na frequência, repetição, intensidade e duração do tratamento

Autor e ano	População	Objetivo	Exercício	Repetição/ duração do exercício	Frequência/ duração tratamento	Resultado
Bane M et al., 2019[45]	Mulheres vocalmente saudáveis	Examinar o efeito da dosagem variável da prática domiciliar de exercício de função vocal (EFV) no alcance de metas de tempo máximo de fonação (TMF) preestabelecidas em indivíduos com voz normal	Protocolo de Exercícios da função vocal (EFVs): conjunto de quatro exercícios que consistem em aquecimento, alongamento, contração e exercício de força e adução de baixo impacto	**Grupo de baixa dosagem:** todos os exercícios 1 repetição cada, 2 vezes ao dia **Grupo de dosagem tradicional:** todos os exercícios 2 repetições cada, 2 vezes ao dia. **Grupo de alta dosagem:** todos os exercícios 4 repetições cada, 2 vezes ao dia	Diariamente durante 6 semanas	O grupo de baixa dosagem parece apresentar uma melhora na voz normal, embora não tenha mudança significativa no TMF O grupo de dosagens tradicional e alta pode produzir ganhos semelhantes com uma pequena vantagem no TMF para o grupo de alta dosagem O grupo de dosagem tradicional parece ter resultado em melhor cumprimento geral das tarefas praticadas

Martinho DH e Constantini AC, 2020[46]	Coristas de ambos os sexos	Observar, pela autopercepção dos sujeitos, os efeitos imediatos de três exercícios de trato vocal semiocluído: a fonação em tubo flexível de látex, *finger kazoo* e fonação com canudo de alta resistência; comparar os resultados da autopercepção entre os grupos com vozes agudas e graves.	ETVSO: 1) Fonação em tubo flexível de látex na água (35 cm de comprimento e 9 mm de diâmetro, execução de um sopro sonorizado); 2) *Finger kazoo* (produção de um sopro sonorizado, com frequência e intensidade habitual); 3) Fonação com canudo de alta resistência (canudo de plástico rígido, 8,7 cm de comprimento e 1,5 mm de diâmetro, emissão de **vu**)	2 séries pelo tempo de 1 minuto, com o intervalo de 5 minutos entre as séries	3 semanas, uma semana para cada tipo de exercício	O tubo de látex foi preferido pelos participantes com vozes graves e classificado como menos benéfico pelos com vozes agudas O canudo de alta resistência foi preferido pelos participantes com vozes agudas e classificado como menos benéfico pelos com vozes graves Todos os exercícios ofereceram efeitos positivos na maioria dos sujeitos
Siqueira ACO *et al.*, 2021[47]	Mulheres com e sem queixa vocal	Avaliar as modificações acústicas e de autopercepção obtidas após o primeiro, terceiro, quinto e sétimo minutos de prática da técnica de oscilação oral de alta frequência sonorizada, realizada com o dispositivo Shaker®	Técnica de oscilação oral de alta frequência sonorizada soprando o bocal do Shaker®, modelo Classic, ao mesmo tempo em que emitiam a vogal/u/, com pitch e loudness habituais	7 minutos: após 1º minuto realizou-se uma pausa, seguido de 2 minutos, depois mais 2 minutos e, por fim, mais 2 minutos	Única sessão	Os resultados apontam melhor autopercepção dos indivíduos associada ao desconforto vocal ao longo do tempo após as execuções do exercício de ETVSO com o uso do Shaker®

(Continua.)

Quadro 3-2. *(Cont.)* Exemplos de programas terapêuticos descritos em pesquisas da literatura na área de Voz, com base na frequência, repetição, intensidade e duração do tratamento

Autor e ano	População	Objetivo	Exercício	Repetição/ duração do exercício	Frequência/ duração tratamento	Resultado
Antonetti AE *et al.*, 2023[48]	Homens e mulheres com disfonia comportamental	Analisar a eficácia do ETVSO-Programa Terapêutico (ETVSO-TP) na qualidade vocal e na autoavaliação, comparando-o com Exercícios de Função Vocal (EFV)	**Grupo do Programa Terapêutico de ETVSO:** 1. Lax Vox (tubo com 35 cm de comprimento, 9 mm de diâmetro); 2. Fonação de canudo de alta resistência (10 cm de comprimento, 3 mm de diâmetro); 3. Mão sobre a boca (oclusão) **Grupo domiciliar:** 1. Sustentaram o TMF da vogal/i/; 2. Glissando ascendentes e descendentes; 3. Fonação sustentada da palavra **ol**	Cada exercício e tarefa fonatória foi realizada por 5 minutos; 35 minutos por sessão **Grupo domiciliar:** Exercícios 2 vezes ao dia	2 sessões por semanas Total: 8 sessões 4 semanas	Os ETVSOs do Programa terapêutico proporcionaram os mesmos efeitos que os EFV Ambos os procedimentos terapêuticos são eficazes na autopercepção da voz ressonante, fadiga vocal e desvantagem vocal Os ETVSOs têm efeitos positivos em pacientes com disfonia comportamental leve

França FP, Almeida AA e Lopes LW, 2022[49]	Mulheres com nódulos vocais e vocalmente saudáveis	Investigar o efeito imediato da vibração sonorizada de língua (VSL), do canudo de alta resistência no ar (CAR) e da sobrearticulação (SA) sobre o espaço vocálico de mulheres vocalmente saudáveis (MVS) e com nódulos vocais (MNV)	1. Vibração sonorizada de língua (VSL) 2. Canudo de alta resistência no ar (CAR) 3. Sobrearticulação (SA)	5 minutos para cada exercício, porém cada participante realizou apenas um dos três exercícios propostos	Única sessão	O exercício de VSL diminui o espaço vocálico em mulheres com nódulos vocais, com redução dos valores de F2 no intervalo das vogais [a]-[i]. O exercício do CAR reduz o espaço vocálico de mulheres vocalmente saudáveis, com diminuição dos valores de F1 nos intervalos [a]-[i] e [i]-[u], e diminuição dos valores de F2 nos intervalos [a]-[u] e [i]-[u]. O exercício de AS não impactou de forma imediata no espaço vocálico

(Continua.)

Quadro 3-2. *(Cont.)* Exemplos de programas terapêuticos descritos em pesquisas da literatura na área de Voz, com base na frequência, repetição, intensidade e duração do tratamento

Autor e ano	População	Objetivo	Exercício	Repetição/duração do exercício	Frequência/duração tratamento	Resultado
Free N *et al.*, 2022[50]	Mulheres com lesões fonotraumáticas nas pregas vocais	Examinar o impacto imediato de 30 minutos de exercícios de voz direcionados nas medidas da função vocal e características das lesões em falantes do sexo feminino com lesões fonotraumáticas nas pregas vocais	1. Fonação com canudo na água (5 mm de diâmetro e 21 mm de comprimento) 2. Fonação com canudo no ar (5 mm de diâmetro e 21 mm de comprimento) 3. Vibração de lábios e língua 4. Sustentação de/z/,/v/, e/ʒ/por 10 segundos; 5. Tempo máximo de fonação sustentado na vogal/i/ 6. Voz Ressonante: zumbido prolongado em/m/5 vezes/m/com vogais 5 vezes; frases com foco em/m/; fala serial (dias da semana, meses e números)	Tempo: 30 minutos por sessão, 5 minutos para cada técnica	Única sessão	Participantes com todos os tipos, tamanhos e flexibilidade de lesão têm o potencial de mudar e melhorar as medidas de voz imediatamente após o exercício Algumas participantes demonstraram melhora imediata em medidas da função vocal, bem como nas características da lesão após o exercício direcionado

| Di Natale, V et al., 2022[51] | Atores profissionais de teatro de ambos os sexos | Investigar os efeitos de um protocolo de aquecimento ETVSO de 10 minutos na voz dos atores | ETVSO: 1. Lax Vox (35 cm de comprimento e 1 cm de diâmetro), com imersão em tubo de 3 cm em água, 20 vocalizações em/u/; 2. Fonação com canudo (10 cm de comprimento e 3 mm de diâmetro), 20 repetições de/u/; 3. Vibrações labiais, 10 repetições; 4. Vibrações de língua, 10 repetições; 5. Zumbidos, 10 repetições | Tempo: 10 minutos | Única sessão | O aquecimento vocal com o protocolo ETVSO foi eficaz na melhora autopercebida no conforto de produção, qualidade vocal e potência |

Legenda: TBI = terapia breve intensiva; ETVSO = Exercício de Trato Vocal Semiocluído; OOAFS = oscilação oral de alta frequência sonorizada; EFV = exercício de função vocal; TMF = tempo máximo de fonação.

Quadro 3-3. Exemplos de programas terapêuticos descritos em pesquisas da literatura na área de funções orofaciais, com base na frequência, repetição, intensidade e duração do tratamento

Autor e ano	População	Objetivo	Exercício	Repetição/ duração do exercício	Frequência/ duração do tratamento	Resultado
Diaferia G et al., 2013[52]	Indivíduos diagnosticados com apneia obstrutiva do sono (AOS)	Avaliar o efeito da terapia fonoaudiológica isolada ou combinada com CPAP na qualidade de vida de pacientes com AOS por meio de três questionários diferentes	Exercícios de resistência muscular localizados para fortalecer o tônus da musculatura da região orofaríngea	Tempo: 20 minutos 3 séries de exercícios 1 vez ao dia	3 meses	Melhora de alguns domínios da QV em pacientes com AOS em comparação aos grupos placebo e CPAP Exercícios focados na região orofaríngea reduzem a colapsabilidade dos **músculos das vias aéreas superiores**, melhoram o reposicionamento da língua durante o sono e melhoram a qualidade do sono em pacientes com AOS moderada
Ieto V et al., 2015[53]	Indivíduos com queixa primária de ronco e diagnóstico recente de Apneia Obstrutiva do Sono (AOS)	Determinar os efeitos dos exercícios orofaríngeos no ronco em pacientes minimamente sintomáticos, com queixa primária de ronco e diagnóstico de ronco primário ou AOS leve à moderada	**Grupo Terapia:** lavagem nasal 3 vezes ao dia seguida de exercícios orofaríngeos **Grupo-Controle:** usar tiras dilatadoras nasais durante o sono, lavagem nasal com solução salina 3 vezes ao dia e realizar exercícios de respiração profunda pelo nariz enquanto está sentado	Duração dos Exercícios: 8 minutos; 3 vezes ao dia.	3 meses	Foi observada a presença de redução significativa da circunferência do pescoço no grupo experimental Índice de Ronco Medido Objetivamente e o Índice de Ronco Total reduziram significativamente no grupo submetido a exercícios orofaríngeos (experimental)

Diaféria G et al., 2017[54]	Homens de 25 a 65 anos com diagnóstico de Síndrome da Apneia Obstrutiva do Sono	Avaliar o efeito da terapia miofuncional na adesão à pressão positiva contínua nas vias aéreas (CPAP)	**Grupos de Intervenção:** 3 × ao dia e 1 × por semana supervisionado; **Placebo:** Alongamento do Pescoço	Duração de cada exercício: 3 minutos; Duração das sessões: 20 minutos; Repetição diária: 3 vezes ao dia; CPAP: no mínimo, 4h de uso por noite.	3 meses	Terapia Miofuncional Isolada ou em Associação ao CPAP proporciona melhoras significativas acerca da sonolência excessiva, ronco e apneia e hipopneia A utilização de exercícios de resistência aumenta o tônus muscular, o reposicionamento dos tecidos moles e o impedimento do colapso dos músculos das VAS
Villa MP et al.,., 2017[55]	Crianças com diagnósticos de distúrbio respiratório do sono (DRS)	Investigar a eficácia da Terapia Miofuncional (TMO) na redução dos sintomas respiratórios em crianças com DRS por meio da modificação do tônus da língua	**Grupo de Terapia Miofuncional (TMO):** 1. Reabilitação da respiração nasal 2. Exercícios de vedação labial e tônus labial 3. Exercícios de postura da língua 4. Lavagem nasal **Grupo sem Terapia Miofuncional (TMO):** lavagem nasal	Grupo TMO: 3 vezes ao dia, de 10 a 20 repetições de cada vez. Todos os pacientes realizaram lavagem nasal 2 vezes ao dia, pela manhã e à noite	Grupo TMO: 2 encontros mensais com um terapeuta miofuncional diariamente em casa durante 2 meses Lavagem nasal: durante 2 meses	A TMO reduziu a respiração oral e hipotonia labial, restaurou a posição normal de repouso da língua e aumentou significativamente a média da língua força, pico de pressão da língua e resistência em crianças com distúrbios respiratórios do sono (DRS). A saturação média de oxigênio aumentou e o índice de dessaturação de oxigênio diminuiu após a TMO

(Continua.)

Quadro 3-3. *(Cont.)* Exemplos de programas terapêuticos descritos em pesquisas da literatura na área de funções orofaciais, com base na frequência, repetição, intensidade e duração do tratamento

Autor e ano	População	Objetivo	Exercício	Repetição/ duração do exercício	Frequência/ duração do tratamento	Resultado
Lee KH et al., 2020[56]	Indivíduos de ambos os sexos, com e que apresentaram um Mini-Exame do Estado Mental para triagem de demência [MMSE-DS] (pontuação ≥24)	Investigar os efeitos de dois tipos de exercício lingual (deglutição de língua e treinamento de resistência à pressão da língua) na força muscular oral, na taxa de fluxo salivar e na saúde bucal de idosos	Treino de Deglutição com Contenção de Língua Treino de Pressão de língua	Treino de Deglutição com Contenção de Língua: repetições diárias (3 vezes ao dia); Treino de Pressão de língua: 30 repetições.	3 vezes na semana 8 semanas	Todos os grupos apresentaram resultados estatisticamente significativos quanto à força anterior de língua O grupo submetido a Treino de Deglutição com Contenção de Língua apresentou aumento significativo da força posterior de língua

Brandão RAFS *et al.*, 2020[57]	Adultos, entre 18 a 60 anos com diagnóstico de DTM segundo a versão brasileira do Research Diagnostic Criteria for Temporomandibular Disorders (RDC)	Comparar as características clínicas de voluntários com disfunção temporomandibular antes e após a realização de exercícios com as de voluntários que seguiram apenas orientações de autocuidado	**Grupo de Intervenção:** orientação de autocuidado e submetidos à terapia proposta (exercícios para alívio da dor e relaxamento das estruturas relacionadas) **Grupo-Controle:** instruções sobre autocuidado	1. Massagem circular no músculo masseter: 5 minutos; 2. Passar a porção anterior e superior da língua ao longo da região de rugosidade palatina e papila alveolar em um movimento de vaivém: 5 minutos; 3. Exercício de abertura e fechamento da boca com a língua tocando a papila alveolar: 20 vezes; 4. Movimento lateral da mandíbula 10 vezes para cada lado.	2 vezes na semana 4 semanas	Os exercícios isotônicos para alívio da dor demonstraram nulidade quanto aos aspectos clínicos na intervenção em voluntários com DTM Algumas mudanças foram encontradas nos voluntários, como a diminuição do deslocamento do disco com redução dos casos na observação diagnóstica, melhora do quadro depressivo e redução da dor

(Continua.)

Quadro 3-3. *(Cont.)* Exemplos de programas terapêuticos descritos em pesquisas da literatura na área de funções orofaciais, com base na frequência, repetição, intensidade e duração do tratamento

Autor e ano	População	Objetivo	Exercício	Repetição/duração do exercício	Frequência/duração do tratamento	Resultado
Souza LG, *et al.*, 2021[58]	Mulheres jovens sem queixa fonoaudiológica	Comparar o efeito, na atividade elétrica dos músculos supra-hióideos, de duas propostas de realização do acoplamento de língua por mulheres jovens	Exercício de acoplamento de língua: acoplar o ápice e o corpo da língua no palato, sustentando a resistência por um determinado período de tempo	**G10:** 3 séries de 10 segundos. **G15:** 3 séries de 15 segundos	Única sessão	Não foram observadas diferenças no desempenho das séries e na avaliação da atividade elétrica dos músculos supra-hióideos entre os grupos; não houve decréscimo da frequência mediana durante a realização das três séries
Takano S, *et al.*, 2021[59]	Adultos idosos portadores de próteses removíveis com edentulismo parcial	Avaliar se exercícios isométricos simples podem manter e melhorar a função oral e as propriedades dos músculos mastigatórios em idosos durante a fase de manutenção do tratamento com prótese removível	**Grupo de Intervenção:** apertamento máximo **Grupo-Controle:** bater nos dentes em uma velocidade arbitrária	**GI:** apertamento máximo por 10 segundos. **GC:** bater nos dentes em velocidade arbitrária por 10 segundos 5 repetições com intervalo de 5 segundos entre cada repetição 2 vezes ao dia	4 semanas	Houve melhora significativa no grupo de intervenção em relação à força oclusal máxima, espessura do músculo masseter durante a contração e em repouso

Alves, ICF e Furquim, RCA, 2017[60]	Indivíduos adultos idosos, identificados com risco para disfagia orofaríngea	Verificar se há melhora funcional do padrão de deglutição em indivíduos identificados com risco para disfagia orofaríngea após quatro semanas da realização de exercícios orofaríngeos específicos com intensidade e duração predeterminados	Protocolo de exercícios com sessões presenciais e continuidade das atividades em ambiente domiciliar	Tempo: 30 minutos por sessão presencial 3 vezes ao dia	1 sessão na semana 4 semanas	Observou-se melhora importante no padrão de deglutição, demonstrada pela escala funcional

(Continua.)

Quadro 3-3. *(Cont.)* Exemplos de programas terapêuticos descritos em pesquisas da literatura na área de funções orofaciais, com base na frequência, repetição, intensidade e duração do tratamento

Autor e ano	População	Objetivo	Exercício	Repetição/ duração do exercício	Frequência/ duração do tratamento	Resultado
Fujiki, R. B. *et al.*, 2019[61]	Idosos saudáveis, de ambos os sexos	Comparar os resultados biomecânicos da deglutição e o esforço percebido, bem como os efeitos do destreinamento do exercício de elevação de cabeça (Shaker) e do exercício de reclinação de cabeça em idosos saudáveis	**Grupo de exercício de elevação de cabeça (Shaker):** realizado em decúbito dorsal, com os ombros tocando o chão: 1. Contração isométrica: 3 levantamentos de cabeça de 1 minuto, com repouso de 1 minuto 2. Contração Isocinética: levantar a cabeça 30 vezes em movimento contínuo sem segurar **Grupo de exercício de reclinação de cabeça:** realizado sentado em um ângulo de 45° com a cabeça sem apoio, e com um travesseiro de 45° na região da lombar 1. Contração isométrica: manter a cabeça reta neste ângulo de 45°, resistindo à gravidade, por 1 min, cada retenção de 1 min foi seguida por um período de descanso de 1 min 2. Contração isocinética: levar a cabeça a um ângulo de 45° e retornar o queixo ao tórax 30 vezes	3 vezes ao dia (realizado em casa)	6 semanas	Adultos idosos saudáveis produziram ganhos semelhantes e efeitos de destreinamento nos resultados biomecânicos da deglutição, quando realizaram os exercícios de elevação de cabeça (Shaker) e inclinação de cabeça O exercício de inclinação de cabeça exigiu significativamente menos esforço. Esses achados sugerem que o exercício de inclinação de cabeça é mais fácil de realizar em idosos saudáveis

Hsiang CC *et al.*, 2019[62]	Indivíduos com câncer oral e orofaríngeo submetidos à ressecção do tumor, esvaziamento cervical e reconstrução	Determinar o efeito do exercício oral, além dos cuidados gerais padrão e aconselhamento dietético na fisiologia da deglutição	**Grupo 1:** Exercícios de amplitude de movimento dos lábios, mandíbula e língua **Grupo 2:** Exercícios de resistência para a língua **Grupo-controle:** recebeu instruções quanto aos cuidados padrão, posições adequadas de deglutição e texturas adequadas dos alimentos	Os exercícios foram repetidos 10 vezes em uma sessão 3 sessões ao dia	12 semanas	Os pacientes que realizaram exercícios orais pós-operatórios adicionais demonstraram melhora significativa nos escores da escala de penetração-aspiração de Rosenbek e redução nos resíduos orais e faríngeos. Maiores melhorias nos resíduos orais e faríngeos foram observadas com bolos mais espessos
Park HS *et al.*, 2019[63]	Pacientes com disfagia orofaríngea após AVC	Investigar os efeitos do treinamento de deglutição com esforço na força da língua e na função de deglutição em pacientes com AVC	**Grupo experimental:** treinamento de deglutição com esforço (empurrar a língua firmemente no palato, enquanto apertar os músculos do pescoço e engolir com a maior força possível) **Grupo-controle:** deglutição de saliva	O treino de deglutição com esforço foi realizado 10 vezes por sessão Tempo: 30 minutos ao dia 3 sessões ao dia	5 sessões por semana Total: 20 sessões 4 semanas	O grupo experimental apresentou maiores melhorias na força anterior e posterior da língua e maior melhora nas fases orais da Escala Videofluoroscópica de Disfagia

(Continua.)

Quadro 3-3. *(Cont.)* Exemplos de programas terapêuticos descritos em pesquisas da literatura na área de funções orofaciais, com base na frequência, repetição, intensidade e duração do tratamento

Autor e ano	População	Objetivo	Exercício	Repetição/ duração do exercício	Frequência/ duração do tratamento	Resultado
Park JW, Hong HJ, Nam K, 2020[64]	Adultos saudáveis	Comparar três exercícios diferentes para disfagia para ver se eles têm efeitos na força da língua	**G1:** exercícios isométricos (pressão de língua) usando o Iowa Oral Performance Instrument (IOPI) (modelo 2.1; IOPI Medical LLC, Carnation, WA, EUA **G2:** deglutição forçada de 5 mL de água **G3:** deglutição com 5 mL de deglutição de água na postura de queixo para baixo	G1: 24 minutos G2: 30 minutos G3: 30 minutos 1 vez ao dia	3 sessões por semana Total: 12 sessões 4 semanas	As medidas de força da língua aumentaram significativamente em todos os grupos Todos os exercícios de fortalecimento da língua tiveram bons efeitos na melhora da função de deglutição
Van den Steen L *et al.*, 2021[65]	Adultos idosos saudáveis, de ambos os sexos	Determinar os efeitos do treinamento e do destreinamento do fortalecimento de língua com frequências de exercício de respectivamente 3 e 5 vezes por semana nas pressões isométricas máximas anteriores e posteriores da língua e na força anterior e posterior da língua durante uma deglutição de saliva com esforço	**Grupo experimental 3 e Grupo experimental 5:** treinamento de fortalecimento de língua com o *Iowa Oral Performance Instrument* versão 2.3 (IOPI Medical LCC, Redmond, WA, EUA)	Sessão de treinamento: 24 séries de 5 repetições com 30 segundos de descanso após cada série e com o nível-alvo estabelecido em 80% de 1RM	Grupo EX3: 3 vezes na semana Grupo EX5: 5 vezes na semana 8 semanas	Aumentos significativos nas pressões máximas isométricas anteriores e posteriores da língua e na força de língua anterior e posterior durante um esforço de deglutição de saliva foram medidos para treinamento 3 e 5 vezes por semana. Nenhuma diferença significativa foi encontrada entre os grupos

Lin CH et al., 2021[66]	Adultos saudáveis.	Examinar o efeito do treinamento de resistência da língua ao palato na força anterior e posterior da língua, conduzindo um estudo prospectivo, randomizado e de alocação paralela	**Grupo experimental:** treinamento de resistência língua-palato, comprimindo um bulbo cheio de ar entre a língua e o palato duro **Grupo-controle:** atividades diárias habituais	Tempo: 30 minutos por sessão	5 sessões por semana Total: 40 sessões 8 semanas	O grupo experimental demonstrou mais melhorias tanto na força da língua anterior quanto na força da língua posterior. Os efeitos positivos da intervenção na força da língua apareceram em 8 semanas para a região anterior e 2 semanas para a região posterior
Turra GS et al., 2021[67]	Adultos pós-intubação orotraqueal acima de 48 horas com disfagia orofaríngea	Verificar a eficácia da fonoterapia no retorno precoce da via oral em pacientes com disfagia pós-intubação orotraqueal	**Grupo tratado:** 1. Planejamento terapêutico individual 2. Estratégias compensatórias 3. Ajuste de fatores ambientais 4. Estratégias terapêuticas: resposta de deglutição e dieta por via oral, estratégias de proteção das vias aéreas e manobras de limpeza glótica, exercícios motores e de coordenação **Grupo-Controle:** terapia placebo: não receberam os procedimentos fonoaudiológicos propostos	3 séries de 10 repetições Tempo: 30 minutos para o grupo tratado 1 vez ao dia	Máximo de 10 dias	Foi identificado melhora da disfagia orofaríngea, com retorno precoce e seguro da ingesta oral, em pacientes internados em UTI com disfagia pós-intubação orotraqueal, comparando os períodos antes e depois da intervenção fonoaudiológica

(Continua.)

Quadro 3-3. (Cont.) Exemplos de programas terapêuticos descritos em pesquisas da literatura na área de funções orofaciais, com base na frequência, repetição, intensidade e duração do tratamento

Autor e ano	População	Objetivo	Exercício	Repetição/duração do exercício	Frequência/duração do tratamento	Resultado
Diaféria G et al., 2022[68]	Indivíduos com ataxia espinocerebelar tipo 3 (AEC3), de ambos os sexos	Avaliar o impacto de um programa de reabilitação fonoaudiológica na qualidade de vida de pacientes com ataxia espinocerebelar tipo 3	**Grupo de intervenção:** programa de terapia miofuncional orofacial e vocal (A-TMOV), o programa enfoca a reabilitação da fala e envolve resistência muscular orofaríngea e exercícios vocais para melhorar a tonicidade muscular, mobilidade, controle postural e função dos tecidos moles (palato mole, músculos constritores da faringe, músculos supra-hióideos, ponta e raiz da língua, bochechas e lábios) **Grupo-controle:** não houve intervenção	Grupo de Intervenção: 20 minutos 3 vezes ao dia em casa	1 vez por semana com terapeuta Total: 12 sessões 3 meses	Houve mudanças significativas na qualidade de vida no Grupo de Intervenção em comparação ao Grupo-Controle. A terapia ajuda a melhorar a dificuldade de deglutição e a disartria, além de melhora na voz

Legenda: AOS = Apneia Obstrutiva do Sono; CPAP = Continuous Positive Airway Pressure; VAS = vias aéreas superiores; QV = qualidade de vida; DRS = Distúrbio respiratório do Sono; TMO = Terapia Miofuncional; DTM = distúrbio temporomandibular; AVC = acidente vascular cerebral; IOPI = Iowa Oral Performance Instrument; AEC3 = ataxia espinocerebelar tipo 3.

CAPÍTULO 3 ▪ PRESCRIÇÃO E DOSAGEM DE EXERCÍCIOS EM VOZ E FUNÇÕES OROFACIAIS **67**

Quadro 3-4. Estratégias para a prescrição de exercícios administrados nas intervenções em voz e funções orofaciais[11]

- Considerar criteriosamente os alvos da intervenção e a hierarquia de prioridades para o plano de tratamento
- Observar e registrar o grau ou a intensidade do comprometimento apresentado pelo paciente; observar se a condição apresentada é aguda ou crônica, pois isso pode determinar a manipulação do ingrediente a ser ministrado
- Selecionar métodos, técnicas, exercícios com efeitos cientificamente reconhecidos para os alvos estabelecidos
- Demonstrar a execução clara e apropriada do exercício (movimentos corretos *vs.* movimentos incorretos); pedir ao paciente para que imite o exercício
- Se for apropriado ou realizável, guiar o paciente para o exercício desejado com comandos verbais, apoio tátil, proprioceptivo e visual
- Usar comandos verbais e escritos preferencialmente positivos, claros e concisos; se necessário ou aplicável, complementar a prescrição com desenhos/ilustrações
- Usar estratégias para garantir a execução adequada do exercício prescrito
- Pedir ao paciente que execute o exercício, enquanto o terapeuta supervisiona atentamente e faz comentários pertinentes (fazer comentários específicos, relacionados com a ação, e não comentários gerais não descritivos)
- Selecionar doses (frequência, intensidade, duração, repetições, séries) para cada intervenção, preferencialmente recomendadas em ensaios clínicos disponíveis na literatura, para o alvo estabelecido; estar atento aos níveis de conforto e preferências sobre a conduta por parte do paciente
- Estabelecer um padrão para intervalos de descanso predeterminados
- Monitorar o resultado da dose selecionada a partir de testes específicos; reajuste a dose sempre que houver piora do parâmetro avaliado; considere a progressão gradual da dose para maximização dos ganhos
- Respeitar os limites pessoais do paciente e terapêuticos do caso clínico

Por fim, é importante destacar que a recomendação adequada sobre os exercícios selecionados é fundamental para uma boa prescrição. O alcance do alvo estabelecido requer atenção à execução adequada do exercício, pois mesmo que o ingrediente seja selecionado corretamente, sua má execução pode influenciar negativamente o mecanismo de ação que se deseja acionar. Dessa forma, o olhar atento do clínico sobre o exercício realizado pelo paciente e a ministração de todas as orientações necessárias para a execução correta da prescrição são requisitos fundamentais nesse processo.

O Quadro 3-4 sumariza uma série de estratégias a serem consideradas para uma melhor prescrição de exercícios no contexto das intervenções em voz e funções orofaciais.

CONSIDERAÇÕES FINAIS

Estabelecer diretrizes ideais para a prescrição e dosagem de exercícios em voz e funções orofaciais nas intervenções fonoaudiológicas é um desafio crucial que nossa área enfrenta, com o objetivo de garantir que os pacientes recebam tratamentos eficazes e personalizados. Precisamos identificar os ingredientes ideais das intervenções fonoterápicas. Isso significa examinar minuciosamente quais técnicas e abordagens terapêuticas que empregamos têm o melhor impacto funcional e, consequentemente, melhores resultados no tratamento. Essa análise detalhada nos permitirá direcionar nossos esforços para os aspectos mais eficazes da intervenção, otimizando assim os benefícios para os pacientes.

É essencial explorar o efeito de diferentes combinações de prescrição nas intervenções. Isso envolve considerar elementos, como a frequência dos exercícios, intensidade, tempo (duração), tipo, repetições, séries, padrão (intervalos de descanso) e progressão. O raciocínio clínico do terapeuta necessita envolver um estudo cuidadoso para determinar como ajustar todos estes elementos com as necessidades de cada quadro clínico.

Para estabelecer diretrizes ideais de prescrição e dosagem dos exercícios nas intervenções em Fonoaudiologia, é fundamental o desenvolvimento de pesquisas que avaliem os ingredientes eficazes das intervenções, definindo seus mecanismos de ação e alvos terapêuticos. Pesquisas que explorem como a dose e a intensidade afetam os resultados do tratamento, e encontrem maneiras práticas de implementar essas diretrizes no ambiente clínico. Ao fazer isso, podemos garantir que os pacientes recebam o tratamento mais eficaz e personalizado possível, melhorando sua qualidade de vida e comunicação de maneira significativa.

As diretrizes apontadas neste capítulo devem ser utilizadas como guia de orientação geral para os raciocínios clínico e científico no processo de tomada de decisão sobre a prescrição de exercícios na clínica fonoaudiológica. Para a interpretação adequada do conteúdo aqui exposto, recomenda-se que as devidas particularidades relacionadas aos aspectos anatomofisiológicos e princípios de intervenção nas áreas Voz, Motricidade orofacial e Disfagia sejam criteriosamente observadas e respeitadas.

REFERÊNCIAS BIBLIOGRÁFICAS

1. Gutenbrunner C, Nugraha B. Decision-Making in Evidence-Based Practice in Rehabilitation Medicine: Proposing a Fourth Factor. Am J Phys Med Rehabil [Internet]. 2020;99(5):436-40.
2. Krekeler BN, Rowe LM, Connor NP. Dose in Exercise-Based Dysphagia Therapies: A Scoping Review. Dysphagia [Internet]. 2021;36(1):1-32.
3. Langmore SE, Pisegna JM. Efficacy of exercises to rehabilitate dysphagia: A critique of the literature. Int J Speech Lang Pathol [Internet]. 2015;17(3):222-9.
4. Kaplan RM, Frosch DL. Decision making in medicine and health care. Annu Rev Clin Psychol [Internet]. 2005;1:525-56.
5. Behlau M, Madazio G, Feijo D. Terapia breve intensiva nos diferentes distúrbios da voz. In: Lopes L, Moreti F, Ribeiro LL, Pereira EC, eds. Fundamentos e Atualidades em Voz Clínica. Rio de Janeiro: Thieme-Revinter; 2019.
6. Gartner-Schimidt JL, Roth DF, Zullo TG, et al. Quantifying compo- nent parts of indirect and direct voice therapy related to different voice disorders. J Voice [Internet]. 2013;27:210-6.
7. Desjardins M, Halstead L, Cooke M, Bonilha HS. A Systematic Review of Voice Therapy: What Effectiveness Really Implies. J Voice [Internet]. 2017;31(3):392.e13-392.e32.
8. Torres GMX, César CPHAR. Physiology of exercise in orofacial motricity: knowledge about the issue. Rev CEFAC [Internet]. 2019;21(1):e14318.
9. Carneiro, D. Prescrição De Exercício Físico: A Sua Inclusão Na Consulta. Revista Portuguesa De Clínica Geral [Internet]. 2011;27(5):470-79.
10. Brooks GA, Fahey TD, Baldwin KM. Fisiologia do exercício: bioenergética humana e suas aplicações. 4. ed. São Paulo: Phorte; 2013.
11. Kisner C, Colby LA. Exercícios terapêuticos. Barueri: Manole; 2004.
12. Ramos LA, Gama ACC. Effect of Performance Time of the Semi-Occluded Vocal Tract Exercises in Dysphonic Children. Journal of Voice [Internet]. 2017;31(3):329-35.
13. Paes SM, Behlau M. Efeito do tempo de realização do exercício de canudo de alta resistência em mulheres disfônicas e não disfônicas. CoDAS [Internet]. 2017;29(1):e20160048.
14. Saxon KG, Berry SL. Vocal exercise physiology: same principles, new training paradigms. J Singing [Internet]. 2009;66(1):51-7.
15. Fleck SJ, Kraemer WJ. Fundamentos do treinamento de força muscular. São Paulo: Artmed; 2006.

CAPÍTULO 3 ▪ PRESCRIÇÃO E DOSAGEM DE EXERCÍCIOS EM VOZ E FUNÇÕES OROFACIAIS **69**

16. McArdle WD, Katch FI, Katch VL. Fisiologia do exercício. Energia, nutrição e desempenho humano. 5. ed. Rio de Janeiro: Guanabara Koogan; 2003.
17. Burkhead LM, Sapienza CM, Rosenbek JC. Strength-training exercise in dysphagia rehabilitation: principles, procedures, and directions for future research. Dysphagia [Internet].2007;22(3):251-65.
18. Cattaneo L, Pavesi G. The facial motor system. Neuroscience and biobehavioral reviews [Internet]. 2014;38:135-59.
19. Johnson AM, Sandage MJ. Exercise Science and the Vocalist. J Voice [Internet]. 2021;35(3):376-85.
20. Powers SK, Howley ET. Fisiologia do exercício: teoria e aplicação ao condicionamento e ao desempenho. [Tradução Marcos Ikeda]. 8. ed. Barueri: Manole; 2014.
21. Hoffman J. Physiological aspects of sport training and performance. Champaign, IL: Human Kinetics; 2002.
22. Sandage MJ, Audrey GS. Muscle Bioenergetic Considerations for Intrinsic Laryngeal Skeletal Muscle Physiology. J Speech Language Hearing Res. 2017;60(5):1254-63.
23. Clark H. Clinical Decision Making and Oral Motor Treatments. ASHA Leader [Internet]. 2005;10(8):8-35.
24. Silverthorn DU. Fisiologia humana: uma abordagem integrada. 2. ed. São Paulo: Manole; 2003.
25. Rahal A. Fisiologia do exercício. In: Busanello-Stella AR, Stefani FM, Gomes E, Silva HJ, Tessitore A, Motta AR, Cunha DA, Berretin-Felix G, Marchesan IQ. (Org.). Evidências e Perspectivas em Motricidade Orofacial. 1. ed: Pulso; 2018;1:113-120.
26. Van Stan JH, Whyte J, Duffy JR, et al. Rehabilitation Treatment Specification System: Methodology to Identify and Describe Unique Targets and Ingredients. Arch Phys Med Rehabil [Internet]. 2021;102(3):521-31.
27. Hart T, Tsaousides T, Zanca JM, et al. Toward a theory-driven classification of rehabilitation treatments. Arch Phys Med Rehabil [Internet]. 2014;95(1):S33-44.
28. Helou LB, Gartner-Schmidt JL, Hapner ER, et al. Mapping Meta-Therapy in Voice Interventions onto the Rehabilitation Treatment Specification System. Semin Speech Lang [Internet]. 2021;42(1):005-018.
29. Van Stan JH, Roy N, Awan S, et al. A taxonomy of voice therapy. Am J Speech Lang Pathol [Internet]. 2015;24(2):101-25.
30. Whyte J, Dijkers MP, Van Stan JH, Hart T. Specifying What We Study and Implement in Rehabilitation: Comments on the Reporting of Clinical Research. Arch Phys Med Rehabil [Internet]. 2018;99(7):1433-5.
31. Ferguson B. ACSM's Guidelines for Exercise Testing and Prescription 9th Ed. 2014. J Can Chiropr Assoc [Internet]. 2014;58(3):328.
32. Hong Kong. Central Health Education Unit, Department of Health. Exercise Prescription Doctor's Handbook. Centre for Health Protection, Hong Kong; [Internet]. 2012.
33. Billinger SA, Boyne P, Coughenour E, et al. Does Aerobic Exercise and the FITT Principle Fit into Stroke Recovery?. Curr Neurol Neurosci Rep [Internet]. 2015;15(2):519-519.
34. Ratamess NA, Alvar BA, Evetoch TK, et al. Progression models in resistance training for healthy adults. Med Sci Sports Exerc [Internet]. 2009;41(3):687-708.
35. Kraemer WJ, Adams K, Cafarelli E, et al. Progression models in resistance training for healthy adults. Med Sci Sports Exerc [Internet]. 2002;34(2):364-80.
36. Marchese MR, Proietti I, Longobardi Y, et al. Multidimensional Voice Assessment after Lee Silverman Voice Therapy (LSVT®) in Parkinson's Disease. Acta otorhino-laryngologica italica [Internet]. 2022;42(4):348-54.
37. Sund LT, Cameron B, Johns MM, et al. Laryngologists' Reported Decision-Making in Presbyphonia Treatment.J Voice [Internet]. 2021.
38. Williams MA, Haskell WL, Ades PA, et al. Resistance exercise in individuals with and without cardiovascular disease: 2007 update: a scientific statement from the American Heart Association Council on Clinical Cardiology and Council on Nutrition, Physical Activity, and Metabolism. Circulation [Internet]. 2007;116(5):572-84.

39. Moreira FS, Gama ACC. Effect of performance time of the high-pitched blowing vocal exercise in the voice of women. CoDAS [Internet]. 2017;29(1):e20160005.
40. Christmann MK, Cielo CA, Scapini F, et al. Controlled and randomized clinical trial of intensive short-term voice therapy with finger kazzo technique in teachers. Audiol, Commun Res [Internet]. 2017;22:e1791.
41. Souza RC, Masson MLV, Araújo TM. Effects of the exercise of the semi-occluded vocal tract with a commercial straw in the teachers' voice. Rev CEFAC [Internet]. 2017;19(3):360-70.
42. Paes SM, Behlau M. Dosage dependent effect of high-resistance straw exercise in dysphonic and non-dysphonic women. CoDAS [Internet]. 2017;29(1):e20160048.
43. Piragibe PC, Silverio KCA, Dassie-Leite AP, et al. Comparison of the Immediate Effect of Voiced Oral High-frequency Oscillation and Flow Phonation with Resonance Tube in Vocally-healthy Elderly Women. CoDAS [Internet]. 2020;32(4):e20190074.
44. Gonçalves DMR, Odagima RKY, Vaiano TCG, et al. Immediate Effect of Phonation into Silicone Tube on Gospel Singers. CoDAS [Internet]. 2019;31(6):e20180117.
45. Bane M, Angadi V, Dressler E, et al. Vocal function exercises for normal voice: The effects of varying dosage. International Journal of Speech-Language Pathology [Internet]. 2019;21:37-45.
46. Martinho DHC, Constantini AC. Immediate Effects of Semi-occluded Vocal Tract Exercises in Low and High Voices: A Self-perception Study. CoDAS [Internet]. 2020;32(5):e20190079.
47. Siqueira ACO, Santos NEP, Souza BO, et al. Immediate Vocal Effects Produced by the Shaker® Device in Women with and without Vocal Complaints. CoDAS [Internet]. 2021;33(3):e20200155.
48. Antonetti AES, Vitor JS, Guzmán M, et al. Efficacy of a Semi-Occluded Vocal Tract Exercises-Therapeutic Program in Behavioral Dysphonia: A Randomized and Blinded Clinical Trial. J Voice [Internet]. 2023;37(2):215-25.
49. França FP, Almeida AA, Lopes LW. Immediate Effect of Different Exercises in the Vocal Space of Women with and without Vocal Nodules. CoDAS [Internet]. 2022;34(5):e20210157.
50. Free N, Stemple JC, Smith JA, Phyland DJ. The Immediate Impact of Targeted Exercises on Voice Characteristics in Female Speakers With Phonotraumatic Vocal Fold Lesions. J Voice [Internet]. 2022.
51. Di Natale V, Cantarella G, Manfredi C, et al. Semioccluded Vocal Tract Exercises Improve Self-Perceived Voice Quality in Healthy Actors. J Voice [Internet]. 2022;36(4):584-584.e14.
52. Diaféria G, Badke L, Santos-Silva R, et al. Effect of speech therapy as adjunct treatment to continuous positive airway pressure on the quality of life of patients with obstructive sleep apnea. Sleep Med [Internet]. 2013;14(7):628-35.
53. Ieto V, Kayamori F, Montes MI, et al. Effects of oropharyngeal exercises on snoring: a randomized trial. Chest [Internet]. 2015;148(3):683-91.
54. Diaféria G, Santos-Silva R, Truksinas E, et al. Myofunctional therapy improves adherence to continuous positive airway pressure treatment. Sleep Breath [Internet]. 2017;21(2):387-95.
55. Villa MP, Evangelisti M, Martella S, et al. Can myofunctional therapy increase tongue tone and reduce symptoms in children with sleep-disordered breathing? Sleep Breath [Internet]. 2017;21(4):1025-32.
56. Lee K-H, Jung E-S, Choi Y-Y. Effects of lingual exercises on oral muscle strength and salivary flow rate in elderly adults: a randomized clinical trial. Geriatr Gerontol Int [Internet]. 2020;20(7):697-703.
57. Brandão RAFS, Mendes CMC, Brandão RAF, Sena EP. Isotonic Exercises and Relaxing Techniques in Individuals with Temporomandibular Dysfunction. Cranio, [Internet]. 2022;40(3):199-206.
58. Souza LG, Figueiredo RL, Gómez YPS, et al. Tongue coupling as a therapeutic strategy: electromyographic analysis of different training approaches. Rev CEFAC [Internet]. 2021;23(5):e13120.
59. Takano S, Yamaguchi K, Nakagawa K, et al. Effect of Isometric Exercises on the Masseter Muscle in Older Adults with Missing Dentition: A Randomized Controlled Trial. Scientific reports [Internet]. 2021;11(1):7285-7285.

CAPÍTULO 3 ▪ PRESCRIÇÃO E DOSAGEM DE EXERCÍCIOS EM VOZ E FUNÇÕES OROFACIAIS **71**

60. Alves ICF, Andrade CRF. Functional change in the pattern of swallowing through the realization of orofacial exercises. CoDAS [Internet]. 2017;29(3):e20160088.
61. Fujiki RB, Oliver AJ, Malandraki JB, et al. The Recline and Head Lift Exercises: A Randomized Clinical Trial Comparing Biomechanical Swallowing Outcomes and Perceived Effort in Healthy Older Adults. Journal of speech, language, and hearing research [Internet]. 2019;62(3):631.
62. Hsiang C-C, Chen AW-G, Chen C-H, Chen, M-K. Early Postoperative Oral Exercise Improves Swallowing Function Among Patients With Oral Cavity Cancer: A Randomized Controlled Trial. Ear, nose, & throat journal [Internet]. 2019;98(6):E73-E80.
63. Park H-S, Oh D-H, Yoon T, Park J-S. Effect of Effortful Swallowing Training on Tongue Strength and Oropharyngeal Swallowing Function in Stroke Patients with Dysphagia: A Double-blind, Randomized Controlled Trial. International journal of language & communication disorders [Internet]. 2019;54(3):479-84.
64. Park J-W, Hong H-J, Nam K. Comparison of Three Exercises on Increasing Tongue Strength in Healthy Young Adults. Archives of oral biology [Internet]. 2020;111:104636-104636.
65. Van den Steen L, Bodt M, Guns C, et al. Tongue-Strengthening Exercises in Healthy Older Adults: Effect of Exercise Frequency – A Randomized Trial. Folia phoniatrica et logopaedica [Internet]. 2021;73(2):109-16.
66. Lin C-H, Chung S-Y, Lin C-T, Hwu Y-J. Effect of Tongue-to-palate Resistance Training on Tongue Strength in Healthy Adults. Auris, nasus, larynx [Internet]. 2021;48(1):116-23.
67. Turra GS, Schwartz IVD, Almeida ST, et al. Efficacy of speech therapy in post-intubation patients with oropharyngeal dysphagia: a randomized controlled trial. CoDAS [Internet]. 2021;33(2):e20190246.
68. Diaféria G, Bommarito S, Braga PN, et al. Effect of Speech Therapy on Quality of Life in Patients with Spinocerebelar Ataxia Type 3. Arquivos de neuropsiquiatria [Internet]. 2022;80(10):1017-25.

Parte II

INTERVENÇÃO FONOAUDIOLÓGICA EM FUNÇÕES OROFACIAIS

FUNDAMENTOS DA BIOMECÂNICA DA DEGLUTIÇÃO NA REABILITAÇÃO DAS DISFAGIAS OROFARÍNGEAS NEUROGÊNICAS

CAPÍTULO 4

Hipólito Magalhães ▪ Laressa Cardoso Barbosa
Stefane Maria de Lima Campos ▪ Karoline Vasconcelos Bezerra Veras
Desiré Dominique Diniz de Magalhães
Leandro de Araújo Pernambuco

OBJETIVOS DE APRENDIZAGEM

- Aprimorar os conhecimentos sobre a biomecânica da deglutição em suas fases oral e faríngea;
- Analisar os procedimentos de intervenção em disfagia orofaríngea neurogênica com base nas técnicas e manobras mais eficientes para intervir nos transtornos das fases oral e faríngea da deglutição;
- Avaliar o efeito das técnicas e manobras de intervenção fonoaudiológica para promoção de uma melhor eficiência e segurança da deglutição voltadas para os momentos que envolvem o contexto da alimentação em pessoas com disfagia orofaríngea neurogênica.

INTRODUÇÃO

A biomecânica da deglutição envolve o processo pelo qual as estruturas do sistema estomatognático são mobilizadas para favorecerem um movimento sincronicamente sequencial para levar o bolo alimentar da cavidade oral ao estômago, bem como favorecer a adequada limpeza dos resíduos e secreções na câmara orofaríngea. Esses fenômenos biomecânicos podem ser avaliados diretamente por meio da manometria,[1] da videoendoscopia da deglutição[2] da transdução do jogo pressórico labial e intraoral[3] e da videofluoroscopia da deglutição, que auxilia a visualizar as interações entre estruturas, como: língua, hioide, laringe, faringe e transição faringoesofágica durante o trânsito orofaringolaríngeo.[4]

Como cada quadro disfágico de ordem neurogênica tem diferentes padrões fenotípicos,[5] o conhecimento do clínico de como se comporta a biomecânica das estruturas ósseas e musculares orofaringolaríngeas faz-se imprescindível por meio da avaliação fonoaudiológica e instrumental para que seja realizado um levantamento das hipóteses funcionais de como está a sequência de contrações, propulsões, mobilizações e constrições musculares sinérgicas e sincrônicas, de acordo com a doença de base e resultados encontrados pós-avaliações, pois isso favorece o planejamento sobre o que precisa ser ajustado na biomecânica da deglutição, no gerenciamento de manobras posturais, das consistências seguras e da seleção de condutas de condicionamento neuromuscular para um processo terapêutico eficaz e promissor ao ganho na qualidade de vida.[6-8]

Nessa perspectiva, os diversos recursos instrumentais têm sido desenvolvidos no sentido de complementar a avaliação da biomecânica da deglutição. Como exemplos, temos, em relação à estrutura lingual, que a articulografia eletromagnética juntamente com a videofluoroscopia da deglutição e a transdução da pressão lingual vêm confirmar a associação entre a biomecânica dos movimentos linguais e a fisiologia da deglutição em pacientes com esclerose lateral amiotrófica,[9,10] com base nos parâmetros de velocidade e amplitude dos movimentos linguais, em que a musculatura da língua é um importante biomarcador na fisiologia e segurança da deglutição,[9] para identificar e predizer uma possível alteração na pressão de língua que pode levantar a hipótese de um provável distúrbio bulbar antes mesmo de o paciente estar disfágico.[10]

Outro biomarcador é o osso hioide, na perspectiva de examinar, na avaliação videofluoroscópica, os aspectos temporais e espaciais durante a excursão hiolaríngea no momento da deglutição, em sua magnitude, duração e velocidade, tanto para identificar o quadro disfágico, como para constatar a eficácia da intervenção fonoaudiológica, por meio da observação de melhora nessa cinemática na deglutição de líquidos sem ou com espessamento.[11]

Nesse cenário, as pesquisas têm evoluído cada vez mais em seus recursos instrumentais na busca de obter respostas que auxiliem não somente na avaliação da disfagia, mas também em como escolher as técnicas mais eficientes com repercussão fisiológica para um melhor ajuste neuromuscular e postural do indivíduo a fim de propiciar uma deglutição mais eficiente e segura. Atualmente, é possível, por exemplo, investigar a cinemática da deglutição por meio da aplicação de recursos de avaliação tridimensionais, via varredura em PETScan durante a deglutição de volumes predeterminados em que se faz a aplicação de uma manobra.[12]

Diante dessas reflexões, esse capítulo pretende favorecer o reconhecimento da biomecânica da deglutição como critério fundamental para selecionar e gerenciar as melhores condutas a serem contempladas em um planejamento terapêutico fonoaudiológico singular para pessoas com disfagia orofaríngea neurogênica.

BIOMECÂNICA DA FASE ORAL

A fase preparatória oral da deglutição se inicia assim que o alimento é captado pelos lábios e finaliza com a organização e aposição do alimento contra o palato. Este processo é constituído por cinco eventos, sendo estes:

1. Vedamento labial, para evitar o escape anterior do conteúdo;
2. Tensão na musculatura de bochechas e lábios suficiente para manter a pressão nas comissuras labiais, para que o alimento não escape pelas comissuras;
3. Movimentos cíclicos e coordenados da mandíbula para a mastigação;
4. Movimento lateral da língua para capturar os alimentos nos dentes, misturar com a saliva e mover novamente para os dentes;
5. Tração do palato mole para a frente, mantendo o alimento na cavidade oral, com participação importante da musculatura da língua, que direciona o alimento entre os dentes, por meio dos movimentos coordenados da mandíbula e mantido nas superfícies oclusais pelas bochechas[13] para ser triturado e misturado à saliva.[14]

Contudo, essa cadeia de ações acontece quando o alimento tem consistência e textura que precisa ser mastigado, pois quando deglutimos líquidos, a fase preparatória logo dá seguimento para a oral propriamente dita, que recruta, predominantemente, as estruturas orais para organizar e posicionar o bolo alimentar sobre a superfície da língua que entra em contato com o palato duro, ao comprimir e propulsioná-lo em direção à orofaringe.[13] Nesse movimento do bolo, a base da língua é tracionada anterior e inferiormente, para gerar espaço para o *bolus* seguir posteriormente em direção ao palato mole, que se eleva para abrir o esfíncter glossopalatal, permitindo que o alimento entre na orofaringe.[15] Caso haja um vedamento labial imperfeito desse processo, durante o preparo e organização do bolo, pode ocorrer o escape oral anterior, e se houver falhas no rebaixamento do palato mole e elevação de base de língua ou posterior durante essas fases, é possível acontecer o escape posterior ao deixar o alimento passar para a faringe antes de se iniciar a resposta faríngea de deglutição.[16,17]

Dentre essas primeiras reflexões, observamos que cada estrutura envolvida, tanto da fase preparatória, como oral propriamente dita, desempenha um papel essencial para o movimento coordenado da deglutição, e qualquer alteração morfológica ou funcional desse mecanismo pode comprometer sua eficiência e segurança e ocasionar um quadro disfágico. Refletir sobre os achados clínicos contribui no melhor planejamento da intervenção fonoaudiológica, na seleção de condutas de compensação, ajuste postural de cabeça e/ou de condicionamento neuromuscular.

Para auxiliar o raciocínio clínico, desenvolvemos um levantamento sobre achados da fase oral identificados durante as avaliações clínica e instrumental da deglutição de pessoas com disfagia neurogênica, seguido sobre as suas relações com a fisiologia da deglutição e possíveis alternativas de intervenção com base nas evidências que existem para essa população (Quadro 4-1). Portanto, deve ser considerado que incluir essas condutas no planejamento terapêutico exige reflexões sobre a tomada de decisão, que sempre deve contemplar as particularidades de cada caso.

Quadro 4-1. Estratégias de intervenção, de acordo com as alterações das fases preparatória oral e oral propriamente dita e suas implicações na biomecânica da deglutição

Sinais de alteração da fase oral* aval. clínica e VFD	Relações com a biomecânica da deglutição	Condutas de intervenção
Redução da pressão de vedamento labial	Escape oral anterior antes, durante ou após a deglutição[17]	I. Manobra postural: cabeça inclinada para o lado sem comprometimento[15] II. Estratégias voluntárias de condicionamento neuromuscular: exercícios de aumento da força e amplitude da musculatura perioral e submentoniana, seguidos da terapia alimentar, com geração de pressão durante a captação do alimento na retirada da colher que favoreça o vedamento labial;[18] variar as consistências desde o espessamento mínimo e menor volume seguro para proteção de vias aéreas inferiores e eficiente para que não favoreça o escape oral anterior e reduzam a presença de resíduos,[19] seguidos, ao longo da intervenção, de aumento gradativo das consistências e volumes até, se possível, o paciente conseguir mastigar alimentos mais regulares, pois favorecem a palatabilidade e a adesão ao tratamento[19]

(Continua.)

78 PARTE II ■ INTERVENÇÃO FONOAUDIOLÓGICA EM FUNÇÕES OROFACIAIS

Quadro 4-1. *(Cont.)* Estratégias de intervenção, de acordo com as alterações das fases preparatória oral e oral propriamente dita e suas implicações na biomecânica da deglutição

Sinais de alteração da fase oral* aval. clínica e VFD	Relações com a biomecânica da deglutição	Condutas de intervenção
Redução do movimento, controle e força de lábios, musculatura perioral dos músculos que mantêm a tensão das bochechas	Escape oral anterior, alteração na formação do bolo alimentar; presença de resíduos nos vestíbulos da cavidade oral após a deglutição[20]	I. Estratégia de condicionamento neuromuscular: contrarresistência de lábios e bochechas, sucção de bochechas, inflar bochechas rapidamente e alternar com manutenção do movimento. Na terapia alimentar, favorecer o controle do bolo em cavidade oral[15] com reajustes das progressões das consistências e volumes para seguirem gradativamente mais consistentes e em maior volume, de acordo com cada paciente[21,22] III. Manobras de (des)ajuste voluntário da biomecânica da deglutição: deglutição com esforço, para aumentar a pressão da língua contra o palato, que podem facilitar a eliminação do bolo e diminuir potencialmente o resíduo oral[23]
Redução da mobilidade de língua	Dificuldades no preparo no bolo alimentar, organização e retropropulsão do bolo para a faringe; estase do bolo na cavidade oral e em região próxima do palato mole[13,14]	I. Estratégias voluntárias de condicionamento neuromuscular: exercícios de mobilidade de língua associados à contrarresistência, baseados na cinemática,[15] considerando a manutenção do selamento labial, tensão perioral, estabilidade de mandíbula e postura de cabeça;[24] treino de força e pressão de língua,[25] associadas a ofertas em pequenas quantidades, volumes e treino de variação de consistências II. Modificação de consistências associada ao controle da movimentação de língua[26] III. Manobras de (des)ajuste voluntário da biomecânica da deglutição: deglutição com esforço,[27] supraglótica e supersupraglótica,[28] *tongue-hold* sem alimento[29] IV. Estratégia postural de cabeça: *Chin Tuck (head flexion)*[30]
Movimentos incoordenados de mandíbula	Prejuízo na estabilidade da mandíbula para a mastigação e retropropulsão do bolo[14]	I. Estratégia postural de cabeça: realizar prova terapêutica com cabeça inclinada para o lado sem comprometimento funcional para ajustar o movimento de mastigação[15] II. Estratégia de condicionamento neuromuscular: treinamento da mastigação com alimentos em progressão de dificuldade nos movimentos verticais, lateralizados e rotatórios;[14] seguidos da deglutição; pode-se aplicar o *biofeedback* eletromiográfico para controle da estabilidade de mandíbula durante a fase oral propriamente dita[31]

(Continua.)

CAPÍTULO 4 ▪ FUNDAMENTOS DA BIOMECÂNICA DA DEGLUTIÇÃO NA REABILITAÇÃO... **79**

Quadro 4-1. *(Cont.)* Estratégias de intervenção, de acordo com as alterações das fases preparatória oral e oral propriamente dita e suas implicações na biomecânica da deglutição

Sinais de alteração da fase oral* aval. clínica e VFD	Relações com a biomecânica da deglutição	Condutas de intervenção
Redução na mobilidade do palato mole	Escape oral posterior e possível regurgitação nasal[16]	I. Estratégias voluntárias de condicionamento neuromuscular: exercícios para aumento da força e amplitude da musculatura oral e faríngea associados ao controle oral do bolo alimentar, em dez repetições da: fonação da vogal sustentada [a], emissão de plosivos, língua contra palato mole; sucção de gaze molhada *tongue-hold*[32] e manobra supraglótica, seguida da emissão do [a] e de cinco repetições de fonações ascendentes e descendentes do [a] e [u]. Três séries de cinco repetições para cada lado de rotação da língua no vestíbulo oral;[17] sucção de língua contra o palato, alternância da fonação do [a] e [ã];[24] sucção de líquido com pressões negativa e contínua[33]
Deglutição fragmentada	Alteração do preparo, qualificação do bolo e organização em um bolo alimentar para ser deglutido de uma só vez[34]	I. Estratégia de condicionamento neuromuscular: treinamento da mastigação com alimentos em progressão de dificuldade nos movimentos verticais, lateralizados e rotatórios;[14] exercícios diários de duas repetições de deglutição seca (saliva) com esforço, seguidas de duas repetições de protrusão e retração de língua;[35] treinamento das fases preparatória e oral propriamente dita de consistência espessada única à base de goma xantana, de acordo com o volume do gole, volume total de ingestão (200 mL), velocidade da deglutição, postura e maneira de engolir[36]

*Achados a serem confirmados por meio de exames instrumentais, como videofluoroscopia e/ou videoendoscopia da deglutição.

BIOMECÂNICA DA FASE FARÍNGEA E SUAS INTERFACES COM AS ESTRUTURAS LARÍNGEAS

Na análise visuoperceptual, a fase faríngea ocorre quando a "cabeça" do bolo alimentar atinge o ângulo da mandíbula, e termina quando a "cauda" do bolo passa pelo esfíncter esofágico superior (EES).[37] O tempo de trânsito faríngeo de 10 mL de alimento levemente espessado dura em média 0,75 s (±10) em adultos sem queixas de dificuldades na deglutição.[20] Nessa fase ocorre uma sucessão de eventos sequenciais, rápidos, coordenados e precisos, que, involuntariamente, são desencadeados após estimulação de receptores sensoriais da cavidade orofaríngea.

A sequência abrange os mecanismos de:

A) Elevação e retração do palato mole contra a parede posterior da faringe, para fechar a nasofaringe e evitar escape da pressão intraoral e do alimento para a cavidade nasal;
B) Ação esfinctérica da laringe para evitar a entrada do alimento nessa região e prevenir aspiração laringotraqueal;
C) Elevação e anteriorização de todo o complexo hiolaríngeo, pela contração dos músculos supra-hióideos;

PARTE II • INTERVENÇÃO FONOAUDIOLÓGICA EM FUNÇÕES OROFACIAIS

D) Contração dos músculos constritores da faringe, favorecendo o deslocamento do bolo alimentar pelo complexo faringolaríngeo;

E) Relaxamento do músculo cricofaríngeo, que promove a abertura do esfíncter esofágico superior (EES), também chamada de transição faringoesofágica, permitindo, dessa forma, a entrada do bolo alimentar no esôfago.[38,39]

Vale ressaltar que, nesse processo, a proteção das vias aéreas durante a deglutição resulta da sincronizada ação sequencial dos esfíncteres labial, velofaríngeo, laríngeo e esofágico, em que uma baixa resistência na via digestiva permite a passagem do bolo da laringofaringe para o esôfago, desviando-o das vias aéreas que estão pressurizadas e resistentes ao fluxo alimentar, diminuindo o risco de aspiração.[39] Essa sequência de eventos coordenados, combinada a uma baixa resistência na via digestiva, gera um diferencial pressórico que direciona o bolo alimentar em um percurso correto e eficiente da cavidade oral para o esôfago, desviando-o da via aérea, que deve estar, preferencialmente, pressurizada, formando uma coluna de ar dos pulmões até a altura das pregas vocais.[40]

Nessa perspectiva, as propriedades físicas do bolo alimentar vêm sendo estudadas desde a pressão gerada na cavidade oral durante a ejeção, como na cinemática do hioide, com associações significativas para o volume e viscosidade,[41] e seus efeitos na amplitude de movimento de osso hioide e da laringe,[42] em relação à modificação da relação vertical oclusal, às características do bolo alimentar e posição do indivíduo durante a deglutição, aos comandos verbais e a de dentição.[43]

Em quadros de disfagias orofaríngeas, normalmente os fonoaudiólogos utilizam uma combinação de intervenções, como: manobras posturais, modificações/adaptações em relação às consistências da dieta, exercícios musculares e respiratórios entre outros.[44] A neuroestimulação também tem sido aplicada e tem demonstrado efeitos promissores por meio de estimulação magnética transcraniana repetitiva e estimulação transcraniana por corrente contínua, apesar de não se ter estudos com protocolos padronizados e metodologias consistentes, devido à alta heterogeneidade nos parâmetros experimentais.[45] A estimulação elétrica neuromuscular (EENM) periférica isolada ou combinada com propostas terapêuticas e estimulação elétrica faríngea (EEF) também já foram estudadas, ainda que as evidências necessitem de mais robustez.[46]

As estratégias terapêuticas comportamentais comumente são descritas com o uso de alimentos, associada à aplicação de manobras posturais, de (des)ajuste da biomecânica e de condicionamento neuromuscular. Em revisão sistemática de ensaios clínicos randomizados que testaram algumas técnicas de condicionamento neuromuscular *versus* o tratamento convencional de disfagia, encontraram-se resultados mais favoráveis a algumas estratégias, como o exercício de Shaker, a cabeça para baixo com resistência e o treinamento de força muscular expiratória, ainda que os resultados da metanálise não tenham permitido generalização em decorrência da heterogeneidade das amostras e métodos.[45]

A terapia com *biofeedback* eletromiográfico de superfície (EMG) ou por acelerometria também tem contribuído com a abordagem comportamental, pois o sinal eletromiográfico representa a atividade elétrica muscular da região de interesse, como a supra-hióidea, por exemplo, e o pico do sinal da acelerometria correlaciona-se com o pico da elevação laríngea. O *biofeedback* é usado com o objetivo de melhorar o tempo, a força e a duração da elevação hiolaríngea. Portanto, consistem em um recurso adjuvante que pode resultar em alterações fisiológicas, embora ainda não esteja claro se a mudança fisiológica resulta em melhorias na deglutição funcional.[31]

CAPÍTULO 4 ▪ FUNDAMENTOS DA BIOMECÂNICA DA DEGLUTIÇÃO NA REABILITAÇÃO... **81**

No Quadro 4-2 apresentamos alguns achados que podem ser encontrados na fase faríngea da deglutição em pessoas com disfagia orofaríngea neurogênica e sua relação com a biomecânica, acompanhados de algumas alternativas para o planejamento terapêutico fonoaudiológico. Não são regras a serem generalizadas, mas testadas em prova terapêutica ou, se possível, por meio da avaliação instrumental.

Quadro 4-2. Achados da fase oral da deglutição, relações com a biomecânica e alternativas para o planejamento terapêutico fonoaudiológico em pessoas com disfagia orofaríngea neurogênica

Alterações da fase faríngea da deglutição*	Relações com a biomecânica da deglutição	Alternativas para o planejamento terapêutico fonoaudiológico
Regurgitação nasal	Fechamento velofaríngeo incompleto[47]	I. Estratégia de condicionamento neuromuscular: vocalização de vogal sustentada; exercício de sopro com resistência;[48,49] abaixamento do dorso da língua e elevação sustentada do arco palatoglosso;[50] *biofeedback* direcionando a deglutição associada a aumento voluntário da pressão faríngea[51]
Resíduos faríngeos	Disfunção do direcionamento do bolo alimentar para a transição faringoesofágica; redução da constrição faríngea; alteração no jogo pressórico intraoral[38]	I. Estratégias posturais (de cabeça: flexão);[52] cabeça inclinada para o lado não comprometido ou rotacionada para o lado comprometido[15] II. Manobras de (des)ajuste voluntário da biomecânica da deglutição: deglutições múltiplas[53] e deglutição com esforço[54] III. Estratégia de condicionamento neuromuscular: exercício de sopro com resistência;[48,49] estimulação sensorial com alimentos e líquidos ajustados quanto à temperatura, sabor e carbonatação;[55] exercício de Shaker[56] manobra de Masako;[57] cabeça para baixo com resistência;[58] abertura de mandíbula com resistência[59]
Penetração/aspiração laringotraqueal	Incompetência glótica, fechamento glótico incompleto; atraso no fechamento do vestíbulo laríngeo e redução da excursão hiolaríngea[60]	I. Estratégias posturais de cabeça: flexão; extensão; cabeça inclinada para o lado não comprometido ou rotacionada para o lado comprometido[15] II. Estratégia de condicionamento neuromuscular: exercícios vocais para melhorar coaptação glótica;[61] em casos de distussia, realizar estímulo de tosse por meio de aerossol de capsaicina[62] III. Manobras de (des)ajuste voluntário da biomecânica da deglutição: manobra de deglutição supraglótica e deglutição supersupraglótica sem alimento[63,64]
Atraso da resposta faríngea de deglutição	Escape oral posterior; penetração/aspiração laringotraqueal, alteração na coordenação deglutição-respiração[58]	I. Estratégias posturais de cabeça: cabeça para baixo[65] II. Estratégias de condicionamento neuromuscular: estimulação olfatória;[66] estimulação com aumento do *input* sensorial térmico (frio) e gustativo (azedo ou carbonatado)[67]

*Achados a serem confirmados por meio de exames instrumentais, como videofluoroscopia e/ou videoendoscopia da deglutição.

CONSIDERAÇÕES FINAIS

A análise dos desfechos da biomecânica da deglutição normal e alterada de causa neurogênica, abordada nesse capítulo, teve o propósito de levantar hipóteses de intervenção com base nas atuais evidências que esperamos que tragam impacto positivo para o planejamento terapêutico diante das necessidades de cada caso.

A tomada de decisão diante dos sinais e sintomas disfágicos deve almejar um planejamento terapêutico singular, que exige reavaliações e reanálise das condutas, de acordo com os ganhos ou não no mecanismo da deglutição que pode evoluir ou não nos diferentes contextos alimentares.

REFERÊNCIAS BIBLIOGRÁFICAS

1. Mckenzie S, Leonard R. DSS: A Systematic Approach to Analysis and Interpretation. Dysphagia Assessment and Treatment Planning: A Team Approach. 4. ed. San Diego, CA: Plural Publishing; 2019. p. 105-123.
2. Langmore SE, Kenneth SMA, Olsen N. Fiberoptic endoscopic examination of swallowing safety: A new procedure. Dysphagia. 1988.
3. Kennedy D, Kieser ÆJ, Bolter ÆC, et al. Tongue Pressure Patterns During Water Swallowing; 2010. p. 11-19.
4. Logemann JA. Role of the Modified Barium Swallow in Management of Patients with Dysphagia. Otolaryngology–Head and Neck Surgery. Wiley. 1997;116(3):335-8.
5. Warnecke T, Labeit B, Schroeder J, et al. Neurogenic Dysphagia: Systematic Review and Proposal of a Classification System. Neurology. Lippincott Williams and Wilkins. 2021;96(6):E876-E889.
6. Pernambuco L, Magalhães Junior HV. Abordagem Fonoaudiológica no Contexto Alimentar e Estratégias de Intervenção Ativas. Disfagia no idoso: guia prático. 2018:159-67.
7. Almeida TM, Silva RG, Magalhães Junior HV. Identificação, avaliação e gerenciamento da disfagia no envelhecimento e sarcopenia TT - Identification, evaluation and management of dysphagia in aging and sarcopenia [Internet]. 2017:124-9.
8. Magalhães Junior HV, Pernambuco L, Cola PC, et al. Proposal on How to Prepare Thickened Liquids for Fiberoptic Endoscopic Evaluation of Swallowing (FEES) based on International Dysphagia Diet Standardisation Initiative (IDDSI). Dysphagia. 2017;32(1):141.
9. Perry BJ, Stipancic KL, Martino R, et al. Biomechanical Biomarkers of Tongue Impairment During Swallowing in Persons Diagnosed with Amyotrophic Lateral Sclerosis. Dysphagia. Springer. 2021;36(1):147-56.
10. Mano T, Katsuno M, Banno H, et al. Tongue pressure as a novel biomarker of spinal and bulbar muscular atrophy. Neurology. 2014;82(3):255-62.
11. Sia I, Carvajal P, Lacy AA, et al. Hyoid and laryngeal excursion kinematics - magnitude, duration and velocity - changes following successful exercise-based dysphagia rehabilitation: MDTP. J Oral Rehabil. 2015;42(5):331-9.
12. Inamoto Y, Saitoh E, Ito Y, et al. The Mendelsohn Maneuver and its Effects on Swallowing : Kinematic Analysis in Three Dimensions Using Dynamic Area Detector CT. Dysphagia [Internet]. Springer US. 2018;33(4):419-30.
13. Matsuo K, Palmer JB. Anatomy and Physiology of Feeding and Swallowing: Normal and Abnormal. Physical Medicine and Rehabilitation Clinics of North America. 2008:691-707.
14. Walton J, Silva P. Physiology of swallowing. Surgery (United Kingdom). 2018;36(10):529-34.
15. Karle WE, Lazarus CL. Swallow Rehabilitation. In: Fried MP, Tan-Geller M, editors. Clinical laringology [Internet]. 2014:190-204.
16. Reddy NP, Costarella BR, Grotz RC, Canilang EP. Biomechanical Measurements to Characterize the Oral Phase of Dysphagia. IEEE Transactions On Biomedical Engineering. 1990.
17. Argolo N, Sampaio M, Pinho P, et al. Do swallowing exercises improve swallowing dynamic and quality of life in Parkinson's disease? NeuroRehabilitation. 2013;32(4):949-55.
18. Kayanaka-Sekine H, Saiki C, Tamura F, et al. Lip closing pressure and spoon management in passive spoon feeding. J Oral Rehabil. 2011;(38):423-8.

CAPÍTULO 4 ▪ FUNDAMENTOS DA BIOMECÂNICA DA DEGLUTIÇÃO NA REABILITAÇÃO... **83**

19. Newman R, Vilardell N, Clavé P, Speyer R. Effect of Bolus Viscosity on the Safety and Efficacy of Swallowing and the Kinematics of the Swallow Response in Patients with Oropharyngeal Dysphagia: White Paper by the European Society for Swallowing Disorders (ESSD). Dysphagia. Springer New York LLC. 2016:232-49.

20. Provencio-Arambula M, Provencio D, Hegde MN. Treatment for Oral Preparatory Phase Disorders:Resources and protocols in english and spanish. Treatment of Dysphagia in Adults. Abingdon, Oxfordshire: Plural Publishing; 2007.

21. Carnaby GD, Lagorio L, Silliman S, Crary M. Exercise-based swallowing intervention (McNeill Dysphagia Therapy) with adjunctive NMES to treat dysphagia post stroke: A double blind placebo-controlled trial. Physiol Behav. 2020;47:501-10.

22. Crary MA, Carnaby GD, Lagorio LA, Carvajal PJ. Functional and Physiological Outcomes from an Exercise- Based Dysphagia Therapy : A Pilot Investigation of the McNeill Dysphagia Therapy Program. Arch Phys Med Rehabil [Internet]. Elsevier Inc.; 2012;93(7):1173-8.

23. Bahia MM, Lowell SY. A systematic review of the physiological effects of the effortful swallow maneuver in adults with normal and disordered swallowing. Am J Speech Lang Pathol. 2020;29(3):1655-73.

24. Fraga BF de, Almeida ST de, Santana MG, Cassol M. Efficacy of Myofunctional Therapy Associated with Voice Therapy in the Rehabilitation of Neurogenic Oropharyngeal Dysphagia : a pilot study. Int Arch Otorhinolaryngol. 2018;22(3):225-30.

25. Nicosia MA, Robbins J. The fluid mechanics of bolus ejection from the oral cavity. 2001;34:1537-44.

26. Steele CM, Alsanei WA, Ayanikalath S, et al. The Influence of Food Texture and Liquid Consistency Modification on Swallowing Physiology and Function: A Systematic Review. Dysphagia. Springer Science and Business Media, LLC. 2015;30(1):2-26.

27. Park HS, Oh DH, Yoon T, Park JS. Effect of effortful swallowing training on tongue strength and oropharyngeal swallowing function in stroke patients with dysphagia: a double-blind, randomized controlled trial. Int J Lang Commun Disord. 2019;54(3):479-84.

28. Fujiwara S, Ono T, Minagi Yet al. Effect of supraglottic and Super-Supraglottic swallows on tongue pressure production against hard palate. Dysphagia. Springer New York LLC. 2014;29(6):655-62.

29. Aoyagi Y, Ohashi M, Ando S, et al. Effect of Tongue-Hold Swallow on Pharyngeal Contractile Properties in Healthy Individuals. Dysphagia. Springer. 2021;36(5):936-43.

30. Leigh JH, Oh BM, Seo HG, et al. Influence of the Chin-Down and Chin-Tuck Maneuver on the Swallowing Kinematics of Healthy Adults. Dysphagia. Springer Science and Business Media, LLC. 2015;30(1):89-98.

31. Benfield JK, Everton LF, Bath PM, England TJ. Does Therapy With Biofeedback Improve Swallowing in Adults With Dysphagia? A Systematic Review and Meta-Analysis. Arch Phys Med Rehabil [Internet]. Elsevier Inc. 2019;100(3):551-61.

32. Aoyagi Y, Ohashi M, Ando S, et al. Effect of Tongue-Hold Swallow on Pharyngeal Contractile Properties in Healthy Individuals. Dysphagia. Springer. 2021;36(5):936-43.

33. Engelke W, Glombek J, Psychogios M, et al. Displacement of oropharyngeal structures during suction-swallowing cycles. European Archives of Oto-Rhino-Laryngology. Springer Verlag. 2014;271(7):1987-97.

34. Alfonsi E, Todisco M, Fresia M, et al. Electrokinesiographic Study of Oropharyngeal Swallowing in Neurogenic Dysphagia. Dysphagia. Springer. 2023:543-557.

35. Wang CM, Shieh WY, Ho CS, et al. Home-Based Orolingual Exercise Improves the Coordination of Swallowing and Respiration in Early Parkinson Disease: A Quasi-Experimental Before-and-After Exercise Program Study. Front Neurol. Frontiers Media SA. 2018;9.

36. Wang Y, Zhang J, Zhu HM, et al. The Therapeutic Effect of Swallow Training with a Xanthan Gum-Based Thickener in Addition to Classical Dysphagia Therapy in Chinese Patients with Post-Stroke Oropharyngeal Dysphagia: A Randomized Controlled Study. Ann Indian Acad Neurol. Wolters Kluwer Medknow Publications. 2023;26(5):742-8.

37. Leonard R, McKenzie S. Hyoid-bolus transit latencies in normal swallow. Dysphagia. 2006;21(3):183-190.
38. Uchimura ÉMT, Barcelos IHK, Paiva DB, et al. Evaluation of the location of capsules swallowed with food during the pharyngeal phase triggering in asymptomatic adults. Codas. Revista Pro-Fono. 2014;26(6):476-80.
39. Zacan M, Luchesi KF, Mituuti CT, Furkim AM. Locais de início da fase faríngea da deglutição: meta-análise. Codas. 2017;29(2):1-8.
40. Alves NSG. O fundamental da avaliação fonoaudiológica do paciente disfágico. In: Costa M, Castro L de P, editors. Tópicos em deglutição e disfagia. Rio de Janeiro: Guanabara-Koogan. 2003. p. 9-18.
41. Chi-Fishman G, Sonies BC. Effects of Systematic Bolus Viscosity and Volume Changes on Hyoid Movement Kinematics. 2015.
42. Bacelete VSB, Vicente LCC, Santos MAR. Análise biomecânica do deslocamento hiolaríngeo: revisão integrativa. Distúrbios Comun. 2016;28(3):363-77.
43. Zancan M, Luchesi KF, Mituuti CT, Furkim AM. Onset locations of the pharyngeal phase of swallowing: Meta-analysis. Codas. Revista Pro-Fono. 2017;29(2).
44. Martino R, Mcculloch T. Therapeutic intervention in oropharyngeal dysphagia. Gastroenterol Hepatol (N Y). 2016;13:665-79.
45. Speyer R, Sutt AL, Bergström L, et al. Neurostimulation in People with Oropharyngeal Dysphagia: A Systematic Review and Meta-Analyses of Randomised Controlled Trials—Part I: Pharyngeal and Neuromuscular Electrical Stimulation. J Clin Med. 2022.
46. Speyer R, Sutt AL, Bergström L, et al. Neurostimulation in People with Oropharyngeal Dysphagia: A Systematic Review and Meta-Analysis of Randomised Controlled Trials—Part II: Brain Neurostimulation. J Clin Med. 2022.
47. Park J, Park YG, Lee J, Yoo M. Clinical Association Between Nasopharyngeal Reflux and Aspiration. Dysphagia. Springer. 2021;36(5):891-901.
48. Hegland KW, Davenport PW, Brandimore AE, et al. Rehabilitation of Swallowing and Cough Functions Following Stroke: An Expiratory Muscle Strength Training Trial. Arch Phys Med Rehabil. W.B. Saunders. 2016;97(8):1345-51.
49. Hegland KW, Murry T. Nonsurgical treatment: Swallowing rehabilitation. Otolaryngol Clin North Am. 2013:1073-85.
50. Guimarães KC, Drager LF, Genta PR, et al. Effects of oropharyngeal exercises on patients with moderate obstructive sleep apnea syndrome. Am J Respir Crit Care Med. 2009;179(10):962-6.
51. Huckabee ML, Flynn R, Mills M. Expanding Rehabilitation Options for Dysphagia: Skill-Based Swallowing Training. Dysphagia. Springer. 2023:756-67.
52. Ozeki M, Kagaya H, Inamoto Y, et al. Positional effects of head and/or neck flexion as chin-down posture in normal subjects. 2020.
53. Logemann J. Evaluation and Treatment of Swallowing Disorders. 2nd ed. Pro-Ed (Ed.). Austin. 1998.
54. Pouderoux P, Kahrilas PJ. Deglutitive Tongue Force Modulation by Volition, Volume, and Viscosity in Humans. Gastroenterology. 1995.
55. Regan J. Impact of Sensory Stimulation on Pharyngo-esophageal Swallowing Biomechanics in Adults with Dysphagia: A High-Resolution Manometry Study. Dysphagia [Internet]. Springer US. 2020;35(5):825-33.
56. Shaker R, Easterling C, Kern M, et al. Rehabilitation of Swallowing by Exercise in Tube-Fed Patients With Pharyngeal Dysphagia Secondary to Abnormal UES Opening. 2002;1314-21.
57. Fujiu M, Logemann JA. Effect of a Tongue-Holding Maneuver on Posterior Pharyngeal Wall Movement during Deglutition. Am J Speech Lang Pathol. American Speech-Language-Hearing Association. 1996;5(1):23-30.
58. Yoon WL, Khoo JKP, Liow SJR. Chin tuck against resistance (CTAR): New method for enhancing supra-hyoid muscle activity using a shaker-type exercise. Dysphagia. Springer New York LLC. 2014;29(2):243-8.

59. Hara K, Tohara H, Minakuchi S. Treatment and evaluation of dysphagia rehabilitation especially on supra-hyoid muscles as jaw-opening muscles δ. Japanese Dental Science Review [Internet]. Japanese Association for Dental Science. 2018;54(4):151-9.

60. Stevens M, Schiedermayer B, Kendall KA, et al. Physiology of Dysphagia in Those with Unilateral Vocal Fold Immobility. Dysphagia. Springer. 2022;37(2):356-64.

61. Pomal P, Bhalodiya N, Mishra S. Effects of Voice Therapy in Early Onset Unilateral Vocal Fold Paralysis in Our Tertiaty Care Centre. Indian Journal of Otolaryngology and Head and Neck Surgery. Springer. 2022;74:5075-5081.

62. Lüthi-Müller E, Kool J, Mylius V, Diesener P. A New Therapeutic Approach for Dystussia and Atussia in Neurogenic Dysphagia: Effect of Aerosolized Capsaicin on Peak Cough Flow. Dysphagia. Springer. 2022;37(6):1814-21.

63. Lais LL, Cunha TA, Lopes MMGD, et al. Atuação Interdisciplinar na Disfagia. 2021.

64. Sasegbon A, Hamdy S. The anatomy and physiology of normal and abnormal swallowing in oropharyngeal dysphagia. Neurogastroenterology and Motility. 2017;29(11):1-15.

65. Saconato M, Chiari BM, Lederman HM, Gonçalves MIR. Effectiveness of Chin-tuck Maneuver to Facilitate Swallowing in Neurologic Dysphagia. Int Arch Otorhinolaryngol. 2016;20:13-17.

66. Ebihara T, Ebihara ÃS, Maruyama ÃM. A Randomized Trial of Olfactory Stimulation Using Black Pepper. 2006;1401-6.

67. Regan J. Impact of Sensory Stimulation on Pharyngo-esophageal Swallowing Biomechanics in Adults with Dysphagia: A High-Resolution Manometry Study. Dysphagia. Springer. 2020;35(5):825-33.

EXPLORANDO PROGRAMAS TERAPÊUTICOS NA TERAPIA MIOFUNCIONAL OROFACIAL: APLICAÇÕES CLÍNICAS E PERSPECTIVAS

CAPÍTULO 5

Renata Veiga Andersen Cavalcanti ▪ Allya Francisca Marques Borges
Marileda Cattelan Tomé ▪ Isabelle Dias
Karinna Veríssimo Meira Taveira

OBJETIVOS DE APRENDIZAGEM

Como resultado deste capítulo, o leitor poderá:

- Compreender os fundamentos teóricos da terapia miofuncional orofacial (TMO), incluindo os principais conceitos, princípios e áreas de aplicação clínica;
- Conhecer os diferentes protocolos terapêuticos de TMO discutidos no contexto de disfunções orofaciais específicas, utilizando métodos e técnicas apropriados para cada caso;
- Analisar criticamente os estudos, identificando as forças e as limitações dos programas terapêuticos abordados, assim como suas implicações para a prática clínica;
- Sintetizar as informações sobre os protocolos terapêuticos discutidos, integrando os conceitos-chave em uma visão abrangente da TMO e suas contribuições para a reabilitação orofacial;
- Avaliar a relevância e a eficácia dos programas terapêuticos apresentados, considerando critérios, como embasamento científico, aplicabilidade clínica e resultados alcançados.

INTRODUÇÃO

Os distúrbios miofuncionais orofaciais (DMO) correspondem à presença de alterações ou disfunções na aparência, postura e/ou na mobilidade dos componentes do sistema estomatognático e das funções estomatognáticas.[1] A TMO é indicada para tratar os DMO e tem como base exercícios e outras estratégias.[1] Segundo a mesma autora, no planejamento em motricidade orofacial (MO), devemos levar em conta o fato de que o termo TMO deve remeter ao objetivo e não à estratégia em si, ou seja, deve ser considerado de forma abrangente, à medida que se propõe a desenvolver ou recuperar as condições miofuncionais.[1]

Estabelecer uma sequência de passos é fundamental. Como ponto de partida, antes mesmo de avaliar o paciente, os aspectos da normalidade devem ser os balizadores para a análise de cada caso a ser tratado. Felício[1] refere que conhecer os parâmetros de normalidade é o melhor caminho para estabelecer metas para promover a saúde do sistema estomatognático, identificar desvios ou alterações e definir estratégias para minimizá-las ou saná-las. Uma gama de livros-textos disponíveis em MO abordam parâmetros de normalidade de cada uma das funções orofaciais e, felizmente, temos dados suficientes para direcionar nosso trabalho a partir dos mesmos. Por outro lado, quando pensamos no detalhamento de um processo de tratamento, muitos aspectos são determinantes na escolha da abordagem terapêutica. De acordo com Ludemann *et al.*,[2] como parte do processo de decisão em considerar o uso de uma determinada intervenção com o paciente, os clínicos têm a responsabilidade de verificar se têm acesso a todos os detalhes do método de intervenção necessários para oferecer tratamento fidedigno ao que foi proposto. Sua responsabilidade está em engajar-se em práticas baseadas em evidências, habilitadas para implementar as intervenções que foram pesquisadas e são disponibilizadas como evidência empírica.

No contexto da MO, a relevância de um programa terapêutico é de suma importância. Os programas terapêuticos voltados à MO são intervenções clínicas planejadas para tratar DMO. Embora as avaliações e o diagnóstico sejam etapas que antecedem a sua construção, devem ser considerados partes de um programa terapêutico, visto que o plano de tratamento personalizado e suas estratégias se inter-relacionam diretamente com esses dados. Diante disso, a terapia é implementada em colaboração com o paciente e envolve uma variedade de estratégias, como exercícios de reabilitação e ações de educação, com o propósito de aprimorar a qualidade de vida e promover melhor funcionalidade ao sistema estomatognático.

Este capítulo explora a necessidade e o impacto desses programas, destacando como eles são cruciais para o tratamento eficaz dos DMO. Através da análise de estudos e pesquisas, o capítulo revela que um programa terapêutico bem estruturado não apenas melhora os aspectos específicos das funções estomatognáticas, como a respiração, deglutição e postura, mas também influencia positivamente a qualidade de vida do paciente. Ao abordar a carência de evidências em alguns aspectos, o capítulo enfatiza a necessidade de pesquisas metodologicamente rigorosas para elevar o nível de confiança nas intervenções de MO. Em última análise, este capítulo procura não apenas fundamentar a importância dos programas terapêuticos em MO, mas também orientar profissionais na seleção e implementação eficaz dessas abordagens, alinhando-se, assim, com a busca constante por tratamentos embasados em evidências para melhorar a saúde orofacial, bem como um panorama geral sobre as terapias na motricidade orofacial.

CENÁRIO DA TERAPIA MIOFUNCIONAL OROFACIAL

Associações internacionais de Fonoaudiologia, como a ASHA (American Speech-Language-Hearing Association) e a SPA (Speech-Pathology Australia), reconhecem que a terapia oromiofuncional/terapia de motricidade orofacial faz parte do escopo de prática dos fonoaudiólogos, mas a evidência de suporte para o uso dessa prática permanece limitada, segundo Shortland *et al.*[3]

Infelizmente na realidade da Fonoaudiologia de forma geral, há carência de estudos sobre resultado de tratamento. Alguns estudos apontam resultados positivos da terapia de motricidade orofacial, entretanto recomendam a necessidade de mais pesquisas para comprovação da eficácia da motricidade orofacial como adjuvante no tratamento de outros distúrbios, como é nos casos ortodônticos.[4] O Brasil, especificamente, publica informações científicas na área de MO, desde a década de 1970. No entanto, muito pouco foi produzido especificamente sobre o tratamento, antes da década de 2000. Com o crescimento dos cursos de especialização no país e a criação do Departamento de MO junto à Sociedade Brasileira de Fonoaudiologia (SBFa) e, posteriormente, a Associação Brasileira de Motricidade Orofacial (ABRAMO), a produção de trabalhos científicos na área de MO cresceu exponencialmente. O *website* da ABRAMO lista os Anais de 10 encontros cientí-

CAPÍTULO 5 ▪ EXPLORANDO PROGRAMAS TERAPÊUTICOS NA TERAPIA MIOFUNCIONAL... **89**

ficos da associação, apresentando em torno de 780 trabalhos científicos na área, no período de 2012 a 2022. Uma busca rápida pelo tipo de trabalho apresentado mostra que uma parcela pequena deles se destina ao estudo específico de programas ou abordagens de tratamento. A maioria refere-se a dados de caracterização de um determinado quadro em MO ou à avaliação propriamente dita.[5]

O movimento maior em estudos de avaliação deve-se à contribuição das pesquisas com protocolo de avaliação.[6-16] A publicação da validação desses estudos foi um dos grandes passos do campo da MO na última década, facilitando o planejamento de tratamento a partir do entendimento das alterações observadas na avaliação. Conforme aponta Felício,[1] os estudos clínicos apresentados em reuniões científicas mostram evidências de que a TMO tem efeitos positivos nos casos tratados, entretanto as metodologias de tratamento com dados fidedignos muitas vezes falham em demonstrar tais resultados.

Shortland et al.[3] realizaram uma revisão com o objetivo, entre outros, de identificar e avaliar criticamente o nível de qualidade de evidência da terapia de MO e dos aparelhos utilizados em terapia fonoaudiológica. Nesse sentido, eles analisaram 28 trabalhos, dos quais 14 eram de origem brasileira. Surpreendentemente, todos os trabalhos referiram melhora dos casos pós-tratamento, abrangendo um ou mais aspectos, como respiração, deglutição, mastigação, comportamento oral, postura e higiene oral. No entanto, quanto à fala, dois estudos apontaram melhora variável ou nenhuma melhora. É importante observar que os autores citam Burns et al.,[17] que afirmam que níveis baixos de evidência não podem ser ignorados.

Estabelecendo uma relação com a MO, Shortland et al.[3] indicam que, em um campo onde a literatura é menos abundante, é crucial levar em consideração diversos fatores ao se avaliar evidências. Além disso, eles mencionam Dollagnhan,[18] que discute a importância de os fonoaudiólogos considerarem três diferentes tipos de evidência no contexto de intervenção clínica: fontes externas de pesquisa, evidência clínica e as preferências dos pacientes. Conforme os autores apontam, as pesquisas futuras na área de MO deveriam considerar, entre outros aspectos, a investigação de medidas de avaliação e resultados de tratamento. Uma das barreiras destacadas como impactantes para o sucesso da TMO é a falta de aderência e continuidade da terapia, muitas vezes devido ao tempo e custo dos tratamentos. Diante dessa realidade, os autores da revisão recomendam que futuros estudos adotem um rigor metodológico mais elevado, buscando, assim, aumentar o nível de evidência disponível. Essas pesquisas rigorosas não apenas podem contribuir para o aprimoramento das intervenções, mas também servir como guia para profissionais em suas futuras intervenções.

Inúmeros livros-textos têm abordado os diversos aspectos do tratamento em MO,[19-24] fornecendo orientações para os clínicos após a avaliação. Essas fontes frequentemente abordam tópicos específicos em capítulos, oferecendo direcionamento para as intervenções. No entanto, geralmente não apresentam um formato de programa estruturado para o tratamento de uma alteração específica. Ou seja, enquanto os livros-textos fornecem diretrizes terapêuticas dentro de capítulos para a avaliação e terapia de funções orofaciais, a ausência de "programas de tratamento" é notável.[25,26]

As abrangentes complexidades dos quadros de MO, combinadas com fatores, como faixa etária, condições socioeconômico-culturais, que influenciam a aderência e o acesso ao tratamento, são elementos a considerar no planejamento terapêutico. Diante da diversidade de peculiaridades que envolvem a área, surge uma questão: como podemos embasar as práticas terapêuticas em evidência científica? Essa inquietação não é exclusiva da MO. Em 2020, Roberts *et al.*[27] publicaram um artigo em que traçavam um panorama das pesquisas em prática clínica nas publicações dos jornais da ASHA. Nele, os autores destacam a prioridade de longa data da ASHA em ampliar a prática baseada em evidências nas ciências e distúrbios da comunicação humana.

Em 2014, Homem *et al.*[28] publicaram uma revisão sistemática com o objetivo de verificar a eficácia da TMO como coadjuvante no tratamento ortodôntico de indivíduos com distúrbios orofaciais. Os autores também avaliaram a qualidade metodológica dos estudos incluídos na revisão. A busca, realizada em oito bases de dados, de janeiro de 1965 a março de 2011, identificou 355 publicações, das quais apenas quatro artigos foram qualificados para análise. Surge uma lacuna alarmante ao se observar que todos os artigos apresentaram alto risco de viés, denotando a carência de estudos consistentes e evidências científicas sólidas que respaldam a utilização da TMO no tratamento ortodôntico em indivíduos com distúrbios orofaciais. Em meio à expressiva produção da área, esse estudo demonstra o quanto a falta de pesquisas de tratamento com desenho metodológico robusto limita a confiabilidade das estratégias terapêuticas utilizadas em MO.

A mensuração das respostas ao tratamento engloba uma compreensão dentro do próprio contexto terapêutico e da forma como o paciente integra os resultados na sua vida diária. Felício[1] ressalta que "Não podemos estabelecer uma meta se não possuímos clareza de sua necessidade, se as estratégias não forem conhecidas ou se não pudermos avaliar, medir a evolução." Essa observação está perfeitamente alinhada com os argumentos de Ludemann *et al.*,[2] que discutem os elementos essenciais para tornar uma pesquisa em prática clínica replicável.

Um estudo pioneiro realizado por Hoffmann *et al.*[29] abordou a descrição de intervenções em todas as áreas da Fonoaudiologia. Os autores avaliaram a completude das descrições em ensaios clínicos randomizados de tratamento. A busca, conduzida no banco de dados SpeechBite, identificou 129 artigos e 162 intervenções, categorizadas pelo Template for Intervention Description and Replication (TIDieR).[29] Os trabalhos foram classificados em três estágios, conforme a descrição principal no artigo, por fontes secundárias indicadas e através do contato com os autores. O estudo revelou a ausência de descrições completas das publicações primárias e fontes secundárias, e apenas 28% das intervenções foram consideradas completas após correspondência com os autores. Muitas vezes, informações essenciais como detalhes do TIDieR estavam ausentes. Esse déficit compromete a utilização de evidências em ensaios clínicos na Fonoaudiologia, já que elementos cruciais para a replicação não são adequadamente relatados nas publicações científicas.

Quando diante de questões como: qual abordagem terapêutica utilizar, os *checklists* utilizados em pesquisas clínicas podem auxiliar na definição das melhores metodologias de tratamento. O TIDieR é um *checklist* com os elementos essenciais que devemos investigar quando buscamos por uma abordagem de tratamento publicada como pesquisa clínica. Os descritores envolvem:

1. O nome do programa/intervenção descrita;
2. Uma breve explanação do raciocínio envolvido na intervenção;
3. a. Descrição do material utilizado pelos profissionais como parte do tratamento;
   b. Para todos os materiais descritos, informação relativa a onde os materiais podem ser acessados;
4. Descrição dos passos envolvidos no tratamento, incluindo as atividades facilitadoras ou de apoio;

CAPÍTULO 5 • EXPLORANDO PROGRAMAS TERAPÊUTICOS NA TERAPIA MIOFUNCIONAL... **91**

5. Quem pode atuar, incluindo explicações dos treinamentos/capacitações necessárias como parte da execução do tratamento;
6. O método, incluindo se a prestação do serviço deve ser presencial, por telessaúde, individual ou em grupo;
7. O local onde o serviço é prestado, incluindo qualquer necessidade de infraestrutura;
8. Quando e quanto, onde são informados o número e duração das sessões de tratamento, bem como a intensidade da intervenção;
9. Descrição de qualquer necessidade de adaptação do programa e como isso deve ocorrer;
10. Informação sobre qualquer modificação que tenha sido feita no programa e o motivo pelo qual isso ocorreu;
11. Descrição de como a intervenção foi planejada para ser fiel à abordagem proposta;
12. Descrição de quanto bem a intervenção foi prestada ao longo do estudo Ludemann *et al.*[2]

Além das considerações sobre a análise da qualidade de um estudo clínico, como o próprio desenho metodológico do estudo, a dificuldade em encontrar programas de tratamento reside em fatores, como o tratamento dos dados. Bothe & Richardson[30] fazem uma extensa discussão sobre tipos de análise estatística a serem considerados nos estudos envolvendo pesquisa clínica. Eles apontam que, nos estudos experimentais com grupo-controle, é essencial avaliar e medir os membros de pelo menos um grupo, aplicar uma ou mais intervenções (ou não, no caso do grupo-controle), e, posteriormente, reavaliar o grupo. Os resultados são comparados por meio de testes estatísticos para identificar diferenças nas médias. Se tais diferenças forem identificadas por estatística inferencial e outros fatores, considera-se que o tratamento resultou em uma diferença estatisticamente significativa. No entanto, os estudos de grupo-controle, segundo os autores, são questionáveis em relação ao problema de depender de testes de significância estatística para avaliar os resultados da pesquisa quando utilizados para o desenvolvimento de práticas de intervenção com base científica.

Os autores[30] avançam na discussão, salientando que o problema principal não reside no estudo de grupo-controle em si. Um estudo bem controlado e cuidadosamente conduzido pode fornecer resultados robustos e evidência necessária sobre os efeitos de uma intervenção em um grupo. No entanto, o problema mais relevante emerge da ênfase excessiva no teste de significância estatística para avaliar as diferenças entre os dados médios no pré e pós-tratamento ou entre os grupos tratados e não tratados. Outro aspecto relevante apontado pelos autores, e que faz muito sentido na prática clínica, é que, na pesquisa clínica, não é incomum obter diferenças estatisticamente significativas entre grupos que receberam ou não o tratamento, mesmo que as mudanças sejam mínimas ou mesmo que a pessoa que recebeu o tratamento ainda perceba a existência de problemas. No artigo os autores salientam que diferenças estatisticamente significativas entre os escores de grupos são significativas e importantes tanto quanto o efeito de tamanho que os grupos têm. O problema, segundo eles, reside no fato de que os escores, na maioria dos casos, não significam o que os pacientes e clínicos gostariam que eles significassem ou acreditam que eles significam.

No contexto clínico de MO, isso se traduz no fato de que os resultados estatisticamente significativos não necessariamente correspondem ao significado percebido por pacientes e clínicos. Nesse contexto, os autores destacam a importância das "medidas de significância prática ou clínica", que consideram a magnitude da mudança e seu significado na prática clínica. Em um cenário de MO, isso se traduz na compreensão de que uma mudança significativa não é apenas confirmada por medidas objetivas, mas também pelo relato do paciente sobre melhora na função respiratória, sensações de conforto e outros indicadores subjetivos.[30]

No mesmo artigo,[30] os autores exploram o termo "significância clínica", que é empregado de várias maneiras. Em contexto de pesquisa clínica, isso reflete o valor atribuído por indivíduos a um resultado específico. Nessa perspectiva, a significância implica que pesquisadores, clínicos, pacientes ou qualquer pessoa que interprete o resultado da intervenção atribuam valor ao que está sendo avaliado, formulando julgamentos sobre a relevância do resultado do teste. Consequentemente, a significância clínica é alcançada quando a intervenção gera uma diferença perceptível na vida do paciente ou no seu entorno, sendo reconhecida pelo próprio clínico, paciente e outras partes envolvidas.

Para atender às percepções individuais dos pacientes, os autores[30] discutem o termo "significância pessoal". Este conceito refere-se às interpretações pessoais do indivíduo sobre sua própria melhora e o impacto dessa mudança em seu contexto pessoal. Assim como a significância clínica, a significância pessoal aborda o valor de uma mudança sob a perspectiva de quem recebe a intervenção. Enquanto uma resulta das atribuições do profissional, a outra emerge da avaliação que o indivíduo submetido à terapia faz de seu próprio tratamento.

No escopo da MO, as intervenções geralmente são direcionadas com base nas avaliações dos profissionais, visto que os pacientes raramente apresentam queixas individuais. Frequentemente, os pacientes são encaminhados por outros profissionais para terapia complementar e com raras exceções chegam por decisão própria. Tais exceções geralmente são as relacionadas às alterações de fala ou alimentares da criança pequena, traumas de face e/ou casos associados a perdas estruturais (tumor de cabeça e pescoço, queimaduras etc.), que geram incômodo pessoal porque alteram estruturas amplamente atribuídas ao trabalho do fonoaudiólogo. Esse fato pode justificar em parte o fato de a área não disponibilizar de instrumentos que meçam qualidade de vida, que são comuns em outras áreas da fonoaudiologia, como voz, linguagem (afasia, gagueira etc.), disfagia e audição.

Na conclusão de seu artigo, os autores[30] recomendam que, embora tenham elucidado as distinções entre diversos tipos de significância, não consideram um tipo mais relevante do que outro. Eles acreditam que todos os tipos devem ser abordados nos estudos de tratamento e que, ao focar em um ou dois tipos de significância, isso deve ser explicitamente reconhecido como um ponto positivo, não como uma limitação da pesquisa clínica. Além disso, os resultados devem ser avaliados a partir das perspectivas dos pacientes, como indicado por Fayers e Machin,[31] citados pelos autores, ressaltando a importância de perguntar diretamente ao paciente sobre o que eles consideram relevante e valioso no resultado do tratamento, embora isso não deva ser confundido com um simples questionário de satisfação.

Diante das críticas apontadas por Bothe & Richardson[30] a respeito dos métodos amplamente utilizados para avaliar diferenças entre grupos tratados (ou para comparar diferentes abordagens de tratamento em estudos de grupo-controle) e considerando a carência de estudos em procedimentos clínicos na área de MO, acreditamos que, com a base de conhecimento de que dispomos atualmente, podemos desenvolver estudos nessa área. Esses estudos podem testar técnicas terapêuticas, levando em conta a significância de dados estatísticos robustos, bem como as tendências atuais nesse campo.

Historicamente, nas diferentes áreas de reabilitação, muitos objetivos de tratamento foram incorporados sem evidências científicas que comprovem sua contribuição para as alterações ou mesmo a viabilidade de serem modificados pelas técnicas empregadas.

CAPÍTULO 5 • EXPLORANDO PROGRAMAS TERAPÊUTICOS NA TERAPIA MIOFUNCIONAL... **93**

Além disso, a prática baseada em evidências ressalta a importância das perspectivas e preferências do paciente, além da evidência advinda das pesquisas clínicas e da *expertise* do profissional. Nesse tipo de prática, os procedimentos terapêuticos são desenvolvidos a partir de pesquisa, consenso entre especialistas da área e a experiência clínica que confirma os resultados das práticas em benefício da população-alvo. Os ensaios clínicos são considerados padrão-ouro entre os desenhos de pesquisa experimental para demonstrar a eficácia de uma intervenção, estando entre os principais desenhos na hierarquia de evidência de intervenções terapêuticas. Os estudos randomizados controlados, juntamente com as revisões sistemáticas de ensaios randomizados com ou sem metanálise, são os métodos mais rigorosos. Um ensaio randomizado oferece a evidência mais sólida da eficácia da intervenção, pois os processos utilizados minimizam fatores que podem influenciar os resultados e prejudicar a análise.[32]

De forma geral, segundo Felício,[1] o planejamento da TMO deve-se basear nos déficits apresentados pelo paciente, abrangendo desde a sensibilidade orofacial, resistência, força e movimentos precisos, até o treinamento das funções orofaciais propriamente ditas. Por sua vez, Frazão[33] enfatiza que a avaliação e diagnóstico são necessários para traçar metas de tratamento e para alcançar o sucesso na reabilitação de pacientes com alterações miofuncionais orofaciais. A escolha de bases teóricas para orientar o profissional permite uma terapia mais eficaz.

Especificamente sobre a temática discutida neste capítulo, os livros-textos Planos Terapêuticos Fonoaudiológicos (PTFs), publicados, em 2015,[21,22] representou uma das primeiras tentativas de sistematizar o conhecimento na área de MO, apresentando planejamentos terapêuticos para pacientes com diferentes quadros clínicos, incluindo aqueles submetidos à cirurgia ortognática, vítimas de queimaduras na região de cabeça e pescoço, com respiração oral, trauma de face e problemas oromiofuncionais decorrentes do envelhecimento natural. Antes disso, as publicações se limitavam a capítulos de livros que apresentavam técnicas e estratégias terapêuticas para alterações de MO de forma geral. A série de livros publicados pela ABRAMO ao longo dos anos também explorou tópicos específicos, como a fala em diversos contextos, como: no respirador oral, em casos de paralisia facial, de disfunção temporomandibular entre outros;[20] a terapia em motricidade orofacial para os DMO e para casos, como ronco, apneia obstrutiva do sono, apraxia de fala, casos ortodônticos, fissura labiopalatina entre outros.[19,23]

Recentemente Felício[1] abordou a "Intervenção e Terapia Miofuncional Orofacial" fornecendo um quadro didático com os principais achados, metas, materiais e estratégias terapêuticas para alterações de órgãos, como língua, lábios, músculos elevadores da mandíbula, músculos supra-hióideo e palato mole, bem como a execução de exercícios com coordenação de componentes do sistema estomatognático, o que geralmente está envolvido na realização das funções orofaciais. Berretin-Félix *et al.*[34] também apresentaram um quadro semelhante para direcionar a atuação fonoaudiológica nas funções orofaciais de respiração, mastigação, deglutição e fala. O quadro sumariza os requisitos para que a função seja abordada, os aspectos diretos e indiretos relacionados às funções, além de modalidades coadjuvantes no tratamento. Mais recentemente Feitosa, Depolli e Silva[26] contribuíram para a área de Fonoaudiologia com uma coletânea de capítulos que enfocam diversas áreas da MO, incluindo mapas conceituais, que visam revisar conceitos e simplificar conceitos para facilitar a aprendizagem. Portanto, esse acervo de informações construído nas últimas décadas oferece a base teórica necessária para a fundamentação de estudos que a área ainda precisa desenvolver.

No documento de 2004 da ASHA, intitulado "Padrões Preferenciais de Práticas para a Profissão de Fonoaudiologia", o fator 39 aborda a Intervenção em Terapia Oromiofuncional.[35] Este define que a intervenção nessa área envolve prover informações e diretrizes para pacientes/clientes, familiares/cuidadores e outras pessoas envolvidas no caso em relação às alterações encontradas; ao curso da intervenção; à estimativa da duração da intervenção e ao prognóstico do caso. A terapia pode direcionar para a alteração das posturas de língua e lábios, exercícios de treinamento muscular e modificação no manuseio e deglutição de sólidos, líquidos e saliva. O documento parece ir muito aquém do que sabemos ser possível de alteração em casos de DMO, mas atende o atual escopo de prática descrito pela Associação Americana de Fonoaudiologia. O documento, ainda, aponta que objetivos funcionais em curto e longo prazos devem ser revisados periodicamente. Em relação à duração, a intervenção deve despender tempo suficiente para alcançar os objetivos previstos e deve ser concluída quando não há mais expectativas de benefício com o tratamento.

Um aspecto relevante desse documento é a inclusão da estrutura da Organização Mundial da Saúde (OMS) em relação aos resultados esperados com o tratamento, seguindo a Classificação Internacional de Funcionalidade, Incapacidade e Saúde (CIF). O documento aponta que o tratamento tem o objetivo de capitalizar as fortalezas e abordar as fragilidades relacionadas às estruturas e funções subjacentes que afetam os padrões miofuncionais orofaciais e de fala e deglutição relacionados. Ainda, de acordo com a OMS, o tratamento deve facilitar as atividades do indivíduo e sua participação na sociedade, o que, na MO, está relacionado com a assistência profissional para que o paciente adquira novas habilidades e estratégias miofuncionais orofaciais. Como parte dos resultados, espera-se que o tratamento modifique fatores contextuais para reduzir barreiras e aprimorar os facilitadores de participação e comunicação efetiva, além de prover apropriada acomodação e outros suportes, bem como treinamento em como utilizá-los. Por fim, também faz parte da intervenção, segundo o documento, as recomendações para reavaliação e acompanhamento, ou mesmo encaminhamento para outros serviços. A Associação estabelece um limite mínimo de idade acima de 4 anos para receber os serviços devido às alterações orofaciais miofuncionais. Tal limite etário, talvez, se dê pelo fato de estabelecerem critérios pensando nas habilidades de comunicação e maturidade da deglutição da criança dessa faixa etária, o que consideramos limitante em função da ampla gama de alterações que podem e devem ser tratadas antes mesmo dessa idade na área de MO, atualmente, inclusive com protocolos de avaliação específicos para essa faixa etária.[15,16]

Por outro lado, o documento da ASHA[35] também cita um ponto fundamental de que o tratamento somente deve ocorrer quando há expectativa de benefícios para o indivíduo em estruturas/funções e ou na modificação resultante em atividade/participação como efeitos do tratamento. Da mesma forma, afirma que as intervenções que melhoram a atividade e participação dos indivíduos por meio das modificações dos fatores contextuais devem ser garantidas mesmo que o prognóstico da melhora da estrutura ou da função seja limitado. Ou seja, tudo que melhore a vida do paciente por meio do tratamento deve ser garantido, o que consideramos um avanço no entendimento do ciclo saúde-doença para casos relacionados à MO. Por outro lado, quando todos esses fatores são considerados, estudos com padrão-ouro, como ensaios randomizados que apresentam evidências mais confiáveis na efetividade da intervenção, podem ficar limitados, tendo em vista as muitas variáveis subjetivas envolvidas.

CAPÍTULO 5 • EXPLORANDO PROGRAMAS TERAPÊUTICOS NA TERAPIA MIOFUNCIONAL... **95**

Com base nos dados expostos nessa contextualização e no cenário da MO, e com o levantamento de programas terapêuticos na MO que encontramos na literatura vigente, identificamos três programas que foram desenvolvidos e validados por meio de ensaio clínico randomizado no Brasil, que serão apresentados a seguir.

PROGRAMAS TERAPÊUTICOS EM MOTRICIDADE OROFACIAL

A relevância de um programa terapêutico na área da MO transcende a mera aplicação de técnicas isoladas. Esses programas representam uma abordagem estruturada e abrangente, reunindo conhecimento teórico, práticas clínicas embasadas em evidências e considerações individuais do paciente, bem como sua interação com seu entorno familiar e social. O sucesso da intervenção miofuncional não está limitado apenas ao consultório clínico, mas também se estende ao contexto mais amplo em que o paciente está inserido. Considerar as dinâmicas familiares e sociais é crucial, uma vez que esses fatores podem influenciar diretamente a adesão do paciente aos programas terapêuticos, no seu progresso e nos resultados. Ao oferecer uma estrutura organizada para avaliação, intervenção e acompanhamento, os programas terapêuticos na MO asseguram que os objetivos sejam claramente definidos, os métodos sejam coerentes, e os resultados sejam mensuráveis. Além disso, eles proporcionam uma base para a investigação científica e aprimoramento contínuo da prática clínica, contribuindo para a área e o aprimoramento do atendimento aos pacientes.

Para pacientes apresentando disfunção temporomandibular (DTM) articular e muscular associadas e com sintomas de longa duração, um protocolo de TMO foi desenvolvido.[36] Seguindo as diretrizes estabelecidas por este protocolo, o regime de tratamento estende- -se ao longo de um período de 120 dias. As sessões individuais têm uma duração de 45 minutos cada, ocorrendo semanalmente nos primeiros 30 dias e espaçadas a cada duas semanas, posteriormente. Diante disso, o protocolo proposto apresenta como objetivos principais a redução da sintomatologia dolorosa, a obtenção de uma postura mandibular otimizada, o incremento da amplitude de movimento sem desvios e a promoção da simetria entre grupos musculares homólogos. A coordenação sinérgica dos músculos que constituem o sistema estomatognático é amplamente visada, juntamente com a obtenção de um equilíbrio funcional que se harmonize com a oclusão dentária.

De maneira geral, para o alcance das metas estabelecidas, o protocolo preconiza o uso de estratégias, como a termoterapia e massoterapia com massagens lentas e profundas para favorecer a circulação sanguínea local e aliviar a dor; mioterapia – constituindo de exercícios isométricos e isotônicos para grupos musculares específicos (lábios, língua, bochechas e músculos mandibulares); bem como há a realização do treino com as funções orofaciais, ou seja, utilizando as funções de mastigação e deglutição, como exercício e treino. Contudo, o estudo apresenta limitações intrínsecas, como: o número de sujeitos analisados e a definição rigorosa da amostra. Este protocolo preconiza a aplicação em sujeitos que apresentem o diagnóstico, conforme *Research Diagnostic Criteria for TMD* (RDC/TMD), de DTM de natureza articular e muscular, caracterizada por sintomatologia de longa persistência.

Para pacientes adultos com maloclusão dentária classe II e respiração oral ou oronasal ocorreu o desenvolvimento do Programa de Terapia Miofuncional Orofacial Aplicada à Função Respiratória.[37] As diretrizes estabelecidas por este programa terapêutico propõem 12 sessões, duas vezes por semana, cada uma com duração de 45 minutos. Além disso, os pacientes receberam uma planilha terapêutica detalhada, compreendendo instruções pormenorizadas acerca dos exercícios e atividades a serem executadas em seu ambiente

PARTE II • INTERVENÇÃO FONOAUDIOLÓGICA EM FUNÇÕES OROFACIAIS

domiciliar. Nos casos em que um paciente não pôde comparecer a uma sessão terapêutica programada, o indivíduo prosseguiu com a realização dos exercícios de acordo com as orientações fornecidas na planilha, e, assim, avançou para a próxima fase do processo terapêutico.

Nessa perspectiva, o programa terapêutico proposto tem como principais metas a reestruturação da postura corporal abrangente, a consciência aprimorada acerca da função respiratória, a execução da higiene nasal, a estimulação do uso preferencial da via nasal para a respiração, o fortalecimento dos músculos que envolvem o perímetro labial, do músculo bucinador, bem como dos músculos elevadores da mandíbula e dos músculos intrínsecos e extrínsecos da língua. Além disso, o programa visa estabelecer a via nasal como a rota respiratória predominante em momentos de repouso, fomentar o padrão respiratório médio inferior, facilitar a coordenação entre os aspectos respiratórios, fonatórios e articulatórios, assegurar a respiração nasal durante a ação mastigatória e promover a sincronia funcional entre os processos de respiração e deglutição.

Outro programa descrito na literatura é a TMO para atenuar os sinais de envelhecimento facial (TMOEF),[38] visando à atenuação dos indicativos do processo de envelhecimento facial e à harmonização das funções orofaciais. O protocolo terapêutico desdobrou-se em sessões de 50 minutos cada e se estruturou em duas fases: a primeira fase compreendeu nove sessões realizadas semanalmente, seguidas por uma segunda fase de seis sessões realizadas mensalmente, que foram iniciadas após um período de intervalo (washout) de oito semanas. No decorrer da intervenção terapêutica, as participantes foram posicionadas em uma postura sentada, com o apoio dos ísquios e os pés apoiados no solo ou em um suporte apropriado, mantendo um ângulo de 90° nas articulações dos quadris, joelhos e tornozelos. Durante o processo terapêutico, as pacientes realizaram exercícios funcionais e utilizaram o *biofeedback* eletromiográfico como parte integrante das sessões terapêuticas.

Na primeira fase foram adotadas estratégias específicas visando à preservação da contração muscular e mobilidade dos grupos musculares alvo, com o propósito de mitigar os indicadores do envelhecimento e otimizar as funções orofaciais. Estas estratégias compreenderam a realização de exercícios isotônicos e isométricos direcionados para músculos faciais, oculares e linguais, aliados a um programa de treinamento funcional, abrangendo situações, como a articulação da fala com resistência ("fala em rolha"), expressão facial sorridente em contextos sociais, ação mastigatória e deglutição de alimentos durante as refeições, além da deglutição da saliva em diferentes momentos ao longo do dia. A implementação desta metodologia, que incorpora exercícios prescritos durante as sessões terapêuticas e diretrizes para práticas domiciliares, viabilizou uma internalização eficaz dos padrões motores delineados, além de contribuir à redução dos sinais de envelhecimento e o aprimoramento das atividades orofaciais.

Na fase subsequente, foi incorporada a utilização da bandagem inelástica Transpore™, em conjunto com a aplicação de exercícios isotônicos e isométricos direcionados para a musculatura ocular, a região das bochechas, por meio de um exercitador facial, e os músculos supra-hióideos, mediante um exercitador lingual. As orientações incluíram a manutenção do controle funcional nos processos de mastigação, deglutição e fala, porém, sem repetir o treinamento funcional inicial. Ademais, as participantes foram instruídas a empregar a manobra de pressão na junção entre o músculo mentual e o lábio inferior, em substituição ao uso do garrote, e, quando houvesse percepção de uma contração muscular excessiva nas regiões faciais, foram indicados exercícios de alongamento para os músculos masseter e temporal. Todavia, o programa apresenta limitações intrínsecas, como: poucos sinais de envelhecimento facial na amostra analisada, documentação realizada pela mesma pesquisadora que conduziu o processo de intervenção, ausência de grupo-controle e concentração exclusiva nos músculos orofaciais.

CONSIDERAÇÕES FINAIS

Os programas terapêuticos discutidos neste capítulo representam avanços no campo da TMO. As abordagens detalhadas e embasadas em evidências fornecem um roteiro para a intervenção clínica, abrangendo desde a disfunção temporomandibular, função respiratória comprometida e sinais de envelhecimento facial. Cada programa aborda de maneira específica os desafios clínicos e funcionais que os pacientes enfrentam, com protocolos detalhados que abordam desde as técnicas terapêuticas até as estratégias de acompanhamento.

As limitações inerentes a cada programa, como a falta de grupos de controle ou a concentração exclusiva em certos músculos orofaciais, devem ser reconhecidas como áreas para investigações futuras e aprimoramento das abordagens terapêuticas. Além disso, a expansão desses protocolos para contextos clínicos mais amplos, considerando diferentes perfis de pacientes e desafios clínicos, é um caminho promissor para aprimorar ainda mais a eficácia dessas intervenções.

Nesse sentido, a combinação de conhecimentos teóricos sólidos com a prática clínica bem estruturada, evidenciada pelos programas terapêuticos apresentados, contribui de maneira significativa para o avanço da TMO. Essas abordagens representam não apenas um conjunto de estratégias terapêuticas, mas também uma abertura para a contínua exploração e aprimoramento dos cuidados de saúde orofacial. À medida que a pesquisa e a prática clínica continuam a evoluir, é fundamental que os profissionais se mantenham atualizados e comprometidos em proporcionar abordagens de tratamento cada vez mais eficazes e personalizadas para seus pacientes.

REFERÊNCIAS BIBLIOGRÁFICAS

1. Felício CM. Motricidade Orofacial: Teoria, Avaliação e Estratégias Terapêuticas. São Paulo: Edusp; 2020. p. 256.
2. Ludemann A, Power E, Hoffmann TC. Investigating the Adequacy of Intervention Descriptions in Recent Speech-Language Pathology Literature: Is Evidence From Randomized Trials Useable? Am J Speech Lang Pathol. 2017;26(2):443-55.
3. Shortland HL, Hewat S, Vertigan A, Webb G. Orofacial Myofunctional Therapy and Myofunctional Devices Used in Speech Pathology Treatment: A Systematic Quantitative Review of the Literature. Am J Speech Lang Pathol. 2021 Jan 27;30(1):301-317.
4. Van Dyck C, Dekeyser A, Vantricht E, et al. The effect of orofacial myofunctional treatment in children with anterior open bite and tongue dysfunction: a pilot study. Eur J Orthod. 2016;38(3):227-34.
5. ABRAMO: ANais Encontro M.O. [Internet]. 2023.
6. Felício CM, Ferreira CL. Protocol of orofacial myofunctional evaluation with scores. Int J Pediatr Otorhinolaryngol. 2008 Mar;72(3):367-75.
7. Genaro KF, Berretin-Felix G, Rehder MIBC, Marchesan IQ. Avaliação miofuncional orofacial: protocolo MBGR. Rev CEFAC. 2009;11(2):237-55.
8. de Felício CM, Folha GA, Ferreira CL, Medeiros AP. Expanded protocol of orofacial myofunctional evaluation with scores: Validity and reliability. Int J Pediatr Otorhinolaryngol. 2010;74(11):1230-9.
9. Felício CM, Medeiros AP, Oliveira MM. Validity of the 'protocol of oro-facial myofunctional evaluation with scores' for young and adult subjects. J Oral Rehabil. 2012;39(10):744-53.

10. Marchesan IQ, Berretin-Félix G, Genaro KF. MBGR Protocol of orofacial myofunctional evaluation with scores. International Journal of Orofacial Myology and Myofunctional Therapy. 2012;38(1):38-77.
11. Folha GA, Valera FC, de Felício CM. Validity and reliability of a protocol of orofacial myofunctional evaluation for patients with obstructive sleep apnea. Eur J Oral Sci. 2015;123(3):165-72.
12. Felício CM, Lima M, Medeiros APM, Ferreira JTL. Orofacial Myofunctional Evaluation Protocol for older people: validity, psychometric properties, and association with oral health and age. Codas. 2017;29(6):e20170042.
13. Graziani AF, Fukushiro AP, Marchesan IQ, et al. Extension and validation of the protocol of orofacial myofunctional assessment for individuals with cleft lip and palate. Codas. 2019;31(1):e20180109.
14. Bueno MDRS, Rosa RR, Genaro KF, Berretin-Felix G. Validation of the MBGR orofacial myofunctional assessment protocol for adults with temporomandibular disorders with disc displacement with reduction. Codas. 2020;32(4):e20190132.
15. Medeiros AMC, Nobre GRD, Barreto ÍDC, et al. Expanded Protocol of Orofacial Myofunctional Evaluation with Scores for Nursing Infants (6-24 months) (OMES-E Infants). Codas. 2021;33(2):e20190219.
16. Medeiros AMC, Marchesan IQ, Genaro KF, et al. MMBRG Protocol - Infants and Preschoolers: Myofunctional Orofacial Clinic Examination. Codas. 2022;34(5):e20200325.
17. Burns PB, Rohrich RJ, Chung KC. The levels of evidence and their role in evidence-based medicine. Plast Reconstr Surg. 2011;128(1):305-10.
18. Dollaghan CA. The handbook for evidence-based practice in communication disorders. Baltimore, MD, US: Paul H. Brookes Publishing Co. 2007. p. 184.
19. Marchesan IQ, Silva HJ, Berretin-Felix G. Terapia fonoaudiológica em motricidade orofacial. 1 ed. São José dos Campos, SP: Pulso Editorial. 2012. p. 208.
20. Berretin-Felix G, Tessitore A, Amaral AKFJ, et al. A fala nos diversos contextos da motricidade orofacial. São José dos Campos, SP: Pulso Editorial; 2015. p. 144.
21. Pró-Fono (org). Planos Terapêuticos Fonoaudiológicos (PTFs) – Barueri, SP: Pró-Fono. 2015;1(1). p. 494.
22. Pró-Fono (org). Planos Terapêuticos Fonoaudiológicos (PTFs) –Barueri, SP: Pró-Fono. 2015;2(1). p. 634.
23. Picinato-Pirola M, Ramos VF, Tanigute CC, et al. Terapia em motricidade orofacial: como eu faço. 1 ed. São José dos Campos, SP: Pulso editorial; 2019. p. 192.
24. Silva HJ, Tessitore A, Motta AR, et al. Tratado de Motricidade Orofacial. 1 ed. São José dos Campos, SP: Pulso Editorial; 2019. p. 848.
25. Marchesan IQ. Fundamentos em Fonoaudiologia: aspectos clínicosda motricidade oral. Rio de Janeiro: Guanabara Koogan. 1998. p. 108.
26. Feitosa ALF, Depolli GT, Silva HJ. Mapas conceituais em Fonoaudiologia: Motricidade Orofacial. 1 ed. Ribeirão Preto, SP: Book Toy; 2022. p.252.
27. Roberts MY, Sone BJ, Zanzinger KE, et al. Trends in Clinical Practice Research in ASHA Journals: 2008-2018. Am J Speech Lang Pathol. 2020;29(3):1629-39.
28. Homem MA, Vieira-Andrade RG, Falci SG, et al. Effectiveness of orofacial myofunctional therapy in orthodontic patients: a systematic review. Dental Press J Orthod. 2014;19(4):94-9.
29. Hoffmann TC, Glasziou PP, Boutron I, et al. Better reporting of interventions: template for intervention description and replication (TIDieR) checklist and guide. BMJ. 2014;348:1687.
30. Bothe AK, Richardson JD. Statistical, practical, clinical, and personal significance: definitions and applications in speech-language pathology. Am J Speech Lang Pathol. 2011;20(3):233-42.
31. Peter M. Fayers DM, Fayers PM, Machin D. Quality of Life: The Assessment, Analysis and Interpretation of Patient-Reported Outcomes. 1. ed. Chichester: John Wiley & Sons, Ltd. 2007.
32. Akobeng AK. Understanding randomised controlled trials. Arch Dis Child. 2005;90(8):840-4.

33. Frazão Y. Terapia Oromiofuncional: Planejamento e Execução. In: Anais do 13º Encontro Brasileiro de Motricidade Orofacial e 1º Encontro Internacional de Motricidade Orofacial; 2021 jun 17-19; on-line. São José dos Campos, SP: Pulso Editorial; 2021. p. 36.
34. Rahal A, Motta AR, Fernandes CG, et al. Manual de Motricidade Orofacial. São Jose dos Campos, SP: Pulso editorial. Capítulo 3, Procedimentos Básicos para o Tratamento dos Distúrbios Miofuncionais Orofaciais. 2014. p. 47-58.
35. American Speech-Language-Hearing Association. Preferred Practice Patterns for the Profession of Speech-Language Pathology [Preferred Practice Patterns]; [Internet]. Available from. 2004.
36. Felício CM, Oliveira MM, Silva MA. Effects of orofacial myofunctional therapy on temporomandibular disorders. Cranio. 2010;28(4):249-59.
37. Silva LK. Effectiveness of a myofunctional therapy program in the treatment of mouth breathing in subjects with malocclusion: a clinical trial. São Paulo. Tese [Doutorado]: Universidade de São Paulo. 2017.
38. Frazão YS. Efficiency of orofacial myofunctional intervention to mitigate signs of facial aging. São Paulo. Tese [Doutorado]: Universidade de São Paulo. 2021.

PROGRAMAS TERAPÊUTICOS EM DISFAGIA OROFARÍNGEA

CAPÍTULO 6

Hipólito Magalhães ▪ Ana Paula Sabino de Medeiros Neves
Renata Veiga Andersen Cavalcanti
Raquel Coube de Carvalho Yamamoto ▪ Lica Arakawa-Sugueno

OBJETIVOS DE APRENDIZAGEM

Como resultado deste capítulo, o leitor poderá refletir os conteúdos abordados e o que poderá capacitá-lo a:

- Associar as concepções de efetividade e eficácia dos programas de intervenção fonoaudiológica em neonatos, adultos e idosos para (re)habilitação em transtornos alimentares em disfagia orofaríngea;
- Analisar os procedimentos de intervenção nos transtornos alimentares do recém-nascido pré-termo e nas disfagias orofaríngeas em adultos e idosos;
- Avaliar a eficiência das técnicas de intervenção e a eficácia dos programas de intervenção fonoaudiológica nos diferentes contextos que envolvem os cenários de alimentação;
- Propiciar o raciocínio clínico para o planejamento singular de condutas de intervenção de acordo com o caso avaliado.

INTRODUÇÃO

A disfagia orofaríngea é uma condição clínica de um transtorno da deglutição que compromete a biomecânica da deglutição em algumas ou em todas as fases da deglutição,[1] em consonância com a causa mecânica e/ou neurogênica que tanto traz prejuízos na adequada retroalimentação do processo de deglutir,[2] como dificulta ou impossibilita a eferência dos estímulos na condução dos movimentos encadeados para a realização dos atos motores necessários para a execução dos mecanismos envolvidos durante as fases da deglutição.[3,4]

A intervenção fonoaudiológica em disfagia orofaríngea é um tema bastante discutido nos eventos científicos e publicações nacionais[5] e internacionais que buscam detalhar as evidências das técnicas mais efetivas a determinados desfechos da dinâmica da deglutição em sua eficiência e segurança[6] como na concepção teórica para realmente se avaliar a eficácia dos programas terapêuticos.[7]

A escolha das condutas baseadas em evidências para intervenção fonoaudiológica deve considerar a história clínica de cada indivíduo com disfagia orofaríngea primordialmente, para que o acompanhamento do caso em atendimento receba um planejamento singular com seleção das técnicas mais aplicáveis aos desfechos avaliados e que se tenha referência dos ganhos na eficiência em relação à função da deglutição ou efetividade dos resultados dentro de proposta terapêutica.[8]

PARTE II ▪ INTERVENÇÃO FONOAUDIOLÓGICA EM FUNÇÕES OROFACIAIS

A análise dos programas terapêuticos, nesse capítulo, considerou a organização da intervenção, os princípios norteadores, com descrição das técnicas aplicadas, ao longo das sessões e quais consistências e volumes foram administrados e ganhos alcançados em relação à avaliação prévia.[9]

Assim, alguns conceitos, que avaliam o efeito das ações em saúde, estão dispostos ao longo do capítulo, a saber, eficácia, eficiência e efetividade. A eficácia se refere ao resultado favorável que uma intervenção realizada ocasiona, sob condições de controle, como nos ensaios clínicos; eficiência, que se relaciona com os efeitos alcançados diante do esforço empreendido, custos, recursos e tempo envolvidos, e efetividade da intervenção, que retrata os benefícios trazidos pelo atendimento clínico, apesar de se observarem procedimentos implementados ao longo do atendimento que não estiveram sob controle, como no cotidiano da prática clínica.[8]

Nessa imersão de perspectivas e conceitos, buscamos apresentar programas de intervenção e suas técnicas eleitas para a eficiência e segurança da deglutição do indivíduo disfágico, com o intuito de refletirmos sobre como precisamos tomar decisões assertivas em relação ao planejamento de nossas condutas de intervenção e sobre como podemos implementar em nossa atuação alguns programas terapêuticos voltados para a população de neonatos com transtornos alimentares, adultos com disfagia orofaríngea de origens neurogênica e mecânica, na perspectiva de se refletir sobre os prazos, tempo de intervenção e avaliação da eficiência das técnicas, efetividade de planejamentos singulares e eficácia dos programas preestabelecidos para os diferentes contextos.

PROGRAMAS DE ESTIMULAÇÃO ORAL EM NEONATOS

O progresso tecnológico no cuidado ao recém-nascido pré-termo (RNPT) e/ou recém--nascido (RN) de alto risco proporcionou o aumento de sua sobrevida.[10,11] Entretanto, a diminuição da mortalidade no período neonatal tem provocado o aumento de morbidades crônicas que englobam déficit de crescimento e atraso no neurodesenvolvimento dos RN sobreviventes. O RNPT é aquele que nasce antes das 37 semanas de idade gestacional.[12,13] O RN de alto risco é aquele que apresentou ao nascer: asfixia grave (APGAR < 7 no 5º min); prematuridade com peso abaixo de 2.000 g; idade gestacional inferior a 35 semanas; e RN com outras doenças graves.[14]

O período neonatal compreende os primeiros 28 dias de vida do RN.[14] Alguns neonatos necessitam da prestação de assistência especializada por apresentarem risco de vida logo após o nascimento. Dentre as principais comorbidades observadas no cuidado de RNPT, podemos encontrar: a síndrome do desconforto respiratório neonatal,[15] a lesão neurológica,[16] a displasia broncopulmonar e a icterícia neonatal, que contribuem para o aumento do risco de danos ao desenvolvimento,[10] interferindo negativamente na habilidade motora oral desses bebês.[17] Desse modo, esses neonatos, em sua grande maioria, geram demandas para o acompanhamento fonoaudiológico em intervenção especializada a fim de auxiliar no estabelecimento eficiente e seguro da alimentação por via oral devido à necessidade de via alternativa de alimentação nos primeiros dias de vida.[11,17-19]

Para verificar o momento adequado do início da alimentação por via oral é imprescindível que seja feita uma avaliação minuciosa, sendo que o RN precisa estar clinicamente estável para ser avaliado com segurança.[20] Há diversos protocolos disponíveis na literatura para avaliação da prontidão para início da alimentação por via oral em neonatos.[20-22] A ausculta cervical e a oximetria de pulso são citadas como recursos auxiliares importan-

CAPÍTULO 6 • PROGRAMAS TERAPÊUTICOS EM DISFAGIA OROFARÍNGEA **103**

tes na avaliação.[23] Além disso, diversos estudos têm apontado a importância de avaliar a *performance* do neonato durante a alimentação por via oral.[24-26]

Uma avaliação bem conduzida irá favorecer um delineamento de tratamento mais efetivo, no qual um adequado programa terapêutico iniciado em momento oportuno proporcionará ao RNPT uma introdução alimentar por via oral sem intercorrências, além de favorecer o aleitamento materno.[18] Atualmente existem diferentes propostas de estimulação oral com o objetivo de proporcionar ao RN uma alimentação por via oral em momento propício. As abordagens consistem na realização da sucção não nutritiva (SNN),[22,27-29] massagens em região peri, intra e extraoral, seguida de prática de sucção com a SNN[30,31] e treino de resistência na alimentação com exercício de deglutição.[32] Algumas propostas acrescentam os estímulos térmico[11,33] e gustativo[34,35] como estratégias perceptivas sensoriais à estimulação oral. Após observar aptidão para início da alimentação por via oral, a técnica sonda-peito pode ser utilizada a fim de favorecer e estimular o aleitamento materno.[36]

Os programas de estimulação oral são citados na literatura como importante recurso terapêutico para diminuir o tempo de transição alimentar da via alternativa para via oral.[37,38] Existem alguns programas utilizados na rotina diária de profissionais que atendem principalmente ao RNPT, dois destes são amplamente referenciados em pesquisas científicas, sendo estes: o programa estimulação oral sugerido por Fucile, Gisel e Lau,[30] de nome *Nonnutritive Oral Motor Therapy* (NNOMT); e outro programa mais recente, proposto por Lessem,[31] sendo um programa de intervenção motora oral específico para ser utilizado em RNPT, denominado *Premature Infant Oral Motor Intervention* (PIOMI).

A terapia motora oral não nutritiva (Nonnutritive Oral Motor Therapy - NNOMT) consiste na realização de exercícios de manuseio nas bochechas, lábios, gengiva, língua e treino de sucção não nutritiva, sendo necessário um tempo de 15 minutos para a execução. Existem evidências científicas que a utilização deste programa de estimulação oral auxilia na adequação do ajuste da maturação das estruturas neurais periféricas e/ou centrais, consequentemente, desencadeando uma melhora na habilidade de sucção, na coordenação entre as funções de sucção, deglutição e respiração, elevando a taxa de transferência (mL/min) na ingesta oral em que irá favorecer a alimentação plena por via oral.[30,38,39]

A intervenção motora oral em bebês prematuros (premature infant oral motor intervention – PIOMI) tem como base os preceitos da NNOMT, porém, base os preceitos do NNOMT, porém, com algumas modificações e objetivo de adequar a atuação na pequena cavidade oral do RNPT e diminuir o tempo de estimulação, limitando o surgimento do fator estressante pelo manuseio excessivo. Ele consiste na execução de manobras nas bochechas, lábios, gengiva, língua e treino de sucção não nutritiva, e cujo tempo de execução é de apenas cinco minutos. Estudos com o PIOMI mostraram que este programa de estimulação é eficaz, diminuindo os dias de transição alimentar da via alternativa para a via oral completa e o tempo de internação hospitalar.[31,37,40]

Estudos apontam que a estimulação da SNN promove a antecipação do início da alimentação por via oral, contribuindo para o desenvolvimento motor oral e maturação do RN.[22,27,29] Atualmente outras estratégias vêm somando na estimulação e tratamento fonoaudiológico, como o estímulo térmico[33] e o gustativo,[34,35] ambos têm sido citados como estratégias importantes para favorecer melhores respostas na prontidão alimentar,[34] sucção[35] e na deglutição.[33] Além disso, evidências apontam que a técnica de treino da deglutição tem-se mostrado uma estratégia terapêutica eficaz para favorecer a *performance* na alimentação por via oral.[32,41]

A estimulação oral deve ser realizada com o RN em estado comportamental alerta e postura global organizada.[11,42] O fonoaudiólogo deve estar atento à ocorrência de sinais de estresse apresentados pelo RN durante todo o processo de intervenção[20,25,43] e interromper a estimulação na presença de qualquer intercorrência.

Caso o RN apresente aptidão para iniciar a alimentação por via oral, sugere-se que a transição alimentar ocorra preferencialmente em seio materno com a técnica sonda-pei-to.[36] Estudos mostram que a utilização desta técnica, como estratégia fonoaudiológica em neonatologia, contribui para redução do tempo de transição alimentar da via alternativa para via oral, favorecendo o aleitamento materno exclusivo.[19,36,44]

Embora se constitua em um desafio, a prática do aleitamento materno é a melhor escolha para o RN prematuro e/ou RN de alto risco que necessitou de cuidados em unidades de terapia intensiva neonatal.[36,44-48] Somando-se a isso, as diretrizes propostas pelo Método Canguru são uma excelente forma de atenção e cuidado ao RN e deveriam ser praticadas em todos os hospitais com intuito de favorecer o aleitamento materno, minimizando a morbimortalidade infantil.[46,47]

No atendimento neonatal, a atuação fonoaudiológica é de suma importância, pois tem como objetivo avaliar e indicar, em momento favorável, o melhor programa terapêutico, conforme a necessidade de cada bebê. O trabalho em conjunto com uma equipe multiprofissional se faz necessário para que a conduta terapêutica aconteça de forma mais assertiva para benefício desta população.

De acordo com essas reflexões, ao final desse capítulo, sintetizamos todas as propostas terapêuticas no Quadro 6-1.

PROGRAMAS TERAPÊUTICOS DE DISFAGIA OROFARÍNGEA NEUROGÊNICA EM ADULTOS APÓS ACIDENTE VASCULAR CEREBRAL (AVC)

Em relação ao contexto terapêutico na disfagia orofaríngea neurogênica pós-AVC, um dos primeiros capítulos escritos aqui no Brasil analisou que os programas de intervenção em disfagia demonstravam vieses relacionados a erros no planejamento, na composição da casuística, não esclarecimento sobre o cálculo amostral, com desenhos não claros para a proposta e amostras heterogêneas sem possibilidades de generalização.[5] Em outra análise nacional, as evidências envolveram treinamento funcional da deglutição com manobras para segurança e eficiência, sob controle da eficácia terapêutica.[49]

O interessante dos programas, como vamos apresentar, está no estabelecimento de prazos, de avaliações prévia e posterior ao tempo estipulado entre quatro semanas até um ano, com número de sessões entre uma a três sessões diárias ou três sessões semanais. O delineamento das estratégias de intervenção abrangeram desde o controle da oferta de alimentos, em relação às consistências e volumes, que poderiam ser gradativamente implementados até a associação da aplicação de manobras ou técnicas compensatórias ou de exercícios para recondicionamento neuromuscular, escolhidas em menor ou maior frequência.[51] A seguir enumeramos os programas ou abordagens que seguiam uma sequência de sessões, como descritos a seguir:

1. *McNeill Dysphagia Therapy Program (MDTP)*: programa que vem se aprimorando ao longo de suas publicações, de acordo com os desenhos de: caso-controle,[52] série de nove casos,[53] estudo de intervenção piloto com evidências de melhora nas excursões hióidea e laríngea via videofluoroscopia[54] e ensaio clínico randomizado.[55] Trata-se de um protocolo padronizado para o fortalecimento progressivo e coordenado da deglutição com desenvolvimento gradual dos padrões de movimento e

CAPÍTULO 6 • PROGRAMAS TERAPÊUTICOS EM DISFAGIA OROFARÍNGEA **105**

refinamento da coordenação dos componentes musculares envolvidos nesse processo por meio da técnica da deglutição com esforço. Nesse processo há uma hierarquia específica de tarefas a serem seguidas durante a alimentação, por meio do aumento gradativo das demandas das forças musculares resistivas progressivamente crescentes e ajustes na velocidade, tempo e especificidade do movimento na aplicação da técnica, com critérios específicos para introduzir as consistências e volumes desde o início da terapia e revisão desses para avançar ou regredir nas ofertas. A progressão durante o tratamento segue uma "hierarquia alimentar" de 11 etapas com instruções simples de deglutição ao paciente e aos profissionais que monitoram e modificam cada tentativa de deglutição, que demonstrou efetividade na população pós-AVC, com redução no tempo de retorno da alimentação por via oral com melhora no funcionamento neuromuscular do mecanismo de deglutição;

2. *Protocolo de reabilitação intensiva de disfagia de quatro semanas*: publicado em série de casos.[56] As sessões de uma hora, duas vezes por semana, com prática em casa, auxiliada pelo cuidador, de aproximadamente 45 minutos por dia, considerou: seleção singular a cada paciente de dois exercícios em uma rotina de: 20 deglutições direcionadas, três vezes ao dia, para os casos menos difíceis ou, 30 deglutições por dia de alimento seguro, para os com menos segurança alimentar, avaliados na videoendoscopia da deglutição. A série de treinamentos considerou a escolha de: treinamento da pressão de língua, deglutições com esforço associadas à escala visual analógica, manobra de *tongue hold, Mendelsohn, Shaker*, com posterior reavaliação das séries estabelecidas e deglutição direcionada;

3. *Treinamento de pressão e precisão na pressão da língua (TPSAT)*: aplicado em 16 pacientes pós-AVC subagudo, divididos aleatoriamente em dois grupos, em que o controle (n = 8) foi submetido a terapia tradicional de 30 minutos por dia, duas vezes ao dia, cinco vezes por semana durante oito semanas, planejada com: estimulação tátil térmica, manobra de Mendelsohn, deglutição com esforço e modificação da dieta. O grupo experimental do TPSAT[57] recebeu um exercício isométrico em regiões anterior e posterior de língua em cinco séries de pressão de língua-palato, com seis repetições por série para cada sessão, cuja precisão isométrica de língua foi estabelecida de acordo com 50%, 75% e 100% da pressão máxima medida durante o primeiro exercício de pressão isométrica da sessão em cada localização do bulbo. Contudo, a avaliação pré e pós-terapia identificou melhoras em ambos os grupos, com relevância na intensidade e frequência da intervenção;

4. *Treinamento de pressão e resistência de língua*: por meio de ensaio clínico controlado randomizado de seis semanas, simples-cego, que aleatorizou 27 pacientes pós-AVC em dois grupos com terapia tradicional de 30 minutos diários, só que no experimental receberam, a mais, o treinamento de pressão via o *Iowa Oral Performance Instrument* (IOPI) durante uma contração máxima repetida durante as elevações anterior e posterior da língua, estabelecida pelo cálculo de 80% da pressão isométrica máxima de língua, em cinco séries de 10 tentativas por dia e intervalo de descanso de 30 segundos, cinco vezes por semana, durante seis semanas, com 50 repetições cada nas regiões anterior e posterior da língua. A análise considerou a escala videofluoroscópica da deglutição, que demonstrou diferenças significativas do grupo experimental nos ganhos de pressão em região anterior de língua e nas fases oral e faríngea da deglutição, em relação ao grupo-controle que só obteve ganhos na fase oral da deglutição;[58]

5. *Treinamento de resistência língua-palato (TRPT)*: para a pressão da língua e função de deglutição orofaríngea. O experimento em 18 pacientes aplicou 30 repetições de contração de língua em regiões anterior e posterior, seguidas de terapia tradicional, e o controle (n = 17) só recebeu a terapia tradicional, por quatro semanas (cinco dias por semana). Os resultados demonstraram efetividade do TRPT para ganho na pressão da língua e nos achados videofluoroscópicos para as fases oral e faríngea, embora sem diferença significativa na escala de penetração e aspiração;[59]

6. *Perfil de treinamento da pressão de língua (TPPT) ou treinamento de pressão e precisão de pressão de língua (TPSAT) versus terapia tradicional*: estudo prospectivo, randomizado com 14 participantes que receberam até 24 sessões de treinamento de resistência com pressão na língua (TPPT ou TPSAT), em duas a três vezes por semana, durante 8 a 12 semanas.[60] O TPPT envolvia exercícios de pressão de língua ou deglutição com esforço de saliva, seguidos da liberação gradual da pressão da língua no palato, com o bulbo do IOPI localizado em região posterior da língua em uma hierarquia de exercícios que culminava com a deglutição de líquido muito levemente espessado. O TPSAT não incluiu nenhuma deglutição de saliva, apenas solicitava as pressões isométricas da língua-palato. Cada sessão de tratamento, conduzida sob supervisão direta de um fonoaudiólogo licenciado, envolveu 60 tarefas de pressão da língua. Independentemente do protocolo utilizado, os resultados demonstraram melhoras significativas na pressão da língua e diminuição do resíduo valecular pós-deglutição de líquidos finos, sem diferenças na escala de penetração-aspiração (PAS);

7. *Deglutição com esforço em ensaio clínico controlado randomizado e duplo-cego*: o grupo experimental (n = 12) realizou 10 repetições da técnica em três sessões diárias, com aspersão de água quando o participante não conseguia realizá-la, por cinco dias, durante quatro semanas, e o controle (n = 12) deveria deglutir espontaneamente a saliva na mesma frequência realizada no experimental. Em ambos os grupos era aplicada a terapia tradicional diária de 30 minutos, cinco dias da semana por quatro semanas. Como resultado, houve diferenças significativas de melhora nas pressões anterior e posterior da língua e na fase oral, no experimental e melhoras na fase faríngea nos dois grupos;[61]

8. *Exercício de Elevação da Cabeça (HLE)*: protocolo de intervenção indireta, apoiado na manobra de Shaker,[62] realizado em 27 pacientes pós-AVC alocados aleatoriamente no grupo experimental (n = 13) e controle (n = 14). Ambos receberam terapia tradicional, e no grupo experimental foi aplicado o HLE em cinco dias por semana, durante quatro semanas (total de 20 sessões). A análise bidimensional do movimento hiolaríngeo, realizada pelo programa de Imagem fundamentado em estudo videofluoroscópico da deglutição, de acordo com escala de penetração-aspiração (PAS), evidenciou, no grupo experimental, eficácia para melhorar o movimento do hioide e diminuir a aspiração;

9. *Treinamento de força muscular expiratória (expiratory muscle strength training – EMST)*: a pesquisa prospectiva experimental em série de 14 casos pós-AVC demonstrou que houve efetividade da aplicação da EMST em 25 repetições por dia, cinco dias por semana, durante cinco semanas, realizadas em domicílio.[63] O dispositivo utilizado consiste em um bocal com uma válvula de mola calibrada de uma via com uma faixa de pressão de 25 a 150 cmH_2O. A válvula bloqueia o fluxo de ar até que uma pressão limiar suficiente seja produzida para superar a resistência oferecida com uso de clipes nasal e lábios firmemente ocluídos ao redor do bocal. A técnica envolve a execução de uma expiração rápida e vigorosa no bocal, que para quando o paciente escuta o som de

CAPÍTULO 6 ▪ PROGRAMAS TERAPÊUTICOS EM DISFAGIA OROFARÍNGEA

assobio proveniente da abertura da válvula. O ajuste do dispositivo é feito, considerando 60% da pressão expiratória máxima (PE$_{Máx}$) de cada paciente, que só pode fazer em casa, após treinamento prévio, com supervisão semanal, em visitas domiciliares para medir novamente a PEMáx e redefinir o dispositivo em 60% do novo valor. Houve melhoras nas funções de tosse e deglutição com reflexões importantes sobre os efeitos sensoriomotores gerais;

10. *Chin Tuck Against Resistance (CTAR)*: apresentado em dois ensaios clínicos randomizados (ECR): um em sessões de 30 minutos, em 13 pacientes pós-AVC que faziam o experimento com o CTAR e terapia tradicional e 12 no controle só com a tradicional, por cinco dias da semana durante quatro semanas,[64] que apresentou efeitos na redução dos resíduos na cavidade oral, valécula e seios piriformes e ganhos na elevação laríngea, identificados na escala de penetração e aspiração (penetration – aspiration scale – PAS) e na escala funcional de disfagia (FDS); outro ECR,[65] em 37 pacientes pós-AVC, com experimental (n = 19) que recebeu o CTAR apoiado em jogos, e controle (n = 18) somente com a manobra de Shaker. Nesse ECR, a escala videofluoroscópica de disfagia (VDS), PAS e escala funcional de ingestão oral (FOIS) não apresentaram diferenças significativas, somente houve mais adesão, motivação e interesse, com menores esforços físicos necessários e fadiga muscular no grupo experimental comparado ao controle;

11. *Exercício de abertura de mandíbula (jaw opening exercise – JOE)*:[66] série de oito casos, analisados por videofluoroscopia, demonstrou os efeitos positivos para a abertura do esfíncter esofágico superior (EES) durante a deglutição. Apesar da casuística pequena com outras doenças de base além do AVC, sem comprovação de sua eficácia em relação à eficiência e segurança da deglutição, o procedimento realizado por meio da abertura máxima de mandíbula por 10 segundos, em cinco repetições e intervalo de descanso de 10 segundos, em duas séries diárias durante quatro semanas, vale a curiosidade de ser testado em prova terapêutica por meio de avaliação instrumental para se analisar sua seleção é favorável para as especificidades e condições de dado caso;

12. *Manobra de Mendelsohn*: ECR em 18 pacientes pós-AVC[67] randomizados em dois grupos: um com duas semanas sem tratamento seguidas de duas de treinamento, e o controle do procedimento era invertido (com e sem intervenção). Após a calibração de cada participante para o domínio do uso da manobra e orientações do clínico, a terapia diária de duas sessões de 45 minutos a uma hora e intervalo de duas a três horas considerou, antes de cada deglutição, a administração de *swabs* dentais mergulhados em pequena quantidade de água gelada na intenção de umedecer a boca para que a deglutição fosse possível durante toda a sessão, em um padrão de 30 a 40 deglutições por sessão e possibilidade de descanso de, no mínimo, 30 segundos, ao se identificarem sinais de fadiga ou desconforto do participante. Nessa proposta, a manobra de Mendelsohn possibilitou a melhora na duração do movimento máximo anterior e superior do hioide e impactou na duração da abertura do esfíncter esofágico superior. Os resultados demonstraram que a elevação do hioide e a excursão anterior do hioide melhoraram significativamente (foram prolongadas) durante a avaliação videofluoroscópia da deglutição após semanas de tratamento e não melhoraram após semanas sem tratamento;

13. *Estimulação elétrica neuromuscular*: uma revisão sistemática[68] analisou 21 artigos com aplicação da estimulação elétrica neuromuscular, aplicada de forma isolada (n = 7) ou em combinação com outras técnicas, como exercícios de fortalecimento e técnicas de terapia manual (n = 14). As sessões variaram de 5 a 40 sessões, durante uma a oito

semanas. O modelo híbrido destacou-se em maior efetividade quando aplicada em 60-80 Hz, 700 µs de duração de pulso, no limiar de intensidade motora e em sessões de 20-30 minutos.

No Quadro 6-1 resumimos os programas e abordagens sistematizadas, que não se esgotam nesse capítulo, apenas levantam reflexões para pensarmos quando nos deparamos com algum artigo novo e sobre o que evidencia sobre o tema.

PROGRAMAS TERAPÊUTICOS DE DISFAGIA EM ADULTOS COM TUMOR DE CABEÇA E PESCOÇO

Os tipos de disfagia podem ser classificados de diferentes formas. As classificações mais frequentes consideram a faixa etária de acometimento ou a etiologia. No Brasil, a disfagia é classificada como mecânica quando está relacionada a alterações estruturais na região de cabeça e pescoço, que excluem danos do sistema nervoso central.

Distúrbios metabólicos, efeitos medicamentosos, quadros infecciosos (especialmente sistêmicos), refluxo gastroesofágico, descompensação ou cirurgia cardíaca e sarcopenia influenciam diretamente na função de deglutição. A etiologia da disfagia pode ou não ter dano do sistema nervoso central em alguns desses casos.

Pacientes com câncer de cabeça e pescoço são frequentemente diagnosticados com disfagia causados pelo tumor ou pelo tratamento oncológico, seja cirúrgico, por efeitos da irradiação ou das drogas antineoplásicas (quimioterapia). Há mudanças da deglutição relacionadas à intubação orotraqueal e traqueostomia nesses pacientes, especialmente em fases agudas do tratamento oncológico.

Este subitem terá como tema os programas terapêuticos propostos para adultos com disfagia relacionada ao câncer de cabeça e pescoço (CaCP). Os alvos terapêuticos, as técnicas e os programas indicados na literatura para esse perfil de pacientes serão comentados a seguir.

Os alvos terapêuticos podem ser diferentes de acordo com o período do tratamento oncológico. Os resultados da avaliação da deglutição consideram história da disfunção e desenvolvimento do tumor, exames clínico e instrumental da disfagia. A tomada de decisão terapêutica é baseada nos desfechos de segurança e eficiência da deglutição, a condição do estado de saúde do paciente naquele momento (agudo ou crônico), impactos da disfagia na qualidade de vida e nos cenários emocional, familiar e financeiro que o indivíduo se encontra.

A recomendação de assistência fonoaudiológica ao paciente com CaCP[69,70] é iniciar a avaliação da deglutição e investigar a possibilidade de intervenção desde o diagnóstico do câncer, ou seja, antes do tratamento oncológico. Pacientes com câncer avançado nessa região apresentam disfagia em até 51% antes da cirurgia ou da radioquimioterapia.[71]

Nesse momento, o tratamento do câncer é o foco da equipe multidisciplinar. O fonoaudiólogo que atua em disfagia terá como objetivo manter o monitoramento e gerenciamento de disfagia de forma precoce e contínua.[72]

Há indicação de terapia profilática para disfagia e trismo[73] para aqueles cujo tratamento envolverá radioterapia associada à quimioterapia, antes e durante todo o tratamento por meio de exercícios reativos e proativos como treino de força de língua, manobra de Masako, deglutição com esforço, manobra supraglótica, manobra de Mendelsohn, método Shaker, TheraBite®

CAPÍTULO 6 • PROGRAMAS TERAPÊUTICOS EM DISFAGIA OROFARÍNGEA **109**

Jaw Motion Rehabilitation System™ e dispositivo de treinamento de força muscular expiratória (EMST).[72] Não serão comentados nesse capítulo os programas exclusivamente destinados ao trismo.

O treino da deglutição com alimento tem objetivo de minimizar o desuso e manter nutrição (parcial ou total) oral, sempre que possível, mesmo que envolva associação medicamentosa de cuidados para dor.[74]

Dentre as propostas profiláticas para a função da deglutição, a mais conhecida para paciente com CaCP é o *Pharyngocise*,[75] um programa padronizado de alta intensidade proposto para ser realizado durante a Radioquimioterapia (RDTQT). Após análise de resultados de estudo randomizado, identificou-se no grupo que executou o programa, houve menor deterioração estrutural dos músculos genioglosso, hioglosso e milo-hióideo; maior abertura de boca, menos impacto da falta de salivação e deglutição mais funcional. O programa inclui falsete, pressão da língua, deglutição com esforço e resistência/fortalecimento da mandíbula, usando o *Therabite Jaw Motion Rehabilitation System®* e modificação da dieta, sob orientação do fonoaudiólogo. Os pacientes são solicitados a realizar durante todo o período da RDTQT até no máximo seis semanas. São duas repetições ao dia de cada sessão de 45 minutos, considerando 10 minutos (4 ciclos de 10 repetições) para cada das quatro estratégias e pausas entre elas.

Outra proposta profilática foi apresentada por Kotz *et al.*,[76] no que se propõe repetir três vezes ao dia a seguinte série de quatro estratégias: engolir com esforço (com ou sem água), deglutição com manobra super-supraglótica, manobra de Masako, retração de língua (puxe para trás a língua e segura) e manobra de Mendelsohn. Cada exercício deve ser repetido 10 vezes.

O uso do IOPI®, dispositivo já mencionado, vem sendo testado para essa população CaCP[77-79] com objetivo de treinamento da força de língua. A viabilidade do treino durante a RDTQT é comprometida pelos efeitos da mucosite oral e dor, mas é possível nas primeiras quatro semanas do tratamento.[78]

Nos casos cirúrgicos, a terapêutica para reabilitar a disfagia pode acontecer em alguns casos no período operatório recente (POR), com pacientes ainda internados. O treinamento precoce pode levar a uma função melhor.[80] Ações imediatas de manejo da traqueostomia, manobras posturais e de proteção de via aérea e mudança no volume e na consistência alimentar podem ser iniciadas nesse momento.[81] Os principais objetivos são controle da deglutição de saliva e retomar a dieta oral com estratégias compensatórias.

O encaminhamento precoce está associado a resultados funcionais de deglutição melhores.[82]

Os estudos sobre terapia no POR são escassos. Os exercícios de língua são comentados como viáveis.[80,83] O programa, testado por Hsiang *et al.*,[80] sugere 12 semanas de intervenção, com exercícios de amplitude de movimento de lábios, mandíbula e língua (1 a 2 segundos de sustentação após atingir a amplitude máxima) e exercícios de resistência de língua pressionando uma espátula contra a língua por 5 segundos enquanto faz uma ação de oposição de força. Esses dois exercícios repetidos 10 vezes em uma sessão, 3 repetições da série ao dia.

Infelizmente, o número de casos de disfagia grave no POR é frequente, especialmente no câncer de laringe e de boca/orofaringe. O protocolo *Ice Chip*[84] é uma proposta para casos graves que apresentam dificuldade no controle de secreções, com alto risco de complicação pulmonar. Apresentaram a proposta com uma série de 9 casos, dos quais 5, CaCP. Utilizaram lascas de gelo (com cerca de 5 × 7 mm) com corante verde alimentício. Inicia-se por meio da observação nasofibroscópica da anatomofisiologia faringolaríngea e da classificação do resíduo de secreção. Solicita-se a deglutição da secreção ao paciente durante o exame. Em seguida, são oferecidas em uma colher lascas de gelo coradas (metade de 2 pedaços, que equivalem a < 2 mL de volume de líquido) com a instrução: "pegue esses pedaços de gelo, mova-os na boca e engula tudo de uma vez quando estiver pronto." São registradas as impressões sobre controle oral, escape oral, início da deglutição, fechamento do vestíbulo laríngeo, retroflexão da epiglote, elevação da laringe, sinais de penetração ou aspiração (pela escala PAS de Rosenbek *et al.*)[85] manejo da secreção, presença do resíduo e manejo para clareamento e resposta clínica do paciente. Se não houver uma mudança importante no estado de alerta ou sinais vitais que indiquem suspensão de emergência, o procedimento deverá ser repetido mais duas vezes. A tomada de decisão a seguir seguirá um fluxograma definido pelo protocolo que dependerá de: (A) uma boa impressão, quando sugere próximos passos com volumes maiores, alimentos com consistências diferentes, (B) uma impressão razoável/cautelosa que pode bifurcar entre uma impressão clínica mais ou menos favorável e repetir os testes com gelo e outras consistências ainda com cautela, e (C) uma impressão ruim, quando é indicado aguardar estado clínico melhor. Obviamente o protocolo descreve melhor cada um desses três itens do fluxograma da tomada de decisão. O protocolo é sugerido com métodos de avaliação, mas é sugerido o seguimento terapêutico mantendo as repetições do treino com análise dos resultados positivos e negativos.

O uso do programa do EMST num estudo prospectivo realizado com seis laringectomizados parciais com reconstrução de crico-hioidoepiglotopexia indicou melhora da força da tosse e redução dos sintomas de dispneia na comparação pré e pós-terapia de quatro semanas.[86]

As manobras de deglutição de Mendelsohn, Masako, supraglótica, super-supraglótica foram apresentadas como eficientes no resultado imediato de seu uso,[6] mas a variabilidade da dose indicada é muito grande. O método Shaker tem sua proposta com dose definida, mas foi aplicada apenas em uma série de casos de CaCP no estudo de Rudberg *et al.*[87]

No período tardio, após término da radioquimioterapia ou após 15 a 30 dias da cirurgia, a recuperação de uma deglutição eficiente e segura no aspecto pulmonar e nutricional tem sido conquistada por meio de estratégias que levam a mudanças no comportamento da deglutição em longo prazo.

Os exercícios de reabilitação têm como objetivo mudar e melhorar a fisiologia da deglutição e a recuperação dos sistemas neuromusculares por meio dos princípios da neuroplasticidade.[88] As estratégias proativas e reativas citadas nos parágrafos anteriores sobre profilaxia são indicadas como técnicas isoladas em programas customizados ou dentro de programas fechados com doses terapêuticas pré-definidas.

Nesse grupo de pacientes, os linfedemas facial e cervical podem estar presentes em até 98% em diferentes graus e há relação entre linfedema e disfagia.[89] Outro aspecto mais investigado recentemente é o impacto das aderências cicatriciais na função da deglutição.[90,91] Hutcheson *et al.*[92] alertaram que pacientes com câncer de cabeça e pescoço que realizaram exames de imagem de deglutição apresentaram disfagia mesmo após cinco anos (ou mais) de término da radioterapia e quimioterapia. Tais alterações estão frequentemente associadas à fibrose. Por tais razões, propostas terapêuticas que envolvem técnicas manuais para liberação miofascial e drenagem linfática vêm sendo associadas na reabilitação fonoaudiológica,[91,93] porém, não serão mencionadas por não terem objetivo específico de deglutição.

CAPÍTULO 6 ▪ PROGRAMAS TERAPÊUTICOS EM DISFAGIA OROFARÍNGEA

Dentre os sobreviventes de CaCP avançado, uma parte apresenta aspiração laringo-traqueal devido aos efeitos da radiação mesmo no período tardio de anos após término do tratamento oncológico. O resultado do uso do programa do EMST numa série de 23 casos com aspiração no período tardio de RDT mostrou medidas de pressão expiratória máxima maiores após EMST e melhor funcionalidade na segurança da deglutição observada por meio de videofluoroscopia.[94]

A eficácia do recurso terapêutico da EENM é controversa na população de CaCP, e o conhecimento da dose relacionada ao alvo terapêutico não é claro. Langmore *et al.*[88] analisam a eficácia em estudo randomizado com 170 pacientes com CaCP e não identificam diferença significtiva entre o grupo que usou a EENM associada à terapia considerada tradicional, com uso de manobras de deglutição. Já O MDTP,[52] programa já citado anteriormente e que utiliza a EENM como recurso terapêutico, também foi testado em pacientes com CaCP, e seus resultados foram comentados em série de casos.[52] Não há estudo randomizado com esse programa nessa população. A vantagem desse método é o treino funcional com desafios para mudanças progressivas de consistência a cada resposta de sucesso. No Quadro 6-1 resumimos as abordagens também aqui discutidas nessa seção.

Quadro 6-1. Programas e técnicas de intervenção em Disfagia Orofaríngea

Intervenção	Intenção da intervenção	População-alvo	Tipo de estudo (Referências)
Nonnutritive oral motor therapy (NNOMT)	Melhorar o desempenho da alimentação oral e reduzir o tempo de transição para alimentação oral	Neonatos pré-termos	Ensaio clínico randomizado[30,38,39]
Premature infant oral motor intervention (PIOMI)	Melhorar habilidade oral na alimentação e diminuir o tempo de transição para alimentação oral/internação	Neonatos pré-termos	Ensaio clínico randomizado[31]
Succção não nutritiva	Contribuir na maturação da succção favorecendo a alimentação por via oral	Neonatos pré-termos	Ensaio clínico randomizado[27,29]
Estímulo térmico	Favorecer um maior número de deglutições e adequar o tempo de disparo da deglutição	Neonatos termo e pré-termo	Intervenção piloto – ensaio clínico randomizado[33]
Estímulo gustativo	Favorecer as respostas motoras referentes à prontidão para alimentação e estado comportamental favorável para alimentação	Neonatos pré-termos e a termo	Estudo experimental, analítico, duplo-cego, caso controle[34] Estudo quase experimental do tipo ensaio clínico não randomizado[35]
Treino de deglutição	Facilitar a alimentação oral independente e favorecer a maturação das habilidades de alimentação oral	Neonatos pré-termos	Quase experimento de série temporal[41] Estudo clínico randomizado controlado[32]

(Continua.)

112 PARTE II ▪ INTERVENÇÃO FONOAUDIOLÓGICA EM FUNÇÕES OROFACIAIS

Quadro 6-1. *(Cont.)* Programas e técnicas de intervenção em Disfagia Orofaríngea

Intervenção	Intenção da intervenção	População-alvo	Tipo de estudo (Referências)
Técnica da sonda-peito	Reduzir o tempo de transição alimentar da via alternativa para via oral favorecendo o aleitamento materno	Neonatos pré-termos	Estudo de coorte, analítico e longitudinal[36]
McNeill dysphagia therapy program (MDTP)	Promover o fortalecimento progressivo e a coordenação da deglutição no contexto funcional	AVC	Caso-controle[52] Série de casos[67] Intervenção piloto[54] Ensaio clínico randomizado[55]
		CaCP	Série de casos[52]
Deglutição com esforço	Aumentar a propulsão oral, redução dos resíduos orais, aumento da pressão intraoral, contribuir para a excursão hiolaríngea, contração faríngea, com repercussão abertura do segmento faringoesofágico	AVC	Ensaio com deglutição com esforço + terapia tradicional X deglutição espontânea de saliva + terapia tradicional[61]
Pharyngocise	Promover aumento de abertura de boca, reduzir risco de atrofia muscular e funcionalidade da deglutição	CaCP	Ensaio clínico randomizado[52]
IOPI (iowa oral performance instrument)	Promover aumento de força de língua por meio do treinamento de pressão de língua	CaCP	Série de casos[78] Ensaios clínicos randomizados em andamento[77,79]
Ice Chip Protocol	Promover aumento de força de língua por meio do treinamento de pressão de língua	CaCP	Série de casos[84]
Programa do dispositivo EMST®	Melhorar a força de tosse e funcionalidade da deglutição	CaCP	Série de casos[86,94]
		AVC	Série de casos[63]
Manobra de Shaker	Aumentar a ação da musculatura supra-hióidea e aumentar a duração e largura da abertura do esfíncter esofágico superior durante a deglutição	AVC	Ensaio com Shaker + terapia tradicional *vs.* terapia tradicional[62]
		CaCP	Série de casos[87]

(Continua.)

CAPÍTULO 6 • PROGRAMAS TERAPÊUTICOS EM DISFAGIA OROFARÍNGEA

113

Quadro 6-1. *(Cont.)* Programas e técnicas de intervenção em Disfagia Orofaríngea

Intervenção	Intenção da intervenção	População-alvo	Tipo de estudo (Referências)
Associação de Manobras de deglutição: Masako, Mendelsohn, supraglótica e super-supraglótica	Melhorar a duração e excursão laríngeas, promover fechamento do vestíbulo laríngeo, reduzir resíduos e melhorar a funcionalidade da deglutição	CaCP	Série de casos[88]
Eletroestimulação neuromuscular (EENM) associada a manobras de deglutição	Promover aumento de força da musculatura e melhorar a funcionalidade da deglutição	CaCP	Ensaio clínico randomizado[88]

AVC = acidente vascular cerebral; TPSAT = treinamento de pressão e precisão de pressão de língua; IOPI = *iowa oral performance instrument*; TRPT = treinamento de resistência língua-palato; TPPT = perfil de treinamento da pressão de língua; CaCP = câncer de cabeça e pescoço.

CONSIDERAÇÕES FINAIS

As técnicas e os programas terapêuticos utilizados em diferentes faixas etárias e doenças de base analisaram, com base nas publicações, as evidências que fundamentaram as propostas discutidas. Em disfagia orofaríngea, ainda temos muitas técnicas mais tradicionais, outras mais recentes, umas com eficácia comprovada, outras ainda sob observação, que podem até estar sendo aplicadas na rotina clínica, mas que precisam ser estudadas de acordo com o nível de evidência que apresentam na literatura.

Alguns aspectos são importantes de se considerar ao planejarmos um processo terapêutico e que todo o texto aborda em relação a: termos clareza dos alvos terapêuticos, estabelecermos critérios de intervenção bem definidos, esclarecermos um protocolo que favoreça a adesão terapêutica, definirmos os balizadores de frequência, duração das sessões, tempo de intervenção, devolutivas de reavaliação e revisão dos objetivos a cada reavaliação, além das escolhas das manobras, estratégias de ajuste da biomecânica e condutas de condicionamento neuromuscular, baseadas nos princípios de neuroplasticidade.

A prática clínica envolve customização do tratamento, para isso, é importante identificar que cada patologia de base e faixa etária têm marcadores específicos de eficácia.

REFERÊNCIAS BIBLIOGRÁFICAS

1. Murry T, Carrau RL. Anatomy and function of the swallowing mechanism. In: Clinical Management of Swallowing Disorders. 2012:13-25.
2. Alvarez-Berdugo D, Rofes L, Casamitjana JF, et al. Oropharyngeal and laryngeal sensory innervation in the pathophysiology of swallowing disorders and sensory stimulation treatments. Ann N Y Acad Sci. 2016;1380(1):104-20.
3. Rofes L, Clavé P, Ouyang A, et al. Neuogenic and oropharyngeal dysphagia. Ann N Y Acad Sci. 2013;1300(1):1-10.
4. Wirth R, Dziewas R. Neurogene Dysphagie. Internist. 2017;58(2):132-40.
5. Silva RG, et al. Programa de Reabilitação e Técnicas Terapêuticas Fonoaudiológicas para Disfagia Orofaríngea no Acidente Vascular Encefálico e Traumatismo Crânio-Encefálico. In: Deglutição, Voz e Fala nas Alterações Neurológicas. 2012:224-39.

6. McCabe D, Ashford J, Wheeler-Hegland K, et al. Evidence-based systematic review: Oropharyngeal dysphagia behavioral treatments. Part IV - Impact of dysphagia treatment on individuals' postcancer treatments. J Rehabil Res Dev. 2009;46(2):205-14.
7. Logemann JA. Update on clinical trials in Dysphagia. Dysphagia. abril de 2006;21(2):116-20.
8. Pinheiro RS, Escosteguy C. Epidemiologia e Serviços de Saúde. MEDRONHO RA et al., organizador. Epidemiologia. 2. ed. 2009;515-23.
9. Silva RG da. A eficácia da reabilitação em disfagia orofaríngea. 2007;12(1):123-30.
10. Brant B, Levy DS, Procianoy R, Silveira R de C. Atenção ao Lactente e à Criança com Disfagia no Ambulatório de Seguimento do Recém-nascido de Risco. In: Levy DS, Almeida ST de (Orgs.). Disfagia infantil. 201. p. 247-53.
11. Almeida ST de, Goldani HAS. Manejo das Disfagias no Período Neonatal. In: Levy DS, Almeida ST de(Orgs.). Disfagia infantil. 2018. p. 119-28.
12. Thanh NX, Toye J, Savu A, et al. Health Service Use and Costs Associated with Low Birth Weight - A Population Level Analysis. J Pediatr [Internet]. 2015;167(3):551-556.e3.
13. Miralha AIL, Greve HW, Viana MCF, et al. Prevenção da prematuridade – uma intervenção da gestão e da assistência. In: Sociedade Brasileira de Pediatria - Departamento Científico de Neonatologia. 2017:1-6.
14. Brasil. Atenção à Saúde do Recém-Nascido: guia para os profissionais de saúde. 2. ed. atu. MINISTÉRIO DA SAÚDE, organizador. Vol. 1, Ministério da Saúde, Secretaria de Atenção à Saúde, Departamento de Ações Programáticas Estratégicas. 2014. p. 192.
15. Yadav S, Lee B, Kamity R. Neonatal respiratory distress syndrome. StatPearls [Internet]. 2019:17-39.
16. Yates N, Gunn AJ, Bennet L,et al. Preventing brain injury in the preterm infant—current controversies and potential therapies. Int J Mol Sci. 2021;22(4):1-25.
17. Yamamoto RC, Carvalho, Prade LS, et al. Relationship between oxygen saturation, gestational age, and level of oral feeding skills in preterm infants. Codas. 2017;29(1):1-6.
18. Yamamoto RCC, Prade LS, Bolzan GP, et al. Readiness for oral feeding and oral motor function in preterm infants. Rev CEFAC. 2017 Agosto;19(4):503-9.
19. Medeiros AMC, Sá TPL, Alvelos CL, et al. Intervenção fonoaudiológica na transição alimentar de sonda para peito em recém-nascidos do Método Canguru. Artig Orig Audiol Commun Res. 2014;19(1):95-103.
20. Xavier C. Protocolos de Avaliação Clínica das Disfagias em Neonatologia. In: Levy DS, Almeida ST de (Orgs.). Disfagia infantil. Rio de Janeiro/R. 2018. p. 111-8.
21. Fujinaga CI, Zamberlan NE, Rodarte MDO, Scochi CGS. Confiabilidade do instrumento de avaliação da prontidão do prematuro para alimentação oral. Pró-Fono Rev Atualização Científica. 2007;19(2):143-50.
22. Neiva FCB, Leone CR. Sucção em recém-nascidos pré-termo e estimulação da sucção. Pró-Fono Rev Atualização Científica. 2006;18(2):141-50.
23. Bühler KEB, Flabiano-Almeida FC. Contribuição da Avaliação Fonoaudiológica para o Delineamento da Intervenção na Disfagia Pediátrica. In: Levy DS, Almeida ST de, organizadores. Disfagia infantil. Rio de Janeiro/RJ. 2018. p. 73-84.
24. Lau C, Smith EO. A novel approach to assess oral feeding skills of preterm infants. Neonatology. 2011;100(1):64-70.
25. Bolzan G de P, Berwig LC, Prade LS, et al. Assessment for oral feeding in preterm infants. Codas. 2016;28(3):284-8.
26. Prade LS, Bolzan GP, Berwig LC, et al. Relação entre prontidão para início da alimentação oral e desempenho alimentar em recém-nascidos pré-termo. Audiol - Commun Res. 2016;21(0).
27. Neiva FCB, Leone CR. Efeitos da estimulação da sucção não nutritiva na idade de início da alimentação via oral em recém-nascidos pré-termo. Rev Paul Pediatr. 2007;25(2):129-34.
28. Neiva FCB, Leone CR. Evolução do ritmo de sucção e influência da estimulação em prematuros. Pró-Fono Rev Atualização Científica. 2007;19(3):241-8.
29. Lau C, Fucile S, Gisel EG. Impact of nonnutritive oral motor stimulation and infant massage therapy on oral feeding skills of preterm infants. J Neonatal Perinatal Med. 2012;5(4):311-7.

CAPÍTULO 6 ▪ PROGRAMAS TERAPÊUTICOS EM DISFAGIA OROFARÍNGEA

30. Fucile S, Gisel E, Lau C. Oral stimulation accelerates the transition from tube to oral feeding in preterm infants. J Pediatr. 2002;141(2):230-6.
31. Lessen BS. Effect of the premature infant oral motor intervention on feeding progression and length of stay in preterm infants. Adv Neonatal Care. 2011;11(2):129-41.
32. Lau C, Smith EO. Interventions to improve the oral feeding performance of preterm infants. Acta Paediatr Int J Paediatr. 2012;101(7):269-74.
33. Ferrara L, Kamity R, Islam S, et al. Short-Term Effects of Cold Liquids on the Pharyngeal Swallow in Preterm Infants with Dysphagia: A Pilot Study. Dysphagia [Internet]. 2018;33(5):593-601.
34. Medeiros AMC, Nascimento Santi V do, Santos FB, et al. Efeitos da estimulação gustativa na prontidão oral e estados comportamentais de recém-nascidos. Audiol, Commun res [Internet]. 2021;26:e2413-e2413.
35. Segala F, Paula Bolzan G, Nascimento MD, et al. Influence of taste stimulation on sucking pressure in newborn infants at term. Codas. 2022;34(3):1-6.
36. Medeiros AMC, Ramos BKB, Bomfim DLSS, et al. Intervention time until discharge for newborns on transition from gavage to exclusive oral feeding. CODAS. 2018;30(2).
37. Ghomi H, Yadegari F, Soleimani F, et al. The effects of premature infant oral motor intervention (PIOMI) on oral feeding of preterm infants: A randomized clinical trial. Int J Pediatr Otorhinolaryngol [Internet]. 2019;120:202-9.
38. Rosa Pereira K, Levy DS, Procianoy RS, Silveira RC. Impact of a pre-feeding oral stimulation program on first feed attempt in preterm infants: Double-blind controlled clinical trial. PLoS One [Internet]. 2020;15:1-13.
39. Fucile S, Milutinov M, Timmons K, Dow K. Oral Sensorimotor Intervention Enhances Breastfeeding Establishment in Preterm Infants. Breastfeed Med. 2018;13(7):473-8.
40. Lessen Knoll BS, Daramas T, Drake V. Randomized Controlled Trial of a Prefeeding Oral Motor Therapy and Its Effect on Feeding Improvement in a Thai NICU. JOGNN - J Obstet Gynecol Neonatal Nurs [Internet]. 2019;48(2):176-88.
41. Otto DM, Almeida ST. Oral feeding performance in premature infants stimulated by swallowing technical training. Audiol, Commun res [Internet]. 2017;22:e1717-e1717.
42. Fujinaga CI, Maltauro S, Stadler ST, et al. Behavioral state and the premature's readiness performance to begin oral feeding. Rev CEFAC. 2018;20(1):95-100.
43. Fujinaga CI, Moraes SA de, Zamberlan-Amorim NE, et al. Validação clínica do Instrumento de Avaliação da Prontidão do Prematuro Clinical validation of the Preterm Oral Feeding Readiness Assessment Scale. Rev Latino-Am Enferm [Internet]. 2013;21.
44. Costa JLF, Neves APSM, Camargo JDAS, Yamamoto RCC. Caracterização da transição alimentar para via oral em recém-nascidos prematuros. CoDAS. 2022;34(5):1-6.
45. BRASIL. Saúde da criança: aleitamento materno e alimentação complementar. Cadernos de Atenção Básica. 2015. 1-184.
46. Brasil. Atenção humanizada ao recém-nascido: Método Canguru - Manual técnico [Internet]. 2017:209-227.
47. Brasil. Atenção Humanizada ao Recém – Nascido Diretrizes de Cuidado [Internet]. 2018:85.
48. Hernandez AM, Bianchini EMG. Swallowing Analyses of Neonates and Infants in Breastfeeding and Bottle-feeding: Impact on videofluoroscopy swallow studies. Int Arch Otorhinolaryngol. 2019;23(3):E343-53.
49. SIlva RG da, Luchesi KF, Furkim AMa. Programas de Intervenção Fonoaudiológica em Disfagia Orofaríngea Neurogênica em Adultos. In: Dedivitis RA, Santoro PP, Arakawa-Sugueno L, organizadores. Manual prático de disfagia. 1. ed. Rio de Janeiro. 2017. p. 279-93.
50. Krekeler BN, Rowe LM, Connor NP. Dose in Exercise-Based Dysphagia Therapies: A Scoping Review. Dysphagia. 2017;36(1):1-32.
51. Carnaby G, Hankey GJ, Pizzi J. Behavioural intervention for dysphagia in acute stroke: A randomised controlled trial. Lancet Neurol. 2006;5(1):31-7.
52. Carnaby-Mann GD, Crary MA. McNeill Dysphagia Therapy Program: A Case-Control Study. Arch Phys Med Rehabil. 2010 Maio;91(5):743-9.

53. Crary MA, Carnaby GD, Lagorio LA, Carvajal PJ. Functional and physiological outcomes from an exercise-based dysphagia therapy: A pilot investigation of the mcneill dysphagia therapy program. Arch Phys Med Rehabil. 2012 Julho;93(7):1173-8.

54. Sia I, Carvajal P, Lacy AA, et al. Hyoid and laryngeal excursion kinematics - magnitude, duration and velocity - changes following successful exercise-based dysphagia rehabilitation: MDTP. J Oral Rehabil. 2015;42(5):331-9.

55. Carnaby GD, Lagorio L, Silliman S, Crary M. Exercise-based swallowing intervention (McNeill Dysphagia Therapy) with adjunctive NMES to treat dysphagia post stroke: A double blind placebo-controlled trial. J Oral Rehabi. 2020;47:501-10.

56. Malandraki GA, Rajappa A, Kantarcigil C, et al. The Intensive Dysphagia Rehabilitation Approach Applied to Patients with Neurogenic Dysphagia: A Case Series Design Study Presented in part to the American Speech Language and Hearing Association, November 20, 2014, Orlando, FL. Arch Phys Med Rehabil [Internet]. 2016;97(4):567-74.

57. Moon JH, Hahm SC, Won YS, Cho HY. The effects of tongue pressure strength and accuracy training on tongue pressure strength, swallowing function, and quality of life in subacute stroke patients with dysphagia: A preliminary randomized clinical trial. Int J Rehabil Res. 2018;41(3):204-10.

58. Park J-S, Kim H-J, Oh D-H. Effect of tongue strength training using the Iowa Oral Performance Instrument in stroke patients with dysphagia. J Phys Ther Sci. 2015;27.

59. Kim HD, Choi JB, Yoo SJ, et al. Tongue-to-palate resistance training improves tongue strength and oropharyngeal swallowing function in subacute stroke survivors with dysphagia. J Oral Rehabil. 2017;44(1):59-64.

60. Steele CM, Bayley MT, Peladeau-Pigeon M, et al. A Randomized Trial Comparing Two Tongue-Pressure Resistance Training Protocols for Post-Stroke Dysphagia. Dysphagia. 2016;31(3):452-61.

61. Park HS, Oh DH, Yoon T, Park JS. Effect of effortful swallowing training on tongue strength and oropharyngeal swallowing function in stroke patients with dysphagia: a double-blind, randomized controlled trial. Int J Lang Commun Disord. 2019;54(3):479-84.

62. Park JS, Hwang NK, Oh DH, Chang MY. Effect of head lift exercise on kinematic motion of the hyolaryngeal complex and aspiration in patients with dysphagic stroke. J Oral Rehabil. 2017;44(5):385-91.

63. Hegland KW, Davenport PW, Brandimore AE, et al. Rehabilitation of Swallowing and Cough Functions Following Stroke: An Expiratory Muscle Strength Training Trial. Arch Phys Med Rehabil. 2016;97(8):1345-51.

64. Park JS, An DH, Oh DH, Chang MY. Effect of chin tuck against resistance exercise on patients with dysphagia following stroke: A randomized pilot study. NeuroRehabilitation. 2018;42(2):191-7.

65. Park JS, Lee G, Jung YJ. Effects of game-based chin tuck against resistance exercise vs head-lift exercise in patients with dysphagia after stroke: An assessor-blind, randomized controlled trial. J Rehabil Med. 2019;51(10):749-54.

66. Wada S, Tohara H, Iida T, et al. Jaw-opening exercise for insufficient opening of upper esophageal sphincter. Arch Phys Med Rehabil. 2012;93(11):1995-9.

67. McCullough GH, Kamarunas E, Mann GC, et al. Effects of Mendelsohn maneuver on measures of swallowing duration post stroke. Top Stroke Rehabil. 2012;19(3):234-43.

68. Diéguez-Pérez I, Leirós-Rodríguez R. Effectiveness of different application parameters of neuromuscular electrical stimulation for the treatment of dysphagia after a stroke: A systematic review. Vol. 9, Journal of Clinical Medicine. MDPI. 2020:1-19.

69. Clarke P, Radford K, Coffey M, Stewart M. Speech and swallow rehabilitation in head and neck cancer: United Kingdom National Multidisciplinary Guidelines. J Laryngol Otol. 2016;130(S2):S176-80.

70. Arrese LC, Hutcheson KA. Framework for Speech–Language Pathology Services in Patients with Oral Cavity and Oropharyngeal Cancers. Vol. 30, Oral and Maxillofacial Surgery Clinics of North America. W.B. Saunders. 2018:397-410.

71. Logemann JA, Pauloski BR, Rademaker AW, et al. Swallowing disorders in the first year after radiation and chemoradiation. Head Neck. 2008 Fev.;30(2):148-58.

CAPÍTULO 6 • PROGRAMAS TERAPÊUTICOS EM DISFAGIA OROFARÍNGEA

72. Messing BP, Ward EC, Lazarus C, et al. Establishing a Multidisciplinary Head and Neck Clinical Pathway: An Implementation Evaluation and Audit of Dysphagia-Related Services and Outcomes. Dysphagia. 2019;34(1):89-104.
73. Scherpenhuizen A, Van Waes AMA, Janssen LM, et al. The effect of exercise therapy in head and neck cancer patients in the treatment of radiotherapy-induced trismus: A systematic review. Oral Oncol [Internet]. 2015;51(8):745-50.
74. Hutcheson KA, Bhayani MK, Beadle BM, et al. Eat and exercise during radiotherapy or chemoradiotherapy for pharyngeal cancers: Use it or lose it. JAMA Otolaryngol - Head Neck Surg. 2013;139(11):1127-34.
75. Carnaby-Mann G, Crary MA, Schmalfuss I, Amdur R. Pharyngocise: Randomized controlled trial of preventative exercises to maintain muscle structure and swallowing function during head-and-neck chemoradiotherapy. Int J Radiat Oncol Biol Phys [Internet]. 2012;83(1):210-9.
76. Kotz T, Federman AD, Kao J, et al. Prophylactic Swallowing Exercises in Patients With Head and Neck Cancer Undergoing Chemoradiation A Randomized Trial. Arch Otolaryngol Head Neck Surg. 2012;138.
77. Van Nuffelen G, Van den Steen L, Vanderveken O, et al. Study protocol for a randomized controlled trial: Tongue strengthening exercises in head and neck cancer patients, does exercise load matter? Trials. 2015;16(1).
78. Van den Steen L, Vanderveken O, Vanderwegen J, et al. Feasibility of tongue strength measurements during (chemo)radiotherapy in head and neck cancer patients. Support Care Cancer. 2017;25(11):3417-23.
79. Baudelet M, Van Den Steen L, Duprez F, et al. Study protocol for a randomized controlled trial: Prophylactic swallowing exercises in head-and-neck cancer patients treated with (chemo) radiotherapy (PRESTO trial). Trials. 2020;21(1):1-10.
80. Hsiang CC, Chen AWG, Chen CH, Chen MK. Early Postoperative Oral Exercise Improves Swallowing Function Among Patients With Oral Cavity Cancer: A Randomized Controlled Trial. Ear, Nose Throat J. 2019;98(6):E73-80.
81. Pauloski BR. Rehabilitation of Dysphagia Following Head and Neck Cancer. Physical Medicine and Rehabilitation Clinics of North America. 2008;19:889-928.
82. Ouyoung LM, Nurimba M, Swanson M, et al. Timing of Using Exercise-Based Dysphagia Boot Camp (DBC) Impacts Functional Swallowing Outcomes after Surgical Management of Oropharyngeal Cancer. Am J Otolaryngol Head Neck Surg. 2020;3(6):4-9.
83. Lazarus C. Tongue strength and exercise in healthy individuals and in head and neck cancer patients. Semin Speech Lang. 2006;27(4):260-7.
84. Pisegna JM, Langmore SE. The Ice Chip Protocol: A Description of the Protocol and Case Reports. Perspect ASHA Spec Interes Groups. 2018;3(13):28-46.
85. Rosenbek JC, Robbins JA, Roecker EB, et al. A Penetration-Aspiration Scale. Dysphagia. 1996;11:93-8.
86. Palmer AD, Bolognone RK, Thomsen S, et al. The Safety and Efficacy of Expiratory Muscle Strength Training for Rehabilitation After Supracricoid Partial Laryngectomy: A Pilot Investigation. Ann Otol Rhinol Laryngol. 2019;128(3):169-76.
87. Rudberg I, Bergquist H, Mats A, et al. Shaker Exercise Rehabilitation in Head and Neck Cancer and Stroke Patients with Dysphagia - A Pilot Study. J Cancer Sci Clin Oncol. 2015;2(3).
88. Langmore SE, Pisegna JM. Efficacy of exercises to rehabilitate dysphagia: A critique of the literature. Int J Speech Lang Pathol. 2015;17(3):222-9.
89. Queija D dos S, Dedivitis RA, Arakawa-Sugueno L, et al. Cervicofacial and Pharyngolaryngeal Lymphedema and Deglutition After Head and Neck Cancer Treatment. Dysphagia. 2019.
90. Lee JS, Kim JP, Ryu JS, Woo SH. Effect of wound massage on neck discomfort and voice changes after thyroidectomy. Surg (United States). 2018;164(5):965-71.
91. Hutcheson K, McMillan H, Warneke C, et al. Manual Therapy for Fibrosis-Related Late Effect Dysphagia in head and neck cancer survivors: The pilot MANTLE trial. BMJ Open. 2021;11(8):1-13.

92. Hutcheson KA, Lewin JS, Barringer DA, et al. Late dysphagia after radiotherapy-based treatment of head and neck cancer. Cancer. 2012;118(23):5793-9.
93. Pigott A, Nixon J, Fleming J, Porceddu S. Head and neck lymphedema management: Evaluation of a therapy program. Head Neck. 2018;40(6):1131-7.
94. Hutcheson KA, Barrow MP, Plowman EK, et al. Expiratory muscle strength training for radiation-associated aspiration after head and neck cancer: A case series. Laryngoscope. 2018;128(5):1044-51.

BIOFEEDBACK ELETROMIOGRÁFICO NA REABILITAÇÃO DAS FUNÇÕES OROFACIAIS

CAPÍTULO 7

Leandro de Araújo Pernambuco • Jayne de Freitas Bandeira
Milena Magalhães Augusto • Daniele Fontes Ferreira Bernardes
Liliane dos Santos Machado • Hipólito Magalhães

OBJETIVOS DE APRENDIZAGEM

Ao fim deste capítulo de livro, esperamos que o leitor seja capaz de desenvolver algumas habilidades como as listadas a seguir:

- Descrever os conceitos básicos relacionados ao *biofeedback* eletromiográfico na reabilitação das funções orofaciais;
- Explicar o que são sistemas gráficos interativos com *biofeedback* e sua aplicabilidade na reabilitação fonoaudiológica das funções orofaciais;
- Identificar as possibilidades de uso do *biofeedback* eletromiográfico como recurso terapêutico complementar na reabilitação fonoaudiológica das funções orofaciais;
- Reconhecer os casos clínicos que podem se beneficiar com a indicação do *biofeedback* eletromiográfico no planejamento terapêutico.

INTRODUÇÃO

O atendimento fonoaudiológico em motricidade orofacial e disfagia, antes dos recursos da eletromiografia de superfície, utilizava sobretudo as pistas verbais e visuais conduzidas e fornecidas pelo fonoaudiólogo com base no próprio reflexo do paciente em frente ao espelho, em suas expressões faciais ou por meio de imagens gravadas dos movimentos realizados pelo paciente e, na sequência, revistos pelo mesmo. Assim, essa perspectiva de retroalimentação não tinha recursos instrumentais com apoio gráfico em tempo real do que acontecia durante o recrutamento muscular para a execução das tarefas solicitadas.

Nesse sentido, surge o *biofeedback* eletromiográfico de superfície, uma estratégia terapêutica adjuvante à terapia fonoaudiológica convencional, capaz de auxiliar no treinamento, coordenação e refinamento dos atos motores orofaciais e cervicais por meio do monitoramento visual e/ou auditivo[1] dos potenciais elétricos gerados durante a atividade muscular, sendo estes captados, amplificados e decodificados com o uso da eletromiografia de superfície.[2]

Os registros eletromiográficos são captados por eletrodos de superfície posicionados nas regiões de interesse, o que permite ao paciente compreender, modular e aprimorar o controle volitivo do desempenho muscular em tempo real por meio de sistemas gráficos e dados quantitativos.[3,4] Ademais, assim como outras estratégias de *feedback* externo, o

119

biofeedback eletromiográfico pode ser estruturado como um treino de habilidades, em que é possível explorar elementos da neuroplasticidade e do aprendizado motor, como especificidade, desafio e o próprio *feedback*, por exemplo, algo já relatado na reabilitação dos transtornos da deglutição.[5]

De modo geral, o *biofeedback* eletromiográfico como um recurso complementar à reabilitação das funções orofaciais traz como propostas:[1-5]

- Favorecer a precisão dos movimentos que se quer estimular, seja em condições estáticas seja dinâmicas;
- Ampliar e refinar a percepção visual, auditiva, ou ambas, ao mesmo tempo como meio de retroalimentação extrínseca durante o ato motor executado;
- Promover a adequada realização e repetição do movimento para fomentar um condicionamento neuromuscular favorável a um novo aprendizado ou resgatar movimentos que se tornaram conturbados por transtornos mecânicos ou neurológicos adquiridos.

Nesse cenário, a terapia fonoaudiológica com apoio do *biofeedback* eletromiográfico de superfície pode contribuir para o ajuste das respostas motoras do paciente por meio de sistemas interativos gráficos durante a organização, sequencialização, amplitude e precisão de diferentes e refinadas atividades relacionadas com as funções orofaciais.

SISTEMAS GRÁFICOS INTERATIVOS COM *BIOFEEDBACK* PARA REABILITAÇÃO DAS FUNÇÕES OROFACIAIS

Os sistemas gráficos interativos têm sido considerados uma opção para exames e exercícios de reabilitação. Os gráficos oferecem meios de visualização das ações do paciente, capturadas por sensores. Por oferecerem esta visualização imediatamente após o movimento do paciente, esses sistemas são chamados de interativos, pois permitem ação e reação. Considerando o processo de reabilitação em geral, tais sistemas também provêm um relatório da sessão de terapia para o profissional (Fig. 7-1).

Esses sistemas têm demonstrado que os pacientes se sentem mais motivados ao realizar atividades diversas, sejam estas voltadas à educação, exames, reabilitação entre outras.[6] Na área de saúde, o uso desses sistemas ocorre de duas formas distintas e complementares:

1. O paciente pode visualizar seus movimentos por meio de gráficos ou desenhos que reagem aos seus movimentos;
2. O paciente recebe pontos ou bonificações ao realizar os exercícios (gamificação).

Na área da reabilitação, sistemas dessa natureza têm a capacidade de induzir motivação nos pacientes, tornando as sessões de terapia mais satisfatórias e promovendo maior engajamento por parte dos pacientes nos exercícios. Nesse contexto, várias pesquisas já demonstraram resultados positivos, incluindo taxas reduzidas de abandono por parte dos pacientes e melhorias no processo terapêutico.[7-9]

Uma tecnologia que vem ganhando destaque neste meio é a da realidade virtual (RV), nome pelo qual são conhecidos os sistemas tridimensionais de tempo real (resposta imediata à interação). Na RV, o usuário é inserido em um ambiente tridimensional capaz de reconhecer suas ações e fornecer respostas imediatas a estas. Por esta razão, a RV é explicada pela junção dos conceitos de imersão e interação para gerar envolvimento do usuário.[10]

De modo a oferecer uma interação natural ao usuário, é comum encontrar sistemas de RV que fazem uso de sensores, atuadores e outros dispositivos não convencionais para capturar e/ou fornecer respostas ao usuário. Os sensores integram a categoria de

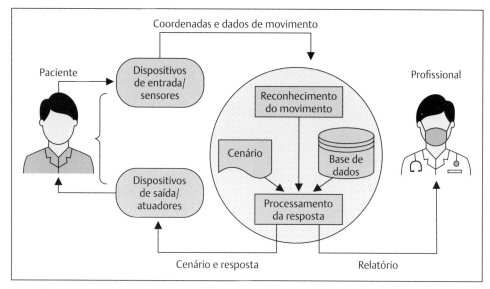

Fig. 7-1. Componentes de um sistema gráfico interativo para reabilitação por *biofeedback*.

dispositivos de entrada, pois eles permitem a entrada de informações do usuário para o programa de computador. No caminho inverso estão os atuadores e dispositivos de saída, responsáveis por levar as respostas do programa de computador para o usuário. Internamente, o programa de computador possui rotinas capazes de reconhecer e interpretar os dados da entrada, gerando respostas sincronizadas com o cenário gráfico.

Na Fonoaudiologia, pode-se mencionar como dispositivos não convencionais de entrada àqueles baseados em eletromiografia, acelerômetros e giroscópios, bem como a qualquer outro dispositivo utilizado para capturar os movimentos do usuário. Já os dispositivos não convencionais de saída são os que oferecem visualização imersiva, como videocapacetes ou óculos de RV, ou dispositivos que oferecem vibração como resposta às ações do usuário. Neste ponto é importante salientar que nem todo sistema gráfico interativo é um sistema de RV. Embora os sistemas gráficos interativos integrem respostas em tempo real, eles não necessariamente integram cenários tridimensionais. Este é o caso de *videogames* ou aplicações gamificadas com cenários bidimensionais.

Sistemas gráficos interativos para reabilitação por *biofeedback* podem, por exemplo, usar um acelerômetro colocado sobre a região cervical anterior do paciente para capturar os movimentos realizados durante a deglutição e animar gráficos ou desenhos na tela do computador que sinalizem se esse movimento está correto ou não. Um personagem poderia pular mais alto ou mais baixo de acordo com a corretude do movimento, ou sons e cores poderiam ser apresentados como resultado deste processo. Ao mesmo tempo que o uso de respostas visuais pode estimular o engajamento do paciente, os resultados podem ser visualizados ou mesmo gravados para uso do fonoaudiólogo. Pesquisadores usaram este tipo de abordagem aliado a um sistema gamificado por pontuação e recompensas.[11]

De modo a imergir o paciente no processo, alguns sistemas oferecem a resposta visual individualizada. Este é o caso dos sistemas que fazem uso de videocapacetes ou *headsets* (Fig. 7-2), aos quais um aparelho celular pode ser encaixado. A principal vantagem deste

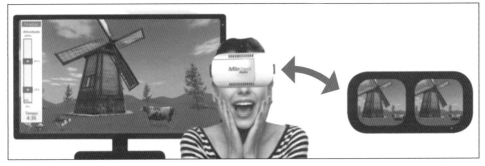

Fig. 7-2. Sistema interativo gráfico BioMovi que utiliza sensores, *headsets* e jogos para processos de reabilitação. (Fonte: https://www.miotec.com.br/produto/biomovi/) – (Ver Prancha em Cores.)

tipo de abordagem é o isolamento do usuário do ambiente externo, o que elimina distrações durante a realização dos exercícios. No caso do uso de videocapacetes, sensores também podem estar presentes nos mesmos para capturar a direção da visualização. A estes sistemas também podem ser integrados fones para resposta auditiva.

BIOFEEDBACK ELETROMIOGRÁFICO NA REABILITAÇÃO DAS FUNÇÕES OROFACIAIS

As formas de avaliar e reabilitar as alterações relacionadas aos aspectos estruturais e funcionais das regiões orofaciais e cervicais podem ser desde a fonoterapia convencional, com protocolos de avaliação clínica e exercícios miofuncionais orofaciais, até a utilização de recursos tecnológicos, como o *biofeedback* eletromiográfico.[12,13]

O uso do *biofeedback* eletromiográfico é uma das colaborações tecnológicas mais relevantes para reabilitação das funções orofaciais e cervicais, pois proporciona ao paciente a visualização da função miofuncional que ele está executando em tempo real na tela do computador. Sendo assim, é possível controlar a intensidade, a duração e a efetividade da atividade muscular, assim como revelar índices numéricos da contração muscular do paciente, os quais comprovam a eficácia do exercício miofuncional aplicado na musculatura facial.[14,15]

Na paralisia facial periférica (PFP), o *biofeedback* é indicado para o treinamento das estratégias de dissociação das sincinesias, gerando informações sobre as tentativas feitas pelo paciente para diminuir esta atividade muscular atípica, enquanto mantém ou aumenta a atividade dos músculos que realizam a ação inicial (Fig. 7-3). Ao final do treino de *biofeedback* é possível gerar um relatório com os valores obtidos e arquivar no *software*, o que possibilita a comparação dos valores entre as sessões de fonoterapia. A técnica do *biofeedback* foi utilizada clinicamente como instrumento de reeducação neuromuscular para tratar as sequelas das PFP e obteve significativa diminuição das sincinesias.[8]

A utilização do *biofeedback* também pode ocorrer na área da Fonoaudiologia e estética da face. Nestes casos, o uso do *biofeedback* tem como objetivo diminuir a contração abusiva dos músculos faciais, os quais apresentam um excesso de contração durante a função da mímica facial, gerando uma evidente assimetria facial (Fig. 7-4). Há registros de que o uso do *biofeedback* funciona como um auxílio concreto da percepção dos abusos e dos movimentos musculares exagerados, assim como na visualização da diminuição do uso excessivo dos músculos hiperfuncionantes[16] e na atenuação de sulcos e rugas na face.[17]

Além disso, o próprio paciente relata melhor conscientização, controle e aprendizado dos movimentos durante as sessões e fora do *setting* terapêutico.[17]

Os exercícios miofuncionais, utilizados nas terapias dos pacientes com alterações de respiração, mastigação, deglutição e fala, também podem ser realizados com o recurso do *biofeedback* (Fig. 7-5). Com este recurso o paciente torna-se consciente do início da contração, da manutenção da contração muscular por determinado tempo, da amplitude desta contração e, por fim, observa-se o momento do relaxamento da musculatura trabalhada.

Para a realização desses exercícios são confeccionados protocolos com base na contração voluntária máxima (CVM) do paciente, nos quais o tempo e a intensidade de contração que o paciente deverá atingir são preestabelecidos. Como se trata de um recurso indolor e não invasivo, permite que o paciente execute as contrações musculares e as funções estomatognáticas de forma fisiológica, como na terapia direcionada à deglutição (Fig. 7-6).[18]

Em pacientes com queixas de dor orofacial, apertamento dentário e alteração mastigatória, o uso do *biofeedback* também se mostra como um recurso efetivo na reabilitação destes sinais e sintomas. Nestes casos, é possível treinar o paciente a relaxar a musculatura em contratura devido ao hábito de apertamento dentário em repouso, assim como auxiliar a alcançar uma mastigação bilateral alternada (Fig. 7-7). O *biofeedback* mostrou ser uma ferramenta terapêutica útil para tratar de forma eficiente os sintomas em pacientes com patologia oclusal, distúrbios temporomandibulares e comportamento de apertamento dentário, dor muscular, sensibilidade e rigidez dos músculos mastigatórios.[13]

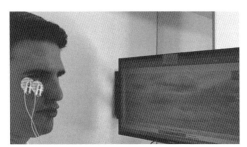

Fig. 7-3. Uso do *biofeedback* para dissociar a sincinesia olho/boca. (Ver Prancha em Cores.)

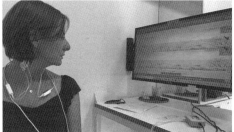

Fig. 7-4. Uso do *biofeedback* para favorecer a simetria da ativação muscular. (Ver Prancha em Cores.)

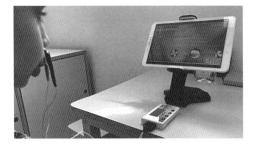

Fig. 7-5. Uso do *biofeedback* na terapia de fala. (Ver Prancha em Cores.)

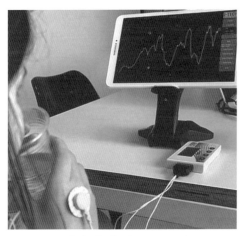

Fig. 7-6. Uso do *biofeedback* na terapia de deglutição. (Ver Prancha em Cores.)

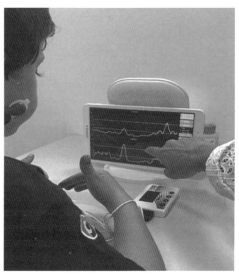

Fig. 7-7. Uso do *biofeedback* na terapia de mastigação. (Ver Prancha em Cores.)

CONSIDERAÇÕES FINAIS

O *biofeedback* eletromiográfico tem sido utilizado como uma estratégia terapêutica complementar nos transtornos das funções orofaciais há bastante tempo. Ainda assim, as pesquisas disponíveis possuem, em sua maioria, fragilidades que precisam ser superadas para consolidar as evidências científicas sobre esse tipo de intervenção.[4,19,20] Para isto, os estudos devem contemplar adequadamente os desfechos que são relevantes para o paciente (desfechos primários) e não apenas desfechos substitutivos (por exemplo, impactos na biomecânica). É necessário ainda considerar a homogeneidade da amostra, as estratégias de recrutamento, a randomização dos participantes, as características dos programas terapêuticos e o controle dos riscos de viés.

Podemos citar como exemplo o uso do *biofeedback* eletromiográfico em pessoas com disfagia. Duas revisões sistemáticas,[19,20] realizadas sobre o assunto, indicam haver indícios de efeitos positivos dessa intervenção em determinados aspectos relacionados à deglutição em diferentes populações, mas ainda é preciso conseguir dados mais robustos sobre as repercussões do uso desse recurso na função de deglutição e em desfechos, como a dependência de via alternativa de alimentação e tempo de internação. Além disso, os instrumentos utilizados para mensurar os desfechos são heterogêneos, o que dificulta a comparação entre os resultados. Contudo, o recurso é normalmente adjuvante à terapia convencional, há boa aceitabilidade pelos pacientes e não há relatos de efeitos adversos.

Ao mesmo tempo, é possível encontrar sistemas comerciais disponíveis para a terapia de transtornos de funções orofaciais com uso de eletrodos de superfície e *feedback* visual, auditivo ou tátil (vibrações) para o paciente e/ou profissional. Além disso, há abordagens com jogos para engajamento do paciente na terapia com uso de recursos de RV e a possibilidade de monitoramento do caso por meio dos relatórios gerados. Portanto, é uma alternativa disponível no mercado.

CAPÍTULO 7 • *BIOFEEDBACK* ELETROMIOGRÁFICO NA REABILITAÇÃO...

Há uma perspectiva de que o avanço tecnológico e o advento da inteligência artificial potencializem cada vez mais as funcionalidades dos dispositivos de *biofeedback*, tornando-os mais discretos e acessíveis em termos de custo, tanto para profissionais, quanto para pacientes. Além disso, é essencial investir no treinamento dos profissionais para o uso desses recursos, tanto em aspectos técnicos quanto na indicação terapêutica adequada. Para isso, é fundamental compreender melhor como a curva de aprendizagem se comporta em tais casos.

REFERÊNCIAS BIBLIOGRÁFICAS

1. Fussi CC, Furia CLB. Avaliação Clínica. In: Dedivitis RA, Santoro PP, Arakawa-Sugueno L. Manual Prático de Disfagia: Diagnóstico e Tratamento. Rio de Janeiro: Thieme Brazil. 2016. p. 149-69.
2. Montoni NPC. Métodos Instrumentais Complementares. In: Dedivitis RA, Santoro PP, Arakawa-sugueno L. Manual Prático de Disfagia: Diagnóstico e Tratamento. Rio de Janeiro: Revinter; 2016. p. 239-51.
3. Rodrigues DSB, Pernambuco LA. Recursos tecnológicos aplicados à reabilitação em disfagia orofaríngea. In: Feitosa ALF, Depolli GT, Canuto MSB. Mapas conceituais em Fonoaudiologia: Disfagia. Ribeirão Preto: Booktoy; 2022. p. 145-56.
4. Freitas GS, Mituuti CT, Furkim AM, et al. Biofeedback eletromiográfico no tratamento das disfunções orofaciais neurogênicas: revisão sistemática de literatura. Audiol Commun Res. 2016;21:e1671.
5. Huckabee ML, Mills M, Flynn R, et al. The Evolution of Swallowing Rehabilitation and Emergence of biofeedback Modalities. Curr Otorhinolaryngol Rep. 2023;11:144-53.
6. O'Brien H, Cairns P. Why engagement matters: Cross-disciplinary perpectives of user engagement in digital média. Springer International Publishing. 2016;1:222.
7. Höchsmann C, Walz SP, Schäfer J, et al. Mobile Exergaming for Health-Effects of a serious game application for smartphones on physical activity and exercise adherence in type 2 diabetes melito-study protocol for a randomized controlled trial. Trials. 2017;18(1):103.
8. Meijer HA, Graafland M, Goslings JC, Schijven MP. Systematic Review on the Effects of Serious Games and Wearable Technology Used in Rehabilitation of Patients with Traumatic Bone and Soft Tissue Injuries. Arch Phys Med Rehabil. 2018;99(9):1890-9.
9. Katz M, Feitosa GF, Pinto IMF, et al. Uso da tecnologia para engajar pacientes e otimizar a adesão terapêutica. Rev Soc Cardiol. Estado de São Paulo. 2020;30(3):352-7.
10. Tori R, Hounsell MS. Introdução a realidade virtual e aumentada. 3. ed. Porto Alegre: Editora SBC; 2020. p. 496.
11. Li CM, Wang TG, Lee HY, et al. Swallowing Training Combined With Game-Based biofeedback in Poststroke Dysphagia. PMR. 2016;8(8):773-9.
12. Bernardes DFF, Goffi-Gomes MVS, Bento RF. Eletromiografia de superfície em pacientes portadores de paralisia facial periférica. Rev CEFAC. 2010;12(1):91-6.
13. Bernardes DFF, Bento RF, Goffi-Gomez MVS. The Contribution of Surface Electromyographic Assessment for Defining the Stage of Peripheral Facial Paralysis: Flaccid or Sequelae Stage. Int Arch Otorhinolaryngol. 2018;22(4):348-57.
14. Bernardes DFF. Biofeedback Eletromiográfico na reabilitação da Paralisia Facial Periférica. In: Bento RF, Salomone R, Fonseca ACO, Faria JCM, Martins RS, Goffi-Gomes MVS. Tratado de Paralisia Facial. 1. ed. São Paulo: Thieme; 2018. p. 217-21.
15. Bernardes, DFF. biofeedback Eletromiográfico como terapia coadjuvante na Paralisia Facial Periférica. In: Rahal A, Oncins MC. Eletromiografia de Superfície na Terapia Miofuncional. 1. ed. São José dos Campos: Pulso Editorial; 2014. p. 107-16.
16. Bernardes DFF. O biofeedback na terapêutica do método MZ. In: Franco MZ. A fonoaudiologia que rejuvenesce. São Paulo: Livro Pronto; 2009. p. 139-48.
17. Frazão YS, Manzi SB, Krakauer L, Berretin-Felix G. Utilização do biofeedback eletromiográfico na terapia fonoaudiológica para atenuar sinais de envelhecimento facial: relato de caso. CoDAS. 2023;35(3):e20210161.

18. Bernardes DFF. biofeedback Eletromiográfico em Motricidade Orofacial. In: Silva HJ, Tessitore A, Mota AR, Cunha DA, Berretin-Felix G, Marchesan IQ. Tratado de Motricidade Orofacial. 1. ed. São José dos Campos: Pulso Editorial; 2019. p. 835-43.
19. Benfield JK, Everton LF, Bath PM, England TJ. Does Therapy With biofeedback Improve Swallowing in Adults With Dysphagia? A Systematic Review and Meta-Analysis. Arch Phys Med Rehabil. 2019;100(3):551-61.
20. Albuquerque LCA, Pernambuco L, Silva CM, et al. Effects of electromyographic biofeedback as an adjunctive therapy in the treatment of swallowing disorders: a systematic review of the literature. Eur Arch Otorhinolaryngol. 2019;276(4):927-38.

TELEFONOAUDIOLOGIA NAS FUNÇÕES OROFACIAIS

CAPÍTULO 8

Giorvan Ânderson dos Santos Alves • David Sildes Fidelis Florêncio
Manuela Leitão de Vasconcelos • Débora Martins Cattoni
Irene de Pedro Netto Vartanian • Leandro de Araújo Pernambuco

OBJETIVOS DE APRENDIZAGEM

- Identificar os critérios norteadores de atendimento remoto fonoaudiológico direcionado às funções orofaciais;
- Descrever os benefícios e limitações do atendimento remoto fonoaudiológico direcionado às funções orofaciais;
- Compreender estratégias fonoaudiológicas para o atendimento remoto direcionado às funções orofaciais, contemplando as áreas da Motricidade Orofacial e Disfagia.

INTRODUÇÃO

A telefonoaudiologia pode ser compreendida como "Fonoaudiologia a distância".[1] Este conceito é abordado na Resolução do CFFa nº 580/2020,[2] que define a telefonoaudiologia como o exercício da profissão:

"Mediado por Tecnologias da Informação e Comunicação (TIC), para fins de promoção de saúde, do aperfeiçoamento da fala e da voz, assim como para prevenção, identificação, avaliação, diagnóstico e intervenção dos distúrbios da comunicação humana, equilíbrio e das funções orofaciais (p.2)."

Diversos são os termos utilizados para se referir a essa situação, como, por exemplo: "teleprática, teleterapia, telerreabilitação, telecuidado, telessaúde" etc. Entretanto, o CFFa, em 2020, sugere a utilização do termo Telefonoaudiologia porque considera que traz melhor delimitação do escopo da regulamentação.[2]

Publicações sobre telefonoaudiologia realizadas, antes do ano de 2020, mostram que estes atendimentos já eram uma realidade, entretanto aconteciam de forma incipiente. A partir de 2020, os atendimentos voltados às áreas de motricidade orofacial e disfagia foram desenvolvidos em caráter emergencial, motivados pela pandemia ocasionada pelo vírus SARS-CoV-2 que impôs o isolamento social. Algumas discussões permeiam o teleatendimento, a exemplo da questão da elegibilidade de pacientes, habilidades dos profissionais e bioética.

No que se refere à elegibilidade do paciente, é preciso identificar quais indivíduos se beneficiarão dessa modalidade, considerando a idade, acesso à tecnologia, características físicas, comportamentais, cognitivas e sensoriais do paciente, presença de um facilitador,

PARTE II • INTERVENÇÃO FONOAUDIOLÓGICA EM FUNÇÕES OROFACIAIS

quando necessário, que deve ser devidamente treinado para as atividades pelo clínico, entre outros aspectos, uma vez que a teleconsulta não seja indicada a todos os pacientes.[3-5]

Destacam-se, também, as características do fonoaudiólogo que atende a essa modalidade. São apontados como pontos importantes: experiência profissional prévia na modalidade presencial, habilidades comunicativas para melhor vínculo terapêutico, organização de dados, do ambiente e do planejamento terapêutico, contemplando os materiais utilizados e as atividades realizadas, garantia da privacidade e confidencialidade, velocidade da internet, registro de todos os dados referentes à teleconsulta entre outros. As particularidades de cada paciente devem ser consideradas, fazendo com que o atendimento remoto seja customizado, assim como é presencialmente, garantindo a mesma qualidade do serviço prestado e o respeito aos aspectos legais, éticos e regulatórios.

Ressalta-se a importância de se esclarecer aos pacientes e/ou responsáveis as etapas, condições, possibilidades, características, singularidades, potenciais benefícios e limitações da teleconsulta, uma vez que a literatura aponte que ainda há falta de conhecimento da população sobre o alcance e efetividade dessa modalidade.[6] Além disso, deve-se ter o consentimento do paciente ou responsável, no caso de crianças, levando-se em consideração a legislação de cada país, disponível nas resoluções e/ou recomendações das entidades de classe.[4] Também, é importante que seja informado o modelo de fornecimento de serviços em telefonoaudiologia, de acordo com a sincronicidade das interações, como modelos síncrono, assíncrono e híbrido.[7]

Faz-se essencial, independentemente de a teleconsulta ser de avaliação ou intervenção, a cautelosa organização, preconizando-se a utilização de listas de verificação para atividades, contemplando planejamento para o profissional, etiqueta digital e telepresença e planejamento do paciente para o atendimento remoto.[8]

ASPECTOS CLÍNICOS DA TELEFONOAUDIOLOGIA EM MOTRICIDADE OROFACIAL

A organização dos serviços prestados em telefonoaudiologia deve seguir rigorosos critérios, conforme exposto anteriormente, garantindo equivalência aos serviços prestados presencialmente, respeitando as boas práticas na área de atuação. É possível realizar a avaliação e tratamento remotamente em pacientes com distúrbios miofuncionais orofaciais (DMO) nos diferentes ciclos da vida, orientando quanto aos minuciosos cuidados necessários nessa modalidade, descritos adiante.[5,9]

Direcionados pela literatura existente, mas considerando a escassez de sólidos estudos sobre o processo de avaliação e tratamento em motricidade orofacial em telefonoaudiologia, seguem as propostas levando em conta a experiência dos autores.

Tanto no processo de avaliação, como no tratamento, preconiza-se cautela nos aspectos como preparação do ambiente, idealmente silencioso, com privacidade, sem distratores, iluminado e com mobília adequada, assegurando a correta postura corporal (paciente sentado sobre os ísquios, coluna ereta, os pés totalmente apoiados no chão, maior distância entre ombros e orelhas), necessária para a teleconsulta em motricidade orofacial.[5]

Proposta de Avaliação em Motricidade Orofacial

O processo diagnóstico pode ser considerado um dos aspectos mais desafiadores, uma vez que inúmeros itens, incluídos nos protocolos publicados, atuais, validados e mais utilizados na área,[10-13] investiguem aspectos que dificilmente podem ser visualizados e avaliados remotamente, como palpação das estruturas orofaciais e cervicais, medidas da

CAPÍTULO 8 • TELEFONOAUDIOLOGIA NAS FUNÇÕES OROFACIAIS

129

face, dos movimentos mandibulares e da oclusão, avaliação da sensibilidade dos órgãos fonoarticulatórios e das estruturas intraorais.[5,9] Portanto, sugere-se o modelo híbrido, que contempla avaliação por teleconsulta e presencial,[6] quando a avaliação inicial presencial completa não é viável. Porém, se por um lado o exame clínico fica prejudicado, por outro o levantamento do histórico clínico e a devolutiva da avaliação podem ser realizados sem limitações.[5]

A seguir, sobre o exame clínico, apresentam-se os aspectos contemplados no Protocolo de avaliação miofuncional orofacial (MBGR),[13] de acordo com as condições de avaliação, tendo como referência a consulta presencial. Os dados devem ser interpretados, considerando-se as circunstâncias de avaliação, bem como a idade, características e quadro do paciente (Quadro 8-1).

Também deve-se informar aos pacientes e/ou responsáveis que avaliações instrumentais, como eletromiográfica e antropométrica, são inviáveis de serem realizadas no ambiente virtual, sendo mais um motivo que deve levar o clínico a solicitar a avaliação presencial, sempre que possível.

Dadas as limitações inerentes ao processo diagnóstico por meio da teleconsulta, recomenda-se que:

A) A avaliação inicial seja realizada presencialmente;
B) Quando não for possível, realizar a avaliação fonoaudiológica remotamente e, assim que viável, executar uma complementação da avaliação presencialmente e
C) Quando não for possível a realização da avaliação presencial, cabe ao clínico decidir a conduta, iniciando o tratamento somente se tiver conseguindo obter remotamente dados suficientes para o adequado planejamento terapêutico, esclarecendo ao paciente e/ou responsáveis as limitações do processo diagnóstico por telefonoaudiologia.

Quadro 8-1. Protocolo MBGR aplicado na teleconsulta: aspectos observados e as condições de avaliação

Aspectos observados	Condição aproximada à consulta presencial, sem grandes prejuízos	Com prejuízo na avaliação/ visualização	Sem possibilidade de execução
Postura corporal	X		
Medidas da face, dos movimentos mandibulares e da oclusão			X
Exame extraoral	X		
Exame intraoral			X
Mobilidade	X		
Sensibilidade			X
Tônus*		X	
Funções orofaciais	X		

* A visualização das estruturas é garantida, entretanto a palpação das mesmas, que é um dos procedimentos preconizados na avaliação desse aspecto, é inviável.

130 PARTE II • INTERVENÇÃO FONOAUDIOLÓGICA EM FUNÇÕES OROFACIAIS

Sobre o assunto, sugere-se que o próprio paciente ou responsável envie fotos e vídeos feitos de acordo com instruções recebidas do fonoaudiólogo, complementando a avaliação com dados assíncronos, como, por exemplo, vídeos da mastigação e/ou deglutição durante as refeições.[4,5] Outra alternativa é solicitar a documentação ortodôntica ao ortodontista que acompanha o paciente, se for o caso, possibilitando a visualização das estruturas extra e intraorais contempladas nas fotos que geralmente são de alta qualidade nesses documentos.

Ainda sobre a avaliação fonoaudiológica, a documentação completa, composta por imagens estáticas e dinâmicas e indispensáveis na área da Motricidade Orofacial,[14] é mais bem realizada presencialmente, dada a qualidade das imagens obtidas e o manejo necessário para visualização de todas as estruturas extra e intraorais.[5]

Preconiza-se, ao final do processo diagnóstico, a emissão de um laudo, contendo todos os dados de avaliação, com o diagnóstico fonoaudiológico ou hipótese diagnóstica, conduta terapêutica, orientações e encaminhamentos,[15] independentemente de esse processo ter sido presencial e/ou remoto. A divulgação desse documento aos demais especialistas que acompanham o paciente é sugerida, uma vez autorizada pelo paciente ou responsáveis, embasando a discussão clínica sobre o quadro e garantindo o trabalho interdisciplinar,[5] assim como é realizada ao final da avaliação fonoaudiológica presencial e ao longo da intervenção.

Proposta de Tratamento em Motricidade Orofacial

As premissas largamente sinalizadas na literatura sobre o processo de intervenção dos DMO devem ser rigorosamente seguidas na teleconsulta. Considerando-se as etapas preconizadas no tratamento voltado a esses distúrbios, com ênfase nas alterações da respiração, mastigação, deglutição e/ou fala, tem-se a percepção das alterações miofuncionais, conscientização do quadro, treino muscular, aprendizagem e automatização das funções orofaciais, além da limpeza nasal, quando necessária.[16-21] Na teleconsulta encontram-se condições aproximadas à consulta presencial, sem grandes prejuízos, na maioria das atividades propostas, em todas as etapas. Ressalva deve ser feita para pacientes pouco colaboradores ou crianças pequenas, menores de 6 anos, bem como com outras condições, por exemplo, questões atencionais, comportamentais etc.

A organização prévia dos materiais a serem utilizados na teleconsulta, de acordo com os objetivos terapêuticos, deve ser precisa, sendo necessária orientação ao paciente e/ou responsáveis com antecedência. Contato prévio, então, é realizado, com a lista de materiais a serem providenciados ou adaptados, quando possível. Um exemplo é adaptação de uma colher de café em substituição ao abaixador de língua, para "marcar" a papila, como manobra de indução da língua para essa região, quando trabalhada a posição habitual de língua e/ou posição da língua durante a deglutição de líquidos, saliva e/ou sólidos.

No que concerne às atividades e procedimentos de todas as etapas do tratamento fonoaudiológico nos DMO, a grande maioria pode ser realizada no atendimento remoto, com adequada interação com o paciente, lançando mão de alguns recursos comuns nas plataformas digitais, como, por exemplo, compartilhamento de *mouse* e de tela.

No que se refere à duração da teleconsulta, mais uma vez devem-se considerar a idade e características do paciente, tendo como tempo máximo sugerido o de 40 minutos. De acordo com o paciente, esse tempo pode ser reduzido a 30 minutos ou ainda dividido em 2 consultas de 20 minutos. Quanto à periodicidade das teleconsultas, deve ser estabelecida, utilizando o mesmo raciocínio das consultas presenciais, de acordo com as necessidades e demandas do paciente, considerando os objetivos a serem trabalhados.

CAPÍTULO 8 • TELEFONOAUDIOLOGIA NAS FUNÇÕES OROFACIAIS **131**

Levando em conta os aspectos éticos determinados pelo Conselho Federal de Fonoaudiologia,[1] destaca-se a importância do registro de informações e procedimentos nos prontuários dos pacientes atendidos virtualmente.

Deve-se esclarecer aos pacientes e/ou responsáveis quanto às limitações do uso de recursos terapêuticos e tecnológicos na reabilitação dos DMO na teleconsulta, como o *laser* e/ou eletroestimulação e/ou bandagem e/ou *biofeedback* eletromiográfico. Se esses forem imprescindíveis para o significativo progresso do paciente, deve-se sugerir que periodicamente sejam realizadas consultas presenciais ao longo do processo terapêutico no sentido de aplicar esses procedimentos presencialmente.

ASPECTOS CLÍNICOS DA TELEFONOAUDIOLOGIA EM DISFAGIA

Na literatura, os países que mais publicam sobre telefonoaudiologia nas disfagias orofaríngeas são os Estados Unidos da América e Austrália. No Brasil, as produções científicas sobre este tema são recentes e com um baixo nível de evidência.[22]

Devido à pandemia, em caráter emergencial iniciamos o atendimento ao paciente disfágico de forma remota e despreparados para este novo contexto por não ser uma prática habitual no nosso país. Quando se trata de indivíduos com distúrbios da deglutição, a preocupação é ainda maior. O cuidado com crianças, adultos e idosos com comorbidades associados à disfagia é imenso, pois atendê-los a distância requer amplo preparo e experiência do fonoaudiólogo para tomar a decisão adequada sobre a conduta e para minimizar riscos de broncoaspiração de alimentos.

A mortalidade de pacientes idosos hospitalizados com pneumonia, devido à aspiração de alimentos, é de 43%. Muitos idosos com aspiração crônica podem demorar para ter o diagnóstico de pneumonia, tornando-se essencial o acompanhamento de profissionais capacitados para diagnosticar e tratar rapidamente.[23]

Com as recomendações essenciais de distanciamento social no país, esse acompanhamento/reabilitação ficou mais complicado. Familiares suspenderam atendimentos fonoaudiológicos presenciais, e muitos tiveram dificuldades no acesso remoto. Tudo foi extremamente novo tanto para o paciente, quanto para o agente reabilitador e fonoaudiólogo, ao mesmo tempo preocupante, pois são pacientes que correm riscos de morte quando não acompanhados. Com isso, a adaptação do trabalho tradicionalmente realizado em consultório, frente a frente com o paciente e acompanhantes, demandou adaptação e atualização diante dessa nova situação.[24-26]

A maioria dos estudos publicados que relacionam teleatendimento e disfagias é com fins avaliativos e/ou educacionais estruturados com intermediação local, o que valida maior confiabilidade e segurança nas condutas. Fonoaudiólogos sem ou com pouca experiência na área tinham o suporte a distância do fonoaudiólogo de outro serviço com experiência, em que discutiam conduta e resultados de exames objetivos.[22]

No Brasil, deparamo-nos com casos que precisávamos realizar o fechamento de diagnóstico a distância (o que é muito questionável no paciente disfágico), realizar orientações para minimizar riscos, e/ou dar continuidade à reabilitação, quando o caso e a dinâmica de funcionamento já eram conhecidos.

Na literatura encontramos estudos experimentais, revisões e estudos de caso relacionados ao teleatendimento em disfagia. Em uma revisão sistemática sobre a eficácia da telerreabilitação em pacientes disfágicos,[27] de 330 artigos, 4 foram selecionados, e apenas 1[28] preencheu o critério de inclusão, o qual tinha o objetivo de verificar a adesão a um

PARTE II • INTERVENÇÃO FONOAUDIOLÓGICA EM FUNÇÕES OROFACIAIS

programa terapêutico profilático em pacientes submetidos à radio e quimioterapia. Neste estudo, os pacientes foram divididos em 3 grupos de intervenção:

1. Terapia com intervenção direta, os participantes realizaram o programa presencialmente com o fonoaudiólogo;
2. Terapia assistida por tecnologia, os participantes realizaram o programa guiados pelo aplicativo SwallowIT;
3. Terapia independente, os participantes foram encorajados a executar diariamente o programa, mas não recebeu nenhum suporte adicional.

O resultado demonstrou a não eficácia da telerreabilitação nas disfagias e que o "face a face" é o padrão-ouro. A alternativa de telerreabilitação deve ser considerada em casos selecionados, mostrando que nas disfagias temos que avaliar os riscos e benefícios do atendimento a distância.

Um estudo multicêntrico randomizado, controlado, em um serviço de teleatendimento fonoaudiológico em um hospital público na Austrália,[29] demonstrou que o teleatendimento beneficiou os pacientes e os fonoaudiólogos locais, resultado este que nos faz refletir em relação à situação de especialistas em disfagia em nosso país. Em várias regiões do Brasil, não temos fonoaudiólogos habilitados nesta área, muitos pacientes ficam sem assistência ou até mesmo não apresentam condições financeiras para ir até um profissional especializado, podendo esta modalidade de atendimento proporcionar um acesso ao especialista com maior abrangência nacional. Facilitaria o acesso a serviços de saúde para comunidades localizadas em zonas geograficamente isoladas, ou com diversidade e desigualdade de oferta de serviços.

Outro estudo, realizado por fonoaudiólogos experientes que avaliou a efetividade e segurança do teleatendimento em pacientes com disfagia pós-AVC,[30] mostrou boa concordância inter-observadores, mostrando que a telefonoaudiologia remota foi segura e ajudou na tomada de decisão. No entanto, quando falamos em segurança na assistência ao paciente disfágico a distância, questionamos sobre a limitação em afirmarmos sobre a presença ou ausência de penetração e/ou aspiração laringotraqueal na ausência de exames instrumentais. Até mesmo na clínica presencial, utilizando os recursos, como ausculta cervical, oximetria de pulso e experiência do fonoaudiólogo aos sinais clínicos, estes são sugestivos e, portanto, não se pode afirmar a presença ou ausência de penetração e/ou aspiração laringotraqueal. Entretanto, pode-se agir rapidamente, caso haja alguma intercorrência em que o cuidador/responsável não seja habilitado.

Proposta de Avaliação em Disfagia

Como descrito anteriormente, avaliar a distância o paciente disfágico requer muitos critérios e cuidados uma vez que estamos lidando com risco de morte. Atender a distância a especialidade Disfagia é longe do ideal, no entanto, deixá-los sem nenhuma assistência por dificuldade ao acesso especializado também não seria prudente.

Com a possibilidade da teleconsulta é possível realizar orientações que poderão fazer a diferença em muitos casos. Porém, dependendo da patologia de base, a tomada de conduta a distância é arriscada, sendo assim um dos critérios de suma importância é saber selecionar o paciente para atendimento. Nos deparamos com duas situações distintas na teledisfagia:

1. Primeiro contato com o paciente e familiares;
2. Paciente que era acompanhado presencialmente e passou a ser visto a distância.

Para ambas as situações se faz necessário que o profissional seja habilitado e capacitado para lidar com qualquer intercorrência durante este atendimento. Foster *et al.*[31] mencionaram a importância da construção de competências para o trabalho em telessaúde, o que não foi possível no início da pandemia no Brasil. Em dezembro de 2019, a Associação Americana de Fonoaudiologia (ASHA) publicou um fascículo inteiro da revista *The ASHA Leader* a respeito da necessidade de aperfeiçoar as habilidades de uso dos recursos de informática na formação profissional.[31]

Temos que garantir a qualidade de atendimento prestado semelhante ao presencial, apesar de sabermos o quanto isso é difícil. A infraestrutura tecnológica, como boa qualidade de internet, câmera, áudio, luz e ambiente silencioso, é necessária para um bom atendimento, assim como garantir a segurança e privacidade do paciente. Devemos deixar claro e registrado para o familiar responsável a inviabilidade e/ou limitações de alguns aspectos que necessitam ser avaliados.

Semelhante à avaliação clínica presencial, temos que realizar uma anamnese completa, igual à realizada no consultório sobre do histórico do paciente para direcionar a avaliação clínica. Aspectos importantes quanto à doença-base, comorbidades associadas, pneumonias de repetição, perda de peso, secreção, consistência alimentar que se alimenta, necessitam de auxílio durante as refeições, presença de via alternativa de alimentação. No caso do paciente traqueostomizado, não é recomendado e seguro que se faça a avaliação a distância. Caso este paciente já fosse acompanhado pelo fonoaudiólogo e os agentes reabilitadores estivessem aptos a realizar o procedimento de aspiração, adaptação de válvula de fala (se fosse o caso) não haveria restrição.

Sugerimos utilizar o protocolo de avaliação clínica da deglutição que o fonoaudiólogo esteja familiarizado do seu consultório. Para minimizar os riscos a distância, a literatura sugere algumas estratégias no teleatendimento nas disfagias:[32]

- Três diferentes visões (câmeras) com *zoom* para que possa visualizar bem todas as estruturas: geral, *close* na cavidade oral, e lateral (mastigação, movimentação laríngea);
- Utensílios transparentes (copo, talheres, canudo);
- Colorir os alimentos para uma melhor visualização;
- Micropore branco na altura da cartilagem tireóidea para facilitar a visualização da elevação laríngea;
- Oxímetro para nos dar um pouco mais de segurança em relação a mudanças de parâmetros na saturação de O_2 e batimento cardíaco, pré, durante e após atendimento.

Além destes cuidados, podem-se utilizar protocolos mensuráveis para que tenhamos mais dados objetivos:[33]

- **MASA** (Mann Assessment of Swallowing Ability);[34]
- Nível de dieta pelo IDDSI (para gerenciar a complexidade do bolo alimentar ofertado);[35]
- Percepção do paciente quanto à dificuldade na alimentação: MD Anderson Dysphagia Inventory (MDADI),[36] validada Brasil;[37]
- EAT – 10 (Eat Assessment Tool);[38]
- Sydney *Swallow Questionnaire*;[39]
- FOIS;[40]
- Royal Brisbane Hospital **Outcome Measure**.[41]

Esses protocolos são sugestões para nortear o profissional na escolha do que mais se adapta à sua realidade. O importante é que possamos deixar todos os dados o mais registrado possível, para que após o acompanhamento fonoaudiológico tenhamos dados comparativos mensuráveis, uma vez que não tenhamos dados instrumentais objetivos.

Proposta de Tratamento em Disfagia

Após a avaliação clínica realizada, enquadramos ou não o paciente no processo de reabilitação. Muitas vezes não se faz necessária a terapia propriamente dita, porém, orientações que podem ser inicialmente semanais para virar uma rotina, depois quinzenais e mensais, a critério do terapeuta e familiar.

O tempo sugerido de terapia depende do que o paciente tem de base, demanda e do seu nível de atenção às câmeras, podendo variar entre 40 minutos a 1 hora (neste caso contado a terapia mais orientações adicionais).

A escolha do paciente disfágico que tem critério para o processo de reabilitação depende de alguns fatores:

A) Cognição preservada para que ele tenha foco e atenção à presença das câmeras;
B) Seja protetizado, em caso de perda auditiva, para que possa compreender aos comandos verbais;
C) Seja acompanhado pelo cuidador/familiar responsável para garantir que todas as orientações foram compreendidas e replicadas.

Alguns instrumentos, que usamos tanto para a avaliação da disfagia (estetoscópio, mensuração da pressão da língua, pico de tosse, pressões expiratória e inspiratória máxima, capacidade vital) quanto para terapia, ficam inviáveis a distância, tendo o terapeuta que deixar isso enfatizado. Os exercícios, técnicas e manobras orientadas são registrados e enviados por *e-mail* e/ou *whatsapp* sugerindo número de repetições e frequência diárias. Para não ocorrer risco de execução inadequada e eventuais dúvidas, vídeos também são enviados.

Quando o terapeuta julgar pertinente, ele reaplicará os protocolos já mencionados para verificar a evolução terapêutica.

Com a telefonoaudiologia mais presente no processo da reabilitação, conseguimos observar todos os benefícios e limitações. Em relação aos benefícios, pôde-se observar que, para alguns pacientes, a necessidade de focar na tela ajudou no controle postural por terem que ter maior consciência corporal; cuidadores obrigatoriamente tiveram que estar mais atentos e presentes neste processo terapêutico para nos auxiliar, favoreceu os pacientes que geograficamente não poderiam estar com o profissional especializado; economicamente a redução de gastos com transporte e possibilitou a socialização em um momento em que não era possível.

As limitações envolvem principalmente falhas na internet, dificuldade auditiva por mais que o paciente fosse protetizado; cuidadores novos, despreparados, que não haviam sido treinados pelo fonoaudiólogo presencialmente; ausência de uso de instrumentos e o cansaço por tempo de tela.

CONSIDERAÇÕES FINAIS

Acredita-se que a telefonoaudiologia oferece inéditos horizontes de trabalho. Entretanto, ainda tem-se um longo percurso no sentido de comprovação científica e de desenvolvimento de novos recursos, ferramentas, tecnologias, programas e aplicativos específicos, com o objetivo de oferecer alternativas para um atendimento remoto cada vez mais eficaz, dinâmico, criativo e interativo. Esses fatores em muito podem colaborar para adesão e envolvimento do paciente, o que é importante para o progresso terapêutico e estabilidade dos resultados alcançados. A resistência do paciente em aderir ao tratamento fonoaudiológico

CAPÍTULO 8 • TELEFONOAUDIOLOGIA NAS FUNÇÕES OROFACIAIS

diante da mudança do modo presencial para teleconsulta, imposta pela pandemia da Covid-19, é um dos pontos de fragilidade do trabalho desenvolvido em ambiente virtual.[42]

Nesse contexto, o clínico que atua em Motricidade Orofacial e/ou Disfagia deve estar preparado para as possíveis dificuldades que surjam, a fim de contorná-las prontamente, garantindo a qualidade da teleconsulta. Além disso, é fundamental que o mesmo tenha flexibilidade e diferentes atividades programadas, para uma eventual necessidade de alteração do plano de ação, sempre respeitando as metas terapêuticas do atendimento.

Ademais, o fonoaudiólogo deve estar motivado para atuar com a telefonoaudiologia, realizando adaptações quanto aos procedimentos para a teleconsulta, sem que haja perda da efetividade, sempre avaliando a necessidade de contato presencial para executar procedimentos e avaliações iniciais ou periódicas, principalmente pensando nas especificidades que essa área de especialidade solicita. O raciocínio clínico baseado em evidências é soberano e deve direcionar todo o acompanhamento fonoaudiológico dos pacientes, com responsabilidade e profissionalismo, contornando os desafios impostos pela atuação por meio das TIC.

Garantida a qualidade e efetividade do atendimento remoto, a telefonoaudiologia possibilita a ampliação da atuação da nossa profissão quanto às fronteiras geográficas, por exemplo, além da possibilidade, aqui não explorada, de supervisionar e orientar colegas a distância que eventualmente não tenham vasta experiência nas áreas da Motricidade Orofacial e Disfagia. Não se trata de apontar que seja uma modalidade que substitua o atendimento presencial, ou que tenha mais ou menos qualidade, mas sim que expanda o escopo da atuação fonoaudiológica, quando bem planejada e executada e com todos os cuidados que demanda, como em qualquer prática clínica.

A telefonoaudiologia na Disfagia requer um nível elevado de cuidado. Temos que reconhecer as limitações que a ausência de exames instrumentais nos traz. Essas limitações são ainda maiores nos casos graves, devendo o fonoaudiólogo monitorar e orientar o cuidador quanto ao aumento de tosse, secreções, febre, dispneia, perda de peso. Ao mesmo tempo, a telefonoaudiologia possibilitou o acesso à assistência com profissionais qualificados para quem não poderia se deslocar, diminuiu a probabilidade de complicações no quadro de saúde e forneceu a oportunidade de treinamento e educação continuada avançada.

A pandemia trouxe uma possibilidade de assistência que já existia, porém agora mais frequente, dando a oportunidade de realizarmos estudos com maior nível de evidência devido ao aumento desta prática.

REFERÊNCIAS BIBLIOGRÁFICAS

1. Lopes AC, Barreira-Nielsen C, Ferrari DV, et al. Diretrizes de boas práticas em telefonoaudiologia [recurso eletrônico]. Bauru: Faculdade de Odontologia de Bauru. Universidade de São Paulo; Brasília: Conselho Federal de Fonoaudiologia; [Internet]. 2020.
2. Conselho Federal de Fonoaudiologia. Resolução CFFa no. 580/2020. Dispõe sobre a regulamentação da Telefonoaudiologia e dá outras providências. Diário Oficial da União; [Internet]. 2020.
3. Weidner K, Lowman J. Telepractice for adult speech-language pathology services: a systematic review. Perspectives. 2020;5(1);326-38.
4. Tomé MC, Collis-White D. Teleconsulta em fonoaudiologia: reflexões sobre a prática em motricidade orofacial nos Estados Unidos da América e no Brasil. In: Telefonoaudiologia: experiências em motricidade orofacial. In: Martinelli RLC, Sovinski SRP, Alves GAS, Silva HJ, Berretin-Felix G (Orgs.). [e-book] São Paulo: Sociedade Brasileira de Fonoaudiologia. Departamento de Motricidade Orofacial; Associação Brasileira de Motricidade Orofacial. 2020. p. 12-20.

5. Cattoni DM. Teleconsulta na clínica de Motricidade Orofacial em tempos de COVID-19. In: Telefonoaudiologia: experiências em motricidade orofacial. In: Martinelli RLC, Sovinski SRP, Alves GAS, Silva HJ, Berretin-Felix G (Orgs.). [e-book] São Paulo: Sociedade Brasileira de Fonoaudiologia. Departamento de Motricidade Orofacial; Associação Brasileira de Motricidade Orofacial. 2020. p. 21-26.
6. Ben-Aharon A. A practical guide to establishing an on line speech therapy private practice. American Speech-Language-Hearing Association. 2019;4:712-18.
7. Barreira NCSC, Campos LS. Implementation of the hybrid teleaudiology model: acceptance, feasibility and satisfaction in a cochlear implant program. Audiol Commun Res. 2022;27:e2538.
8. Brazoloto TM, Fujarra FJC, Lima APD, et al. Teleodontologia em disfunção temporomandibular e dor orofacial durante a pandemia de COVID-19: relato de caso. Arch Health Invest. 2020;29(4):335-9.
9. Sovinski SRP. Uma reflexão sobre o processo de avaliação e intervenção na teleconsulta em motricidade orofacial. In: Telefonoaudiologia: experiências em motricidade orofacial. Martinelli RLC, Sovinski SRP, Alves GAS, Silva HJ, Berretin-Felix G, organizadores. [e-book] São Paulo: Sociedade Brasileira de Fonoaudiologia. Departamento de Motricidade Orofacial; Associação Brasileira de Motricidade Orofacial. 2020:37-42.
10. Felício CM, Folha GA, Fereira CLP, Medeiros APM. Expanded protocol of orofacial myofunctional evaluation with scores: validity and reliability. Int J Pediatric Otorhinolaryngology. 2010;74:1230-9.
11. Berretin-Felix G, Luccas GR, Benacchio EGM. Protocolos de avaliação em motricidade orofacial: evidências científicas. In: Evidências e perspectivas em motricidade orofacial. In: Busanello-Stella AR, Stefani FM, Gomes E, Silva HJ, Tessitore A, Motta AR et al (Orgs.). São José dos Campos: Pulso Editorial; 2018. p. 37-50.
12. Felício CM. Protocolos de avaliação da motricidade orofacial 2 – AMIOFE. In: Silva HJ, Tessitore A, Motta AR, Cunha DA, Berretin-Felix G, Marchesan IQ (Orgs.). Tratado de motricidade orofacial. São José dos Campos: Pulso Editorial; 2019. p. 273-85.
13. Berretin-Felix G, Genaro KF, Marchesan IQ. Protocolos de avaliação da motricidade orofacial 1: protocolo de avaliação miofuncional orofacial – MBGR. In: Silva HJ, Tessitore A, Motta AR, Cunha DA, Berretin-Felix G, Marchesan IQ (Orgs.). Tratado de motricidade orofacial. São José dos Campos: Pulso Editorial; 2019. p. 255-72.
14. Frazão YS, Manzi SHB. Atualização em documentação fotográfica e em vídeo na motricidade orofacial. In: Silva HJ, Tessitore A, Motta AR, Cunha DA, Berretin-Felix G, Marchesan IQ (Orgs.). Tratado de motricidade orofacial. São José dos Campos: Pulso Editorial; 2019. p. 243-53.
15. Rahal A, Migliorucci RR, Sovinski SRP. Roteiro de relatório em motricidade orofacial. In: Rahal A, Motta AR, Fernandes CG, Cunha DA, Migliorucci RR, Berretin-Felix G (Orgs.). Manual de motricidade orofacial. São José dos Campos: Pulso Editorial; 2014. p. 59-61.
16. Cattoni DM. Intervenção miofuncional aplicada às funções orofaciais. In: Motta AR, Furlan RMMM, Tessitore A, Cunha DA, Berretin-Felix G, Silva HJ, Marchesan IQ (Orgs.). Motricidade Orofacial: a atuação nos diferentes níveis de atenção à saúde. São José dos Campos: Pulso Editorial; 2017. p. 83-92.
17. Cattoni DM. Atuação fonoaudiológica na respiração oral. In: Picinato-Pirola M, Ramos VF, Tanigute CC, Silva ASG, Marchesan IQ, Tessitore A, Silva HJ, Berretin-Felix G (Orgs.). Terapia em Motricidade Orofacial: como eu faço. São José dos Campos: Pulso Editorial; 2019. p. 108-20.
18. Cunha DA, Krakauer L, Manzi SHMB, Frazão Y. Respiração oral: avaliação e tratamento fonoaudiológico. In: Silva HJ, Tessitore A, Motta AR, Cunha DA, Berretin-Felix G, Marchesan IQ (Orgs.). Tratado de Motricidade Orofacial. São José dos Campos: Pulso Editorial. 2019. p. 491-501.
19. Marchesan IQ, Martinelli RLC. Fala: reflexões sobre a prática clínica. In: Silva HJ, Tessitore A, Motta AR, Cunha DA, Berretin-Felix G, Marchesan IQ (Orgs.). Tratado de Motricidade Orofacial. São José dos Campos: Pulso Editorial; 2019. p. 547-59.
20. Rahal A, Cattoni DM. O processo de terapia dos distúrbios da deglutição. In: Silva HJ, Tessitore A, Motta AR, Cunha DA, Berretin-Felix G, Marchesan IQ (Orgs.). Tratado de motricidade orofacial. São José dos Campos: Pulso Editorial; 2019. p. 527-36.

21. Tomé MC. Avaliação e terapia da função mastigatória. In: Silva HJ, Tessitore A, Motta AR, Cunha DA, Berretin-Felix G, Marchesan IQ (Orgs.). Tratado de motricidade orofacial. São José dos Campos: Pulso Editorial; 2019. p. 503-25.

22. Catalani B, Luccas GR, Berretin-Felix G. Tele-educação e teleatendimento em disfagia orofaríngea: revisão de literatura. Distúrb Comum [Internet]. 2016;28(4):638-48.

23. Cesar L, Gonzalez-C MD, Frank M, Calia MD. Bacteriologic flora of aspiration-induced pulmonary infections. Arch Intern Med. 1975;135(5):711-4.

24. Wosik J, Fudim M, Cameron B, et al. Telehealth transformation: COVID-19 and the rise of virtual care. J Am Med Inform Assoc. 2020.

25. Boldrini P, Kiekens C, Bargellesi S, et al. First impact on services and their preparation. Instant paper from the field on rehabilitation answers to the Covid-19 emergency. Eur J Phys Rehabil Med. 2020;56(3):319-22.

26. Negrini S, Kiekens C, Bernetti AS, et al. Telemedicine from research to practice during the pandemic. Instant paper from the field on rehabilitation answers to the Covid-19 emergency. Eur J Phys Rehabil Med. 2020;56(3):327-30.

27. Nordio IT, Agostini M, Meneghello F, Battel I. The efficacy of telerehabilitation in dysphagic patients: a systematic review S. Acta Otorhinolaryngol Ital. 2018;38(2):79-85.

28. Wall LR, Ward EC, Cartmill B, et al. Adherence to a prophylactic swallowing therapy program during (chemo) radiotherapy:impact of service-delivery model and patient factors. Dysphagia 2016;32:279-92.

29. Burns CL, Ward EC, Hill AJ, et al. Randomized controlled trial of a multisite speech pathology telepractice service providing swallowing and communication intervention to patients with head and neck cancer: Evaluation of service outcomes First published. 2017;39(5):932-9.

30. Morrell K, Hyers M, Stuchiner T, et al. Telehealth Stroke Dysphagia Evaluation Is Safe and Effective. Cerebrovascular Diseases. 2017;44(3-4):225-31.

31. Foster S, Wiczer E, Eberhardt N. What's so hard about soft skills? ASHA Lead. 2019:53-60.

32. Sharma S, Ward EC, Burns C, et al. Assessing swallowing disorders online: a pilot telerehabilitation study. Telemed e-Health. 2011;17:688-95.

33. Ku Peter KM, Holsinger FC, Chan Jason YK, Yeung Becky YT, Chan Michael CF, Tong Heather M. Management of dysphagia in the patient with head and neck cancer during COVID-19 pandemic: Practical strategy. Starmer Head Neck. 2020:10.1002-hed.26224.

34. Carnaby GD, Crary MA. Development and validation of a câncer specific swallowing assessment tool: MASA-C. Support Care Cancer. 2014;22:595-602.

35. Cichero JA, Lam P, Steele CM, et al. Development of international terminology and definitions for texture-modified foods and thickened fluids used in dysphagia management: the IDDSI framework. Dysphagia. 2017;32:293-314.

36. Chen AY, Frankowski R, Bishop-Leone J, et al. The development and validation of a dysphagia-specific quality-of-life questionnaire for patients with head and neck cancer: the M. D. Anderson dysphagia inventory. Arch Otolaryngol Head Neck Surg. 2001;127:870-6.

37. Guedes RL, Angelis EC, Chen AY, et al. Validation and application of the M.D. Anderson Dysphagia Inventory in patients treated for head and neck cancer in Brazil. Dysphagia. 2013;28(1):24-32.

38. Belafsky PC, Mouadeb DA, Rees CJ, et al. Validity and reliability of the Eating Assessment Tool (EAT-10). Ann Otol Rhinol Laryngol. 2008;117:919-24.

39. Dwivedi RC, St Rose S, Roe JW, et al. Validation of the Sydney Swallow Questionnaire (SSQ) in a co-hort of head and neck cancer patients. Oral Oncol. 2010;46:e10-e14.

40. Crary MA, Mann GD, Groher ME. Initial psychometric assessment of a functional oral intake scale for dysphagia in stroke patients. Arch Phys Med Rehabil. 2005;86:1516-20.

41. Ward EC, Conroy AL. Validity, reliability and responsivity of the Royal Bisbrane hospital outcome measure for swallowing. Asian Pacific J Speech Lang Hear. 1999;4:109-29.

42. Oliveira IC, Carvalho AFL, Vaz DC. Fragilidades e potencialidades do trabalho fonoaudiológico em ambiente virtual em tempo de pandemia de Covid-19 (SARS-CoV-2). Revista de Ciências Médicas e Biológicas; [Internet]. 2020;19(4).

Parte III

INTERVENÇÃO FONOAUDIOLÓGICA EM VOZ

TERAPIA VOCAL NAS DISFONIAS COMPORTAMENTAIS

CAPÍTULO 9

Anna Alice Almeida ▪ Iandra Barbosa ▪ Fabiana Zambon
Mara Behlau ▪ Vanessa Veis Ribeiro ▪ Leonardo Lopes

INTRODUÇÃO

A voz humana é um produto sofisticado, resultante da interação entre forças aerodinâmicas dos pulmões e forças musculares da laringe, controladas por uma sofisticada rede neural. Esse som básico, o *buzz* laríngeo, denominado fonação, é transformado pela configuração geométrica tridimensional dinâmica do trato vocal, transformando-se na voz que carrega a fala e transmite a comunicação oral para os ouvintes.

A voz, esse complexo produto acústico, impacta instantaneamente a relação com o ouvinte e sua produção é de grande importância para os seres humanos, sendo garantida por três subsistemas cerebrais, que cobrem das produções inatas aquelas altamente treinadas. São eles:

▪ *Subsistema I*: responsável pelas vocalizações inatas, para as quais estão envolvidos os núcleos fonatórios sensório-motores do tronco cerebral e medula espinal, com o objetivo de coordenar o controle laríngeo, articulatório e respiratório nessas vocalizações;
▪ *Subsistema II*: responsável pela inicialização de vocalizações e vocalizações emocionais voluntárias, para as quais estão envolvidas a substância cinzenta periaquedutal, o giro cingulado anterior e o sistema límbico, com o hipotálamo, tálamo, amígdalas, entre outras estruturas; e, finalmente,
▪ *Subsistema III:* responsável pelo controle motor voluntário da fala e do canto, para o qual está envolvido o córtex motor laríngeo e orofacial.[1]

O comportamento vocal tem grande participação na moldagem do que é conhecido como qualidade vocal, percebido essencialmente como fenômeno auditivo. O uso da voz pelos seres humanos é único e presente nas mais diversas situações, como nos gritos automáticos para responder a ameaças e garantir a sobrevivência física, na comunicação afetiva familiar e social, no exercício profissional nas modalidades de voz falada e cantada e nas mais diversas manifestações sociais. A voz, como projeção da personalidade, também faz parte da identidade cultural de um falante e projeta ao ouvinte a quais grupos o indivíduo pertence.

As características pessoais da qualidade vocal, ou simplesmente da voz de um indivíduo, vão sendo configuradas ao longo da vida, de acordo com as condições anatomofuncionais dos órgãos envolvidos em sua produção, além do comportamento vocal apresentado nas interações. Podemos definir comportamento vocal como o conjunto de reações e respostas vocais aos relacionamentos interpessoais, no meio em que o indivíduo vive,

141

142 PARTE III • INTERVENÇÃO FONOAUDIOLÓGICA EM VOZ

seja por necessidades individuais, estímulos sociais, hábitos ou uma combinação destes. O comportamento vocal também pode ser uma manifestação emocional específica de profissionais da voz, de natureza artística, como cantores e atores, ou não artísticas, como professores e vendedores.[2]

Um terço da população do mundo apresentará um problema de voz, em algum momento da vida, sendo na maioria dos casos uma condição benigna e transitória.[3] Problemas de voz recebem o nome de disfonia, que pode ser definida como toda e qualquer dificuldade na comunicação oral que limita a produção natural da voz[4] que causa prejuízos em algum aspecto da qualidade de vida. Ela geralmente é caracterizada por alterações na qualidade, frequência, intensidade, ou esforço vocal, devendo ser identificada, avaliada e tratada.[3]

Do ponto de vista didático, há duas grandes categorias etiológicas: disfonias comportamentais e orgânicas, classificadas de acordo com a influência do comportamento vocal em sua origem.[5] Dentro dessa perspectiva, alterações vocais relacionadas com o uso inadequado ou abusivo de voz e modelo vocal deficiente, com ou sem a presença de lesões benignas, como nódulos e pólipos são exemplos de disfonias comportamentais, enquanto alterações vocais causadas por doenças sistêmicas, como Parkinson, quadros de lesões neurológicas, como paralisias de nervo laríngeo superior e/ou inferior ou, ainda, por carcinoma de laringe ocorrem independentemente do uso da voz e são considerados exemplos de disfonias orgânicas.

As disfonias comportamentais têm como conduta de eleição a reabilitação fonoaudiológica para seu tratamento, mesmo na presença de lesões benignas. A terapia de voz é um processo de natureza cognitivo-comportamental que envolve, tradicionalmente, três aspectos tradicionais: aconselhamento sobre higiene e bem-estar vocal, psicodinâmica e treinamento vocal. Recentemente, um quarto elemento, denominado metaterapia, tem sido considerado um ingrediente importante na reabilitação, principalmente nos casos comportamentais. Abordaremos mais adiante sobre a temática.

O tratamento das disfonias comportamentais é complexo e requer a integração desses quatro aspectos para lidar com as necessárias mudanças de comportamento e o desenvolvimento da autorregulação vocal há longo tempo apontados como relevantes, mas que têm recebido atenção científica apenas recentemente.[6-8]

O objetivo do presente capítulo é apresentar o conhecimento atual no manejo das disfonias comportamentais, destacando os desafios enfrentados no atendimento desses casos e indicando ferramentas para um endereçamento fonoaudiológico bem-sucedido. Mudanças de comportamento e autorregulação emocional, necessárias para uma produção vocal equilibrada e saudável, exigem implementação de novos hábitos, assim como compreender as reações vocais automáticas do cérebro e desenvolver respostas mais adequadas. Tudo isso sem comprometer a identidade do indivíduo, expressa em sua comunicação oral.

Assim, o presente capítulo explora os seguintes tópicos: Sistema de Especificação do Tratamento de Reabilitação (SETR-VOZ) aplicado às disfonias comportamentais, métodos e técnicas para reabilitação nas disfonias comportamentais, com destaque para os métodos programáticos e metaterapia nas disfonias comportamentais; e conclui com a apresentação de um caso clínico.

SISTEMA DE ESPECIFICAÇÃO DO TRATAMENTO DE REABILITAÇÃO APLICADO ÀS DISFONIAS COMPORTAMENTAIS (SETR-VOZ)

Recentemente, um sistema de classificação denominado Sistema de Especificação do Tratamento de Reabilitação – SETR (*Rehabilitation Treatment Specification System* – RTSS)[9,10]

CAPÍTULO 9 ▪ TERAPIA VOCAL NAS DISFONIAS COMPORTAMENTAIS **143**

foi proposto para descrever como as ações do clínico afetam as funções do paciente. Ele é composto por três componentes principais: alvo, mecanismo de ação e ingredientes.

O alvo tem relação com a função do paciente que será modificada de acordo com o ingrediente selecionado, monitorada pelo terapeuta e/ou paciente; o mecanismo de ação tem relação com as hipóteses sobre como os ingredientes atingirão o alvo; e o ingrediente é a ação do terapeuta sob o paciente.

Com base no SETR, um grupo de especialistas americanos desenvolveu uma classificação específica para a área de voz, chamada SETR-Voz,[11] que descreve sete categorias de alvos para a reabilitação vocal: função vocal, função respiratória, função musculoesquelética, função somatossensorial, função auditiva, pedagogia e aconselhamento, fala e comunicação.

Pensando nos pacientes com disfonias comportamentais, apresentamos, no Quadro 9-1, uma proposta de mecanismos de ação e ingredientes de terapia de voz, baseada no SETR-Voz. Os ingredientes foram selecionados a partir da literatura relativa às principais técnicas, exercícios vocais, dispositivos e procedimentos.

Frente à extensa lista de técnica, exercícios e procedimentos disponíveis,[12] essa organização pode ajudar o clínico no raciocínio e planejamento da reabilitação do paciente, de acordo com os aspectos a serem trabalhados, identificados na avaliação vocal. Além disso, o fonoaudiólogo precisa definir a dosagem dos exercícios durante a reabilitação, de maneira individualizada para cada paciente. O que pode ser dose ideal para um indivíduo, pode ser subdosagem ou superdosagem para outro.[13] É importante que o clínico defina a ordem das prioridades do tratamento e como combinar os ingredientes para atingir os alvos nas disfonias comportamentais.

Quadro 9-1. Uma proposta de mecanismos de ação e ingredientes de terapia de voz, baseada no SETR-Voz

Alvo	Mecanismo de ação	Ingredientes (técnicas)
Função vocal ▪ Ataque vocal ▪ Abdução ou adução das pregas vocais ▪ Intensidade ▪ Frequência ▪ Registro ▪ Fonação supraglótica ▪ Qualidade vocal	▪ Mobilização das pregas vocais ▪ Suavização da emissão ▪ Adequação do fechamento glótico ▪ Redução da constrição supraglótica ▪ Redução da hiperfunção vocal ▪ Flexibilidade vocal ▪ Melhora na qualidade vocal ▪ Interação fonte e filtro ▪ Equilíbrio ressonantal ▪ Equilíbrio muscular	▪ Técnica de sons vibrantes ▪ Técnica de sons fricativos ▪ Técnica de sons nasais ▪ Técnica de som basal ▪ Técnica de sons hiperagudos ▪ Tubos de ressonância ▪ Canudos ▪ Máscara de VNI ▪ Técnica de firmeza glótica ▪ Técnica do *b* prolongado ▪ Técnica de *sniff* ▪ Técnica de sopro e som agudo ▪ Técnica de fonação inspiratória ▪ Técnica de emissão em tempo máximo de fonação ▪ Técnica de modulação de frequência e intensidade ▪ Técnica de controle de ataques vocais ▪ Sequência de constrição labial

(Continua.)

Quadro 9-1. *(Cont.)* Uma proposta de mecanismos de ação e ingredientes de terapia de voz, baseada no SETR-Voz

Alvo	Mecanismo de ação	Ingredientes (técnicas)
Função respiratória: • Movimento abdominal • Movimento clavicular • Movimento da caixa torácica • Coordenação respiratória vegetativa • Coordenação pneumofonoarticulatória	• Equilíbrio respiratório • Coordenação pneumofonoarticulatória • Redução da hiperfunção vocal • Controle de fluxo respiratório	**Técnica de emissão em tempo máximo de fonação** • Técnica de sons fricativos • Técnica da voz salmodiada • Incentivadores respiratórios
Função musculoesquelética • Alinhamento • Nível de ativação muscular • Resistência muscular expiratória e inspiratória • Faixa de movimento ativo e passivo • Resistência vocal	• Equilíbrio fonatório • Redução da hiperfunção vocal • Aumento da resistência vocal • Aumento da percepção corporal e vocal • Recuperação vocal • Flexibilidade vocal	• Incentivadores respiratórios • Fotobiomodulação em voz • Técnica de mudança de posição de cabeça com sonorização • Técnica de movimentos cervicais • Técnica de rotação de ombros • Eletroestimulação
Função somatossensorial • Ressonância • Cinestesia • Desconforto/dor/esforço	• Percepção da ressonância • Projeção vocal • Redução do esforço vocal • M interação fonte e filtro • Redução do desconforto no trato vocal	• Tubos de ressonância • Canudos • Máscara de VN • Técnica de firmeza glótica • Técnica de bocejo e suspiro • Técnica de movimentos corporais associados a sons facilitadores • Técnica de massagem na cintura escapular • Técnica de massageador associado à sonorização glótica • Terapia manual laríngea (TML) • Terapia manual circularíngea • Técnica *humming* • *Y-buzz* • Eletroestimulação • *Feedback* visual por espectrografia acústica • *Feedback* visual por nasoendoscopia • *Biofeedback* eletromiográfico • Fotobiomodulação em voz

(Continua.)

CAPÍTULO 9 ▪ TERAPIA VOCAL NAS DISFONIAS COMPORTAMENTAIS **145**

Quadro 9-1. *(Cont.)* Uma proposta de mecanismos de ação e ingredientes de terapia de voz, baseada no SETR-Voz

Alvo	Mecanismo de ação	Ingredientes (técnicas)
Função auditiva ▪ Discriminação de qualidade vocal ▪ Discriminação de *pitch* ▪ Discriminação de *loudness*	▪ Percepção vocal ▪ Controle vocal ▪ Maior rendimento vocal	▪ Técnica de messa di voce ▪ técnica de repetição auditiva ▪ técnica de amplificação sonora ▪ técnica de mascaramento auditivo ▪ técnica de monitoramento auditiva retardado ▪ Técnica de deslocamento de frequência ▪ Técnica de marca-passo vocal ou ritmo
Pedagogia e aconselhamento ▪ Adesão ▪ Autorregulação ▪ Bem-estar vocal ▪ Estratégias de enfrentamento ▪ Gerenciamento das emoções ▪ Psicodinâmica vocal	▪ Processos cognitivos modificados ▪ Mudança de crenças, atitudes, intenções ▪ Ampliação do conhecimento ▪ Expansão da consciência	▪ Estabelecimento de metas ▪ Controle de impulsos ▪ Estabelecimento de apoio social ▪ Estratégias com foco no problema ▪ Estratégias de *coaching* ▪ *Mindfulness* ▪ Orientações sobre saúde e bem-estar vocal
Fala e comunicação ▪ Inteligibilidade ▪ Compreensão	▪ Articulação mais marcada e precisa ▪ Maior projeção vocal ▪ Melhor inteligibilidade de fala ▪ Melhora da competência na comunicação ▪ Uso vocal profissional mais consciente	▪ Técnica de monitoramento por múltiplas vias ▪ Técnica de modulação de frequência e intensidade ▪ Técnica de leitura somente de vogais ▪ Técnica de sobrearticulação ▪ Técnica de fala mastigada ▪ Voz e competência na comunicação

Obs.: O mesmo ingrediente pode estar relacionado com diferentes alvos. A dose do ingrediente pode modificar o alvo relacionado com ele.

MÉTODOS E TÉCNICAS PARA REABILITAÇÃO NAS DISFONIAS COMPORTAMENTAIS

Métodos Programáticos nas Disfonias Comportamentais

Os métodos programáticos diferenciam-se da terapia vocal customizada. Trata-se de propostas fechadas, com alvos, mecanismos de ação e ingredientes previamente definidos. Os métodos programáticos têm uma sequência de execução, comumente hierárquica, com parâmetros temporais de execução. A vantagem de utilização desses métodos são as evidências de segurança e eficácia já publicadas que permite prever os resultados e evitar a superdosagem, o que contribui para que jovens clínicos se sintam mais seguros em sua aplicação. Por outro lado, não permitem flexibilização e adaptação para as necessidades individuais dos pacientes, é necessário experiência e treinamento do clínico com o método, sendo que alguns exigem, também, certificação para o uso clínico.

Os métodos programáticos mais conhecidos e que podem ser utilizados em casos de disfonia comportamental são a terapia de voz confidencial,[14,15] a terapia de ressonância[16] os exercícios de função vocal (EFV),[17] o método de acentuação,[15,18] o programa integral de reabilitação vocal (PIRV),[19,20] o *stretch-and-flow voice therapy* (SnF),[21] o *conversation training therapy*,[22] o programa de terapia vocal (PTV) [23] e o *expert in proprioceptive elastic method* (PROEL).[24] Os métodos têm especificidades que devem ser consideradas no momento de análise da aplicabilidade individual do método no caso clínico.

A classificação dos métodos de acordo com o grupo de tratamento, o alvo, o mecanismo de ação, o ingrediente e suas características e as variáveis temporais podem ser observados no Quadro 9-2.

Com relação ao alvo, todos os métodos trabalham com habilidades e hábitos, dois trabalham com função do órgão e dois com representações. Os alvos principais são função vocal, seguida pela função respiratória, função somatossensorial, função musculoesquelética, função auditiva, pedagogia e aconselhamento, e fala e comunicação. Todas trabalham com ingrediente volitivo, além de quatro trabalharem também com representação. O número de sessões varia de 4 a 25, sendo mais frequente 6 sessões; tempo de 20 a 60 minutos, sendo mais frequente 30 minutos; frequência de 1 ou 2 vezes na semana, e 2 programas que não descrevem a frequência.

Metaterapia nas Disfonias Comportamentais

Recentemente a metaterapia foi um aspecto introduzido na área de voz[25,26] correspondendo ao que é descrito como diálogo clínico ou aconselhamento.[27] O terapeuta usa estratégias para mediar a aplicação das técnicas vocais, favorecendo a adesão e o resultado da reabilitação. Pouco se tem na literatura sobre operacionalização, paradigma ou, ainda, quais itens podem nortear a abordagem de um fonoaudiólogo relativa à metaterapia.[11,25,27] Contudo, sabemos que esse tema é fundamental quando se trata do planejamento terapêutico para lidar com pacientes cuja gênese e/ou manutenção do seu problema é comportamental. Sem dúvida é um essencial ao sucesso e à manutenção em longo prazo dos ganhos adquiridos na terapia.

Assim, é necessário que o terapeuta estabeleça diálogos que favoreçam a compreensão sobre a participação ativa do paciente no processo de mudança comportamental,[6,28] com a finalidade de controlar suas inquietações e gerenciar os hábitos negativos preestabelecidos, além de criar engramas para lidar com os contextos trabalhados em terapia e generalizar para situações do seu dia a dia. O ideal é que com o passar do tempo o próprio paciente comece a entender as suas necessidades, identifique o que ocorre de errado com a sua voz e possa selecionar o direcionamento mais assertivo em relação ao seu problema vocal. Então, o foco e o grande desafio do fonoaudiólogo são desenvolver habilidades no paciente com disfonia comportamental para essa autonomia no processo terapêutico.

Dentro da proposta que estamos seguindo neste capítulo, quando falamos em metaterapia devemos refletir sobre a proposta do sistema de especificação do tratamento de reabilitação da voz (SETR-Voz). Recordamos que o SETR-Voz é dividido em três grupos de tratamento que incluem funções do órgão, habilidades e hábitos, e representações. Além desses grupos, temos os componentes de tratamento que envolvem ingredientes, mecanismo de ação e alvos.

Os alvos das representações voltados à metaterapia estão relacionados com as mudanças dos processos mentais, como cognição, conhecimentos, atitudes, emoções, crenças, motivação, com vistas a intenções e/ou conscientização sobre modificações relacionadas com a voz.[9,11,25,26,28]

CAPÍTULO 9 ▪ TERAPIA VOCAL NAS DISFONIAS COMPORTAMENTAIS **147**

Quadro 9-2. Métodos programáticos para disfonias comportamentais

Nome	Grupo de tratamento	Alvo	Mecanismo de ação	Ingrediente	Características dos ingredientes	Variáveis temporais
Terapia de voz confidencial	Habilidades e hábitos	▪ Função vocal ▪ Função respiratória ▪ Função somatossensorial ▪ Função musculoesquelética ▪ Função auditiva	▪ Melhorar a conscientização do uso da voz ▪ Eliminar os comportamentos vocais hiperfuncionais ▪ Diminuir a tensão muscular excessiva ▪ Melhorar o controle da intensidade ▪ Reabsorver as lesões de massa	Volitivo	Modelagem com o uso de intensidade e esforço mínimos com qualidade vocal soprosa	4 sessões, 1 × semana
Terapia de ressonância	Habilidades e hábitos	▪ Função vocal ▪ Função somatossensorial ▪ Função musculoesquelética ▪ Função auditiva	▪ Suavizar a emissão ▪ Equilibrar a ressonância ▪ Diminuir a tensão laríngea ▪ Diminuir o coeficiente de contato das PPVV	Volitivo	Modelagem por meio do trabalho de percepção sinestésica da vibração dos ossos da face e uma da produção de uma fonação suave, partindo de gestos de fala básicos até a fala espontânea	8 sessões, 1 × semana
Exercícios de função vocal (EFV)	Habilidades e hábitos	▪ Função vocal ▪ Função respiratória ▪ Função somatossensorial ▪ Função auditiva	▪ Fortalecer e equilibrar a musculatura laríngea ▪ Melhorar a flexibilidade e a onda mucosa das PPVV ▪ Direcionar o fluxo aéreo ▪ Ampliar a extensão vocal ▪ Aumentar o tempo máximo de fonação e melhorar a resistência vocal	Volitivo	Modelagem com o uso de aquecimento, alongamento, contração e aumento de força	8 sessões, 25-30 minutos, 2 × semana

(Continua.)

Quadro 9-2. *(Cont.)* Métodos programáticos para disfonias comportamentais

Nome	Grupo de tratamento	Alvo	Mecanismo de ação	Ingrediente	Características dos ingredientes	Variáveis temporais
Método de acentuação	Habilidades e hábitos	■ Função vocal ■ Função respiratória	■ Melhorar o suporte respiratório ■ Suavizar da emissão e ampliar o trato vocal	Volitivo	Modelagem com uso de tarefas rítmicas e hierarquia de fala	20 a 25 sessões, 20 minutos. 2 × semana
Programa integral de reabilitação vocal (PIRV)	■ Habilidades e hábitos; ■ Funções do órgão ■ Representações	■ Função vocal ■ Função respiratória ■ Função somatossensorial ■ Fala e comunicação ■ Pedagogia e aconselhamento	■ Identificar, conscientizar e modificar os hábitos vocais ■ Melhorar a associação corpo-voz ■ Melhorar o ajuste glótico ■ Equilibrar a ressonância ■ Melhorar a precisão articulatória da fala ■ Promover coordenação pneumofonoarticulatória e melhorar a projeção vocal	Volitivo Representação	Orientação, psicodinâmica e treinamento vocal	6 sessões, 1 × semana
Stretch-and-flow Voice Therapy (SnF)	■ Habilidades e hábitos ■ Funções do órgão	■ Função vocal ■ Função respiratória ■ Função somatossensorial	■ Melhorar o suporte respiratório ■ Equilibrar a ressonância ■ Suavizar a emissão e ■ Reduzir o esforço vocal	Volitivo	Modelagem com o uso de estrutura hierárquica de oito fases de tarefas de gerenciamento do fluxo de ar durante a fonação	6 sessões, 1 × semana

Conversation training therapy	Habilidades e hábitos	■ Função vocal ■ Função respiratória ■ Função somatossensorial ■ Função auditiva ■ Fala e comunicação	■ Melhorar a consciência vocal e permitir a produção de uma voz eficiente	Volitivo, Representação	Treinamento do aprendizado motor com reforço clínico, imitação e modelagem de tarefas de fala e conversação	2-4 sessões, Frequência não descrita
Programa de terapia vocal (PTV)	■ Habilidades e hábitos; ■ Representações	Função vocal, Função respiratória, Função somatossensorial, Pedagogia e aconselhamento	Equilibrar a fonação, Aperfeiçoar o conhecimento, Fornecer estratégias para melhorar a saúde, A produção e o comportamento vocal	Volitivo, Representação	Intervenção indireta, intervenção direta e metodologia de administração da intervenção	8 sessões, 30 minutos, 2 × semana
Expert in proprioceptive elastic method (PROEL)	■ Habilidades e hábitos; ■ Funções do órgão	■ Função vocal ■ Função respiratória ■ Função somatossensorial ■ Função musculoesquelética	■ Reequilibrar o sistema fonatório ■ Reduzir a tensão muscular ■ Trabalhar flexibilidade vocal ■ Equilibrar a ressonância ■ Melhorar a projeção ■ Diminuir a inflamação ■ Controlar os fatores de risco ■ Melhorar a consciência vocal proprioceptiva	Volitivo; Representação	Modelagem com o uso de pressão vibração, temperatura e alongamento e controle de fatores de risco	15 sessões, 45-60 minutos, 2 × semana

Dessa forma, envolvem ingredientes volitivos que são ações clínicas com o objetivo de moldar, de forma adequada, as representações mentais do paciente. O clínico espera que o paciente torne-se ativo dentro do processo terapêutico, a partir de, por exemplo, fornecer informações de bem-estar vocal, para que o próprio paciente tenha motivação/vontade para aplicar os conhecimentos adquiridos no seu dia a dia.[29] O fonoaudiólogo deve deixar clara a perspectiva e a meta do tratamento, quais ações o paciente deve executar no seu dia a dia para favorecer o tratamento e a necessidade de monitorar periodicamente se suas ações estão clinicamente bem-sucedidas.[25] Isso seria o monitoramento dos alvos trabalhados.

Assim, é necessário que haja representações instrucionais e motivacionais para que os ingredientes volitivos sejam colocados em ação. Por exemplo, é preciso que o paciente possa desenvolver adesão ao tratamento, estratégias de autorregulação para inserir mudanças de comportamento, estabelecimento de metas e incorporar a prática de exercício junto à rotina diária.

O estabelecimento de metas pode e deve ser a longo, médio e curto prazos.[6,30] A mais longa seria o objetivo que o paciente espera alcançar no final do tratamento, sua grande motivação para mudança, o que o levou a buscar o tratamento. No entanto, é importante estabelecer metas tangíveis que ele possa integrar de forma mais simplificada no seu dia a dia para que ele possa adquirir novos hábitos e mudanças para que sirva, inclusive, de autorreforço.

Dentro dessa perspectiva, espera-se que o terapeuta possa desenvolver capacidade, oportunidade e motivação para que o paciente possa modificar seu comportamento em prol das metas estabelecidas de forma conjunta. Quando mencionamos o componente de tratamento voltado aos alvos, as representações geralmente estão vinculadas à pedagogia e ao aconselhamento. Elaboramos um mapa mental para que facilite a compreensão do leitor sobre os processos envolvidos na metaterapia dentro da perspectiva do SETR-Voz.

É interessante destacarmos alguns alvos que se pretende alcançar dentro da perspectiva da metaterapia, a saber: adesão ao tratamento, autorregulação, bem-estar vocal, estratégias de enfrentamento, gerenciamento das emoções, psicodinâmica vocal, entre outros. Abaixo discorremos sobre os alvos bastante frequentes no processo de reabilitação junto a casos de disfonia comportamental, de forma articulada a possíveis ingredientes a serem trabalhados e suas possíveis formas de monitoramento.

Adesão ao Tratamento Vocal

A adesão do paciente a diversos tipos de tratamentos tem sido bastante estudada e debatida por profissionais de saúde por se tratar de um ponto fundamental para o sucesso da reabilitação. Estudiosos afirmam que a adesão ao tratamento é um processo multifatorial que depende de uma parceria não somente do paciente, como também do terapeuta, e diz respeito à frequência, à constância e à perseverança na relação com o cuidado em busca da saúde.[31]

Estudos relatam que o tipo e a gravidade da enfermidade tratada, as características do profissional, a complexidade do tratamento, os aspectos psicológicos, culturais e socioeconômicos dos pacientes estão relacionados com a adesão ou não ao tratamento, o que pode ser lido como a forma de como o paciente vê seu estado de saúde e compreende sua enfermidade.[32-34]

Sabemos que a prontidão para mudança de comportamento envolve a combinação de duas crenças do paciente: confiança na sua capacidade de mudança de comportamento (autoeficácia) e percepção da importância de mudar. O grau de confiança de uma

CAPÍTULO 9 • TERAPIA VOCAL NAS DISFONIAS COMPORTAMENTAIS

pessoa na sua real mudança ou aquisição de um novo comportamento está relacionado com esforço e persistência empregados no processo de praticar as tarefas necessárias à mudança, além da necessidade de superar qualquer obstáculo que surja para a conclusão da mudança de comportamento.[30]

A motivação e o processo de mudança de comportamento são de importância extrema para o paciente, para o sucesso da terapia e crucial para que o paciente se torne mais ativo durante o processo terapêutico, esperando dele adesão à realização diária de exercícios vocais, como também eliminação de comportamentos vocais inadequados.[28,33,35]

Pessoas com distúrbios vocais são beneficiadas pela terapia de voz,[2] no entanto, tratamentos que necessitem da mudança de comportamento, como a reabilitação vocal, são mais eficazes com a adesão do paciente ao processo terapêutico. A literatura aponta evidências de que a adesão do paciente ao tratamento de voz desempenha papel mais importante na reabilitação vocal do que a abordagem terapêutica utilizada.[36,37]

Alguns ingredientes têm sido recentemente utilizados na terapia vocal, como as estratégias de *coach, mindfulness* e outras, que auxiliam no estágio de prontidão para mudança do paciente com disfonia comportamental. O estabelecimento de metas e o apoio social, uma rede de apoio, são essenciais no processo de mudança. Mais adiante do capítulo, listaremos alguns ingredientes comuns ao uso para atingir os alvos dentro da metaterapia.

A adesão é um processo dinâmico, por isso incita o monitoramento contínuo.[31] Estudos sobre a adesão à terapia de voz apontam que a maioria dos pacientes não conclui a fonoterapia apesar da reconhecida efetividade dos recursos terapêuticos atuais.[33,38]

Indicamos o uso de instrumentos que possam servir de balizadores para verificar a melhora desse aspecto trabalhado em terapia. No caso da adesão e estágio de prontidão, sugerimos a utilização da Escala URICA-Voz, um instrumento de autoavaliação que busca mensurar e quantificar o estágio de prontidão para a mudança comportamental do indivíduo, específico para tratamento da voz.

Autorregulação

A autorregulação pode ser utilizada como uma chave para o sucesso terapêutico. Trata-se de uma função cognitiva do córtex pré-frontal, definindo-se como a capacidade do indivíduo de controlar seus pensamentos e comportamentos com o objetivo de atingir uma determinada meta.[39]

Considerando a autorregulação como uma ferramenta de alto poder de resolutividade em diversos cenários, suas estratégias estão intrinsicamente inseridas nas abordagens anteriormente citadas, como coach, *mindfulness*, além dos processos de adesão, mudança de hábitos, equilíbrio de comportamentos, resiliência, disciplina, foco, concentração, ou seja, todos os aspectos que podem ser descritos como fundamentais no momento da reabilitação.[6,7,40]

Quando se trata da voz, a autorregulação se refere à capacidade de uma pessoa ajustar e controlar sua produção vocal de maneira apropriada para diferentes situações e necessidades.[6] Pode envolver o autocontrole de intensidade, de frequência, ritmo e qualidade vocal, autocuidado vocal, entre outros. A autorregulação é importante em situações desafiadoras, com interlocutores considerados difíceis, ou nos contextos em que há muitas emoções envolvidas. Ao se autorregular, favorecemos a comunicação e evitamos a escalada de emoções e descontrole.

Assim, precisamos desenvolver elementos ou habilidades para o paciente conseguir gerir a si mesmo, a saber:

A) *Metacognição*: consciência e capacidade de refletir sobre o próprio pensamento;
B) *Autoconhecimento*: reconhecimento da própria pessoa, das suas qualidades, forças e fraquezas. Relacionado com a capacidade de introspeção;
C) *Autocontrole*: é a habilidade para manter o foco e a direção da ação;
D) *Automonitorização*: observação e supervisão do próprio comportamento;
E) *Autoeficácia*: confiança nas próprias capacidades para atingir as metas definidas;
F) *Automotivação*: impulso para perseverar no que se pretende conseguir, mantendo o otimismo e o entusiasmo de forma autônoma;
G) *Flexibilidade mental*: capacidade de adaptação do comportamento às condições do meio em constante mudança;
H) *Inibição comportamental*: habilidade para travar o comportamento e substituí-lo por outro mais adequado;
I) *Autoavaliação*: capacidade para valorizar e julgar a própria atuação e realizar uma aprendizagem da mesma.[41,42]

Os clientes podem apresentar ou não uma boa capacidade de autorregulação, mas, ingredientes predefinidos podem auxiliar no aumento dessa capacidade de autocontrole dentro da reabilitação,[43] como: *planner* de exercícios, *checklist* para monitoramento de hábitos, *checklist* para controle de impulsos, definição de metas.

Podemos contar com dois protocolos de autoavaliação para monitorar esse alvo, indicados para pacientes com disfonia comportamental: questionário reduzido de autorregulação (QRAR) para verificar a capacidade de autorregular o comportamento, focado no estabelecimento de metas e controle de impulsos;[44] e a escala de controle percebido no presente sobre a voz (ECPP-V), para compreender melhor a percepção do indivíduo sobre o controle no presente da sua própria voz.[45]

Bem-Estar Vocal

Sabemos que este item é essencial para a melhoria do comportamento vocal do paciente, pois a falta de conhecimento pode ser a causa e/ou motivo de manutenção do seu problema vocal. Aqui podemos abordar questões relativas ao estado de saúde geral que podem estar direta ou indiretamente relacionadas com seu problema de voz, como doença neurológica, psiquiátrica, endrocrinológica, gástrica, entre outras, que precisam ser investigadas para pensar em um possível nexo causal. Nesses casos podemos ter disfonias orgânicas, que o problema de voz é secundário ou decorrente de doenças de outro sistema.

Como o nosso foco neste capítulo são as disfonias comportamentais, podemos elencar inúmeros fatores de risco para a disfonia que advêm de um comportamento vocal inadequado ou abusivo, a saber: falar muito, falar em forte intensidade, falar com esforço, falar agudo/grave demais, falar com velocidade de fala acelerada, entre outros. Além desses, temos fatores exógenos, de natureza externa à pessoa, que podem interferir na produção vocal, como é o caso dos fatores ambientais e organizacionais.

Podemos elencar diversas estratégias para atingir esse alvo: utilizar aplicativos ou materiais instrucionais de forma geral (vídeos, *podcast*, livros, *folders* etc.) que podem auxiliar o processo de conhecimento sobre a produção vocal, sua relação com os outros sistemas que interferem na voze, ainda, os fatores de risco para disfonia e fatores protetivos para a voz. Dessa forma iremos propiciar o desenvolvimento do conhecimento global sobre voz,

CAPÍTULO 9 ▪ TERAPIA VOCAL NAS DISFONIAS COMPORTAMENTAIS

para facilitar o autoconhecimento do paciente a fim de favorecer sua autopercepção, autoconsciência e automonitoramento que são aspectos necessários nesse processo de mudança comportamental para melhora da voz.

Indicamos utilizar questionários que possam investigar os fatores de risco para disfonia. Destacamos em especial o protocolo de autoavaliação questionário de saúde e higiene vocal (QSHV). Ele contém 31 itens e tem como objetivo mensurar o conhecimento sobre saúde e higiene vocal. Ele foi validado com o intuito de verificar os hábitos que separam indivíduos disfônicos dos vocalmente saudáveis.[46]

Estratégias de Enfrentamento e Gerenciamento das Emoções

As estratégias de enfrentamento remetem a atitudes que influenciam na evolução do quadro clínico e no resultado do tratamento. É necessário realizar adaptações cognitivas para controlar o estresse inerente ao recebimento de um diagnóstico de comprometimento da saúde ou evolução de um quadro clínico.[47]

É interessante elencarmos estratégias para minimizar os impactos no problema vocal, com foco na resolução dos problemas ou na adaptação emocional, buscar compreender o problema por meio de perguntas a profissionais de saúde ou pesquisas na internet, conversar com pessoas que passaram pelo mesmo problema,[48,49] entre outros.

Como falamos anteriormente, vimos como é necessário verificar a autoavaliação do paciente para partirmos de suas características pessoais, quais suas dificuldades particulares e fatores que interferem na sua voz e comunicação. Sugerimos aqui a utilização do protocolo de estratégias de enfrentamento na disfonia (PEED)[50,51] que tem como objetivo mapear o comportamento de como os disfônicos enfrentam seu problema, com foco no problema ou nas emoções.

É recorrente nossos pacientes partilharem que houve piora da voz quando passou por um momento específico de estresse, isto é, claramente há dificuldade de gerenciamento das emoções que impacta no quadro clínico. A partir disso é importante lançarmos mão do desenvolvimento de estratégias na fonoterapia para enfrentar essas questões biopsicossociais.

Psicodinâmica Vocal

Pode ser dita como a descrição do impacto psicológico que a qualidade vocal do indivíduo falante pode causar nas outras pessoas (ouvintes). Assim, busca explorar e compreender as interações entre os processos psicológicos internos do falante (como emoções, traumas, motivações inconscientes) impactam na sua expressão vocal.[52] De forma mais ampla, a produção influencia na percepção do ouvinte, que vai muito além da mensagem verbal passada.

Para o entendimento da psicodinâmica vocal, é preciso envolver a audição criativa para perceber corretamente a voz e fazer inferências a partir delas. Além disso, é necessário verificar as características que estão em desacordo ou se harmonizam com sua personalidade, inferências falsas do ouvinte (projeções) e, ainda, a motivação da comunicação, que tipo de mensagem que se quer passar.

Devemos descrever a impressão transmitida pela voz para verificarmos a possibilidade de aceitação ou rejeição para determinada finalidade durante a comunicação. Para isso indicamos uma lista de qualificadores/adjetivos positivos e negativos para que o ouvinte possa indicar a impressão que aquele falante transmite a partir da sua voz.

Existem diversos ingredientes que foram elencados ao longo do texto em cada um dos alvos descritos. Elaboramos um mapa mental em que sistematizamos os alvos listados e a sugestão de alguns ingredientes que podem ser trabalhados nessa perspectiva (Fig. 9-1).

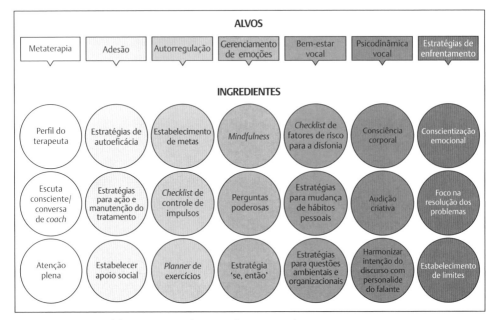

Fig. 9-1. Mapa mental da metaterapia. (Ver Prancha em Cores.)

Esses ingredientes podem ser facilitados a partir do uso de alguns dispositivos/recursos, como os aplicativos de monitoramento que podem ser localizados a depender do sistema operacional dos nossos aparelhos portáteis (computadores, *tablets*, *smartphone*, *smartwatch* e outros).

É importante destacarmos que esses ingredientes podem ser utilizados durante a terapia para pacientes com disfonia comportamental envolvendo mais de um alvo. Isso ocorre em todo o processo terapêutico, em que um mesmo ingrediente abrange mais de um alvo.

Estratégias

Coaching

Coaching é o processo no qual o profissional denominado *coach* acompanha o cliente em seu desenvolvimento pessoal e/ou profissional, desenhando em conjunto e com clareza um caminho para que objetivos traçados sejam alcançados.[53] Entende-se por *coaching* o processo e por *coach* o profissional habilitado para essa atividade específica.[54,55] As estratégias de *coaching* vêm sendo recentemente utilizadas na área de voz com foco no desenvolvimento da carreira e da *performance* vocal artística e não artística.[56-58] Dessa forma, o *coach* vocal torna-se alguém que acompanha um indivíduo em uma direção e contribui para que se alcance um determinado propósito, é importante que haja entendimento entre os processos relacionados com essas duas situações e com as funções profissionais desenvolvidas pelos indivíduos que ministram esse tipo de atendimento.[54,55,59]

A conversa de *coaching* é o ponto de partida e uma ferramenta essencial no processo, é uma estratégia de abordagem específica da comunicação, onde o profissional traz seu foco para os regimes mentais do cliente, seus pensamentos e crenças, enquanto o cliente dedica-se ao seu dilema.[60-62] O *coach* não prescreve ações, não define escolhas e não rea-

CAPÍTULO 9 ▪ TERAPIA VOCAL NAS DISFONIAS COMPORTAMENTAIS

liza aconselhamentos, ele usa perguntas poderosas durante a conversa para garantir uma escuta consciente, impulsionar os propósitos e incentivar ações que gerem mudanças de hábitos.[55,59,61,63]

Minfulness

A prática de *minfulness* ou atenção plena passou a fazer parte da medicina comportamental a partir dos programas de redução de estresse.[64] Trata-se de um estado onde treinamos qualidades de atenção ao momento presente, através do treinamento de *mindfulness* aprendemos a perceber pensamentos, sensações e emoções no momento presente, sem responder de maneira automática ou habitual, levando a escolhas mais conscientes e funcionais. A partir da prática de *mindfulness*, somos guiados a regular as emoções e conhecer um espaço de autodeterminação, mesmo em circunstâncias difíceis.[65]

Empregar atenção plena para determinado fim, tirar o foco do problema e trazer para a solução no processo de reabilitação permite um controle interno que reflete um controle externo; esse controle de comportamento é um pilar importante para o propósito da reabilitação.[64]

Toda reabilitação necessita de mudanças comportamentais e para que essas mudanças aconteçam a atenção do paciente deve estar voltada para a resolutividade do processo. Trazer e manter o foco na reabilitação pode permitir uma redução de estresse e ansiedade gerada pelos sintomas e queixas precedentes, acelerando o resultado esperado.[6] Exercícios formais para prática de *mindfulness* incluem: varredura mental, meditação com concentração na respiração, práticas de alongamento (explorando em detalhes sensações corporais como tensão, dor, outros). Exercícios informais consistem em vivenciar situações do cotidiano de maneira plenamente consciente, com a atenção focada no que está acontecendo. Ao estar intencionalmente atento no aqui e agora, permite-se lidar de maneira consciente com situações vocais. Percebe-se que muitas das estratégias presentes nesta prática, já são amplamente utilizadas na clínica vocal como ingredientes volitivos.[65-67]

Conduta do Terapeuta

O terapeuta deve estudar todas as possibilidades, identificar o que funciona melhor para o seu cliente, o que mais se adequa à sua personalidade profissional e à abordagem terapêutica. Sugere-se a realização de estudos guiados, cursos livres ou cursos de pós-graduação para aprofundamento nas abordagens escolhidas.

O profissional deve adotar uma postura ética e empática durante todo o processo terapêutico. A habilidade de cultivar uma relação de confiança com o cliente é primordial, permitindo um ambiente seguro para exploração e desenvolvimento das estratégias propostas.[68]

A adaptação das abordagens conforme as necessidades individuais do cliente requer uma compreensão profunda das técnicas envolvidas. O terapeuta deve ser capaz de integrar os elementos do *coaching* que visam orientar o cliente na identificação de metas e na criação de um plano de ação prático, com as práticas de *mindfulness*, que promovem a consciência plena no momento presente, e as estratégias de autorregulação, que potencializam o autocontrole e a autodeterminação.[6,61,65]

No decorrer da conduta terapêutica, é crucial cultivar a flexibilidade e a adaptabilidade. Cada cliente é único, com suas próprias experiências, desafios e objetivos. Portanto, o terapeuta deve estar preparado para ajustar as abordagens de acordo com a evolução do processo terapêutico e a resposta individual do cliente.[68]

Adicionalmente, o terapeuta deve investir em seu contínuo aprimoramento. Isso pode ser alcançado por meio da participação em *workshops*, conferências e cursos específicos que proporcionem uma compreensão mais profunda das estratégias de *coach*, *mindfulness* e autorregulação. Esses recursos enriquecem o repertório do terapeuta, permitindo ampla gama de abordagens para atender às necessidades variadas dos clientes.

A conduta do terapeuta demanda uma combinação de sensibilidade, conhecimento técnico e habilidades de comunicação. A ênfase na adaptação individualizada, na ética profissional e no constante aperfeiçoamento reflete a dedicação do terapeuta em fornecer um ambiente terapêutico eficaz, que promova a saúde vocal e o bem-estar dos clientes.

Para demonstrarmos de forma prática o raciocínio clínico do fonoaudiólogo para a atuação junto às disfonias comportamentais, ilustramos com um caso clínico.

CASO CLÍNICO

Professora, sexo feminino, 27 anos, não é fumante e não consome bebidas alcoólicas, não faz uso constante de medicamentos, apresenta rinite alérgica, sem queixas auditivas, sem histórico familiar de alteração vocal, não pratica atividades físicas, relata poucos períodos de descanso vocal (filho de 2 anos e fala bastante em casa). Dorme cerca de 6 horas por noite.

- *Características do trabalho:* leciona há 5 anos, rede estadual, educação infantil, 1 período diário (manhã), alunos entre 3 e 4 anos, 25 alunos por sala, sala de aula ruidosa, com ventilador, lousa com giz, razoavelmente limpa e iluminada, não usa microfone.
- *Atividades vocais:* fala muito com os alunos, em alguns horários em ambiente aberto (parque), canta durante as aulas e conta histórias com frequência.
- *Queixa:* sente dor e desconforto para falar, principalmente quando a voz está mais alterada.
- *Duração:* faz cerca de 2 anos que tem sentido a voz alterar, antes melhorava nos finais de semana e férias, atualmente tem melhorado menos.

Avaliação Vocal

- $G_2 R_2 B_1 A_0 S_2 I_1$;
- Respiração superior, modo predominantemente nasal, incoordenação pneumofonoarticulatória, velocidade de fala acelerada, modulação restrita, *pitch* agudo, *loudness* aumentada, ressonância com foco laringofaríngeo, ataque vocal brusco, articulação dos sons da fala travada;
- Tensão em região cervical;
- Laringe com movimentação vertical restrita à fonação, crepitação reduzida e espaço da membrana tireóidea reduzido, com dor à palpação;
- Diagnóstico otorrinolaringológico: pregas vocais com espessamento simétrico em transição de terço médio para anterior, sugestivo de nódulos vocais. Fenda dupla à fonação. Constrição supraglótica mediana.

Reabilitação Vocal

A) *Pedagogia e aconselhamento*: orientações sobre saúde e bem-estar vocal, autorregulação, psicodinâmica vocal, além de recomendações específicas para o melhor uso da voz e comunicação profissional, o que pode envolver recursos de amplificação ou transmissão via plataforma virtual;

CAPÍTULO 9 • TERAPIA VOCAL NAS DISFONIAS COMPORTAMENTAIS

B) *Função somatossensorial*: massagem laríngea, cervicais sonorizados, TENS acupuntura, som nasal, tubo de ressonância, canudos;
C) *Função musculoesquelética*: instalação do tipo respiratório costodiafragmático;
D) *Função musculoesquelética:* técnica de movimentos cervicais, técnica de rotação de ombros;
E) *Função auditiva*: monitoramento por múltiplas vias;
F) *Fala e comunicação*: voz e competência na comunicação.

CONSIDERAÇÕES FINAIS

Discutimos neste capítulo que a terapia vocal é um elemento essencial no processo de reabilitação nas disfonias comportamentais. O fonoaudiólogo precisa se desenvolver enquanto terapeuta para lançar mão do que há de mais atual e com maior evidência científica para a tomada de decisão clínica mais assertiva para cada paciente.

Vale desenvolver o raciocínio clínico para selecionar um dos métodos programáticos que mais se adequam para aquele paciente, ou ainda customizar a terapia vocal com enfoque nas disfonias comportamentais, que entendemos que a metaterapia é um elemento fundamental nesse processo de generalização dos ganhos e sucesso terapêutico.

REFERÊNCIAS BIBLIOGRÁFICAS

1. Simonyan K, Horwitz B. Laryngeal motor cortex and control of speech in humans. Neuroscientist. 2011;17(2):197-208.
2. Behlau M. The 2016 G. Paul Moore Lecture: lessons in voice rehabilitation: journal of voice and clinical practice. J Voice. 2019;33(5):669-81.
3. Stachler RJ, Francis DO, Schwartz SR, et al. Clinical practice guideline: hoarseness (dysphonia) (update) executive summary. Otolaryngology Head and Neck Surgery (United States). 2018;158(3):409-26.
4. Behlau MPP. Avaliação e Tratamento Das Disfonias. Lovise. 1995;1(1st ed).
5. Behlau M, Zambon F, Moreti F, et al. Voice self-assessment protocols: different trends among organic and behavioral dysphonias. J Voice. 2017;31(1):112.e13-112.e27.
6. Almeida AA, Behlau M. Relations between self-regulation behavior and vocal symptoms. J Voice. 2017;31(4):455-61.
7. Vinney LA, Turkstra LS. The role of self-regulation in voice therapy. Journal of Voice. 2013;27(3):390.e1-390.e11.
8. Behlau M, Madazio G, Pacheco C, et al. Coaching strategies for behavioral voice therapy and training. J Voice. 2023;37(2):295.e1-295.e10.
9. Hart T, Dijkers MP, Whyte J, et al. A theory-driven system for the specification of rehabilitation treatments. Arch Phys Med Rehabil. 2019;100(1):172-80.
10. Van Stan JH, Dijkers MP, Whyte J, et al. The rehabilitation treatment specification system: implications for improvements in research design, reporting, replication, and synthesis. Arch Phys Med Rehabil. 2019;100(1):146-55.
11. Van Stan JH, Whyte J, Duffy JR, et al. Voice therapy according to the rehabilitation treatment specification system: expert consensus ingredients and targets. Published online 2021.
12. Behlau M. Voz O livro do especialista. Rio de Janeiro: Revinter; 2005;2(1).
13. Roy N. Optimal doseresponse relationships in voice therapy. Int J Speech Lang Pathol. 2012;14(5):419-23.
14. Colton RH, Casper JK. Compreendendo os problemas de voz uma perspectiva fisiológica ao diagnóstico e ao tratamento. Artes Médicas; 1996.
15. Casper JK, Murry T. Voice therapy methods in dysphonia. Otolaryngol Clin North Am. 2000;33(5):983-1002.
16. Verdolini-Marston K, Burke MK, Lessac A, et al. Preliminary study of two methods of treatment for laryngeal nodules. J Voice. 1995;9(1):74-85.

17. Stemple JC, Lee L, D'Amico B, Pickup B. Efficacy of vocal function exercises as a method of improving voice production. Journal of Voice. 1994;8(3):271-78.
18. Kotby MN, Basiouny SE, Hegazi MA. Efficacy of the accent method of voice therapy. J Voice. 1991;5(4):316-20.
19. Behlau M, Madazio G, Yamasaki R, et al. Presentation of the Comprehensive Vocal Rehabilitation Program for the treatment of behavioral dysphonia. Codas. 2013;25(5):492-96.
20. Pedrosa V, Pontes A, Pontes P, et al. The effectiveness of the comprehensive voice rehabilitation program compared with the vocal function exercises method in behavioral dysphonia: a randomized clinical trial. J Voice. 2016;30(3):377.e11-377.e19.
21. Watts CR, Diviney SS, Hamilton A, et al. The effect of stretch-and-flow voice therapy on measures of vocal function and handicap. J Voice. 2015;29(2):191-9.
22. Gartner-Schmidt J, Gherson S, Hapner ER, et al. The development of conversation training therapy: a concept paper. J Voice. 2016;30(5):563-73.
23. Ribeiro VV, de Oliveira AG, da Silva Vitor J, et al. The effect of a voice therapy program based on the taxonomy of vocal therapy in women with behavioral dysphonia. J Voice. 2019;33(2):256. e1-256.e16.
24. Lucchini E, Ricci Maccarini A, Bissoni E, et al. Voice improvement in patients with functional dysphonia treated with the Proprioceptive-Elastic (PROEL) method. J Voice. 2018;32(2):209-15.
25. Helou LB, Gartner-Schmidt JL, Hapner ER, et al. Mapping meta-therapy in voice interventions onto the rehabilitation treatment specification system. Semin Speech Lang. 2021;42(1):5-18.
26. Helou LB. Introduction to the perspectives forum on the topic of meta-therapy in speech-language pathology. Perspect ASHA Spec Interest Groups. Published online. 2023:1-2.
27. Helou L. Beyond successful voice therapy techniques and tasks: the concept of meta-therapy. Plural Publishing. Published online. 2019:28-31.
28. Gama ACC, Bicalho VS, Valentim AF, et al. Adesão a orientações fonoaudiológicas após a alta do tratamento vocal em docentes: estudo prospectivo. Revista CEFAC. 2011;14(4):714-20.
29. Whyte J, Dijkers MP, Van Stan JH, Hart T. Specifying what we study and implement in rehabilitation: comments on the reporting of clinical research. Arch Phys Med Rehabil. 2018;99(7):1433-35.
30. Petty BE, Gillespie AI, van Leer E. Meta-therapy applications for the voice evaluation. Perspect ASHA Spec Interest Groups. Published online. 2022:1-5.
31. Silveira LMC da, Ribeiro VMB. Grupo de adesão ao tratamento: espaço de ensinagem para profissionais de saúde e pacientes. Interface Comunicação, Saúde, Educação. 2005;9(16):91-104.
32. Prochaska JO, DiClemente CC, Norcross JC. In search of how people change: Applications to addictive behaviors. American Psychologist. 1992;47(9):1102-14.
33. Portone C, Johns MM, Hapner ER. A review of patient adherence to the recommendation for voice therapy. J Voice. 2008;22(2):192-6.
34. van Leer E, Connor NP. Patient perceptions of voice therapy adherence. J Voice. 2010;24(4):458-69.
35. van Leer E, Hapner ER, Connor NP. Transtheoretical model of health behavior change applied to voice therapy. J Voice. 2008;22(6):688-98.
36. Speyer R, Wieneke GH, Dejonckere PH. Documentation of progress in voice therapy: perceptual, acoustic, and laryngostroboscopic findings pretherapy and posttherapy. J Voice. 2004;18(3):325-40.
37. Roy N, Gray SD, Simon M, et al. An evaluation of the effects of two treatment approaches for teachers with voice disorders. J Speech Lang Hearing Res. 2001;44(2):286-96.
38. Hapner E, Portone-Maira C, Johns MM. A study of voice therapy dropout. J Voice. 2009;23(3):337-40.
39. Karoly P, Boekaerts M, Maes S. Toward consensus in the psychology of self-regulation: how far have we come? How Far Do We Have Yet to Travel? 2005;54.
40. Misono S, Meredith L, Peterson CB, Frazier PA. New perspective on psychosocial distress in patients with dysphonia: the moderating role of perceived control. J Voice. 2016;30(2):172-6.

CAPÍTULO 9 • TERAPIA VOCAL NAS DISFONIAS COMPORTAMENTAIS

41. Autorregulación R, Rafaellflórezzochoa M. evaluaciondossier. ACCIONPEDAGÓGICA. 2000;9(1).
42. Carmelo Visdómine-Lozano J, Luciano C. Locus de Control y Autorregulación Conductual: Revisiones Conceptual y Experimental. Vol 6.;2006.
43. Barbosa IK, Behlau M, Lima-Silva MF, et al. voice symptoms, perceived voice control, and common mental disorders in elementary school teachers. Journal of Voice. 2021;35(1):158.e1-158.e7.
44. Almeida AA, Behlau M. Cultural adaptation of the short self-regulation questionnaire: suggestions for the speech area. Codas. 2017;29(5).
45. Barbosa I, Behlau M, Almeida LN, et al. Validation of the brazilian scale of perceived control over voice in the present using item response theory. Journal of Voice. Published online 2023.
46. Moreti F, Zambon F, Behlau M. Conhecimento em cuidados vocais por indivíduos disfônicos e saudáveis de diferentes gerações. Codas. 2016;28(4):463-69.
47. Epstein R, Hirani SP, Stygall J, Newman SP. How do individuals cope with voice disorders? introducing the voice disability coping questionnaire. J Voice. 2009;23(2):209-17.
48. Almeida LNA, Nascimento JA, Almeida A. Autoavaliação dos sintomas vocais e estratégias de enfrentamento na disfonia: nova perspectiva com base na Teoria de Resposta ao Item. V Congresso Íbero-Americano, XXVIII Congresso Brasileiro de Fonoaudiologia. Published online 2020.
49. Oliveira G. Estratégias de enfrentamento nos distúrbios de voz. Tese. Universidade Federal de São Paulo; 2009.
50. Almeida LN, Nascimento JA do, Behlau M, et al. Processo de validação de instrumentos de autoavaliação da voz no Brasil. Audiology Communication Research; 2021;26.
51. Oliveira G, Hirani SP, Epstein R, et al. Coping strategies in voice disorders of a brazilian population. J Voice. 2012;26(2):205-13.
52. Behlau M, Ziemer R. Trabalhando a voz: vários enfoques em fonoaudiologia. In: Trabalhando a voz: vários enfoques em fonoaudiologia. Vol 1. Summus. 1988:71-88.
53. International Coach Federation ICF. International Coach Federation ICF – Global coaching study. Executive summary. https://coachfederation.org/be-acoach. 2016.
54. Oxford Dictionary. Oxford Dictionary. Vocal coach; [Internet]. 2018.
55. Behlau M, Madazio G, Pacheco C, et al. Professional coaching versus vocal coaching: similarities and differences. Codas. 2022;34(4).
56. Gartner-Schmidt JL, Roth DF, Zullo TG, Rosen CA. Quantifying component parts of indirect and direct voice therapy related to different voice disorders. J Voice. 2013;27(2):210-6.
57. Sansom R. the emergence of a profession: the history of voice pedagogy. Voice Speech Rev. 2019;13(1):1-4.
58. Grant AM. Workplace, Executive and Life Coaching: An Annotated Bibliography from the Behavioural Science and Business Literature; [Internet]. 1997.
59. Behlau M, Madazio G, Pacheco C, et al. Coaching strategies for behavioral voice therapy and training. J Voice. 2023;37(2):295.e1-295.e10.
60. Dejonghe LAL, Becker J, Froboese I, Schaller A. Long-term effectiveness of health coaching in rehabilitation and prevention: a systematic review. Patient Educ Couns. 2017;100(9):1643-53.
61. Behlau M, Barbara M. Comunicação consciente: o que comunico quando me comunico. Rio de Janeiro: Revinter; 2022.
62. Rogers J, Maini A. Coaching for health: why it works and how to do it. Vol 1. Open University Press; 2016.
63. Theeboom T, Beersma B, van Vianen AEM. Does coaching work? A meta-analysis on the effects of coaching on individual level outcomes in an organizational context. J Posit Psychol. 2014;9(1):1-18.
64. Kabat-Zinn J. An outpatient program in behavioral medicine for chronic pain patients based on the practice of mindfulness meditation: theoretical considerations and preliminary results. Gen Hosp Psychiatry. 1982;4:33-47.
65. Vandenberghe L, Sousa ACA de. Mindfulness in cognitive and behavioral therapies. Rev Bras Terapias Cognit. 2006;2(1).

66. Kaplan KH, Goldenberg DL, Galvin-Nadeau M. The impact of a meditation-based stress reduction program on fibromyalgia. Gen Hosp Psychiatry. 1993;15(5):284-9
67. Grossman P, Niemann L, Schmidt S, Walach H. Mindfulness-based stress reduction and health benefits. J Psychosom Res. 2004;57(1):35-43.
68. Bettina M, Bub C. Ética e prática profissional em saúde. Texto Contexto Enferm. 2005;14(1):65-74.

PRINCÍPIOS DO CONTROLE AUDITIVO-MOTOR NA REABILITAÇÃO E NO APERFEIÇOAMENTO VOCAL

Leonardo Lopes ▪ Karoline Evangelista Paz
Fernanda Pereira França ▪ Maxsuel Alves ▪ Émile Rocha
Priscila Oliveira

INTRODUÇÃO

O sistema auditivo desempenha papel fundamental para o desenvolvimento da comunicação humana e possui inter-relações com a linguagem, voz e fala. Desde a vida intrauterina até os 2 anos de idade, habilidades auditivas básicas como detecção, localização, discriminação, reconhecimento e compreensão são desenvolvidas mediante experiências auditivas do indivíduo.[1]

A voz é resultado das características físicas do aparelho fonador combinadas com os ajustes motores empregados na fonação durante o desenvolvimento de cada indivíduo. Essa combinação cria alvos (motores e auditivos) que devem ser alcançados durante futuras produções vocais. A integridade das habilidades auditivas é essencial no processo de criação de alvos "acertados", pois a percepção e a discriminação de aspectos temporais como frequência, intensidade e duração são fundamentais nesse processo. Além disso, as habilidades auditivas também são necessárias no monitoramento da produção real do indivíduo em comparação com os respectivos alvos.

O processamento auditivo central (PAC) é a eficiência e a efetividade com o qual sistema auditivo central utiliza a informação auditiva captada pelo sistema auditivo periférico.[2,3] O PAC envolve um conjunto de habilidades auditivas necessárias a uma variedade de comportamentos auditivos como localização/lateralização, desempenho com sinais acústicos degradados ou competitivos, aspectos temporais da audição, discriminação auditiva e reconhecimento de padrões auditivos (Quadro 10-1).[2] Alguns estudos têm explorado a relação entre as habilidades do PAC, principalmente as habilidades que compõem o processamento temporal, e a voz, além da relação entre essas habilidades e a percepção de desvios da qualidade vocal, afinação, e o insucesso da terapia vocal em alguns indivíduos disfônicos (Quadro 10-2).[4-10]

162 PARTE III • INTERVENÇÃO FONOAUDIOLÓGICA EM VOZ

Quadro 10-1. Processamento Auditivo Central (PAC)

Habilidades	Definição
Fechamento auditivo	Capacidade de compreender uma mensagem mesmo que esta esteja distorcida ou comprimida
Figura-fundo	Habilidade de selecionar e manter a atenção em um estímulo durante a apresentação de mensagens competitivas
Interação binaural	Capacidade de processar informações usando as duas orelhas, envolvendo a apresentação de informações auditivas não simultâneas, sequenciais e/ou complementares apresentada às duas orelhas
Separação binaural	Capacidade para eleger estímulos apresentados a uma orelha, ignorando informações apresentadas à orelha oposta
Integração binaural	Habilidade de integrar dois estímulos diferentes apresentados no mesmo momento em orelhas diferentes
Resolução temporal	Habilidade responsável pela detecção de intervalos de tempo entre estímulos sonoros, de mudanças rápidas e bruscas no estímulo sonoro, ou detectar o menor intervalo de tempo necessário para que um indivíduo possa perceber diferenças entre sinais sonoros
Ordenação temporal	Habilidade que envolve a percepção e o processamento de dois ou mais estímulos auditivos em sua ordem de ocorrência no tempo

Quadro 10-2. Estudos explorando a relação entre as habilidades do PAC

Autor (Ano)	Objetivo	Resultado
Buosi *et al.*, (2013)[6]	Descrever os achados da avaliação de habilidades auditivas – traços de frequência, intensidade e duração – em um grupo de professores disfônicos (GD), comparando-os aos encontrados em professores não disfônicos (GND)	A análise relacionada à percepção auditiva mostra diferença apenas para o parâmetro da frequência entre professores disfônicos e não disfônicos
Ramos *et al.*, (2017)[5]	Comparar e correlacionar o desempenho de mulheres com disfonia comportamental e sem alteração de voz nos testes de processamento auditivo e no teste de reprodução do tom de voz (VTRT)	Mulheres disfônicas apresentaram alterações nas habilidades do processamento auditivo temporal, revelando importante relação entre produção vocal e comprometimento de algumas funções auditivas centrais. Houve correlação positiva entre o desempenho na avaliação do processamento auditivo e o desempenho na reprodução do tom de voz em ambos os grupos. O VTRT pode auxiliar fonoaudiólogos e treinadores de voz na verificação de dificuldades de percepção auditiva de mulheres disfônicas quando a causa for decorrente de disfonia comportamental

(Continua.)

CAPÍTULO 10 • PRINCÍPIOS DO CONTROLE AUDITIVO-MOTOR NA REABILITAÇÃO... **163**

Quadro 10-2. *(Cont.)* Estudos explorando a relação entre as habilidades do PAC

Autor (Ano)	Objetivo	Resultado
Arnaut *et al.*, (2011)[4]	Caracterizar as habilidades auditivas de ordenação e localização temporal em crianças disfônicas	As crianças disfônicas apresentaram alterações das habilidades de localização ou ordenação temporal, a habilidade de ordenação temporal de sons não verbais diferenciou o grupo disfônico
Paiva *et al.*, (2019)[7]	Verificar se existe associação entre as habilidades auditivas e a confiabilidade dos julgamentos do grau de desvio vocal e dos graus de rugosidade e soprosidade e avaliar se essas habilidades são preditoras da confiabilidade interavaliadores nas avaliações perceptivo-auditivas	Existe associação entre habilidades de resolução temporal e interação binaural e a confiabilidade dos avaliadores nas julgamentos do grau de desvio vocal. Avaliadores com baixo nível dessas habilidades apresentam menor confiabilidade nas avaliações do grau de desvio vocal. Além disso, a resolução temporal e a interação binaural são preditoras e explicam 42,7% da variabilidade na confiabilidade das avaliações do grau de desvio vocal
Takishima *et al.*, (2019)[8]	Avaliar a habilidade de identificação de vozes normais e alteradas por indivíduos afinados e desafinados, comparando seu desempenho nos testes de processamento auditivo e na avaliação perceptivo-auditiva	Percebe-se que a afinação vocal não é um pré-requisito para a realização de uma boa avaliação perceptivo-auditiva da voz, mas os padrões temporais e a confiabilidade intrassujeito estão notavelmente associados à análise perceptivo-auditiva de vozes normais e alteradas. Assim, sugere-se que o treinamento auditivo seja contemplado em programas de desenvolvimento da habilidade de realizar avaliação perceptivo-auditiva da voz
Sanches *et al.*, (2020)[9]	Analisar os resultados obtidos na avaliação do processamento auditivo central em crianças com disfonia	Verificou-se que o grupo com disfonia apresentou transtorno do processamento auditivo central com alteração nas habilidades auditivas de figura-fundo para sons não verbais, ordenação e resolução temporal e latência do P300 prolongada, sugerindo também um déficit no processamento cognitivo da informação acústica
Pacheco *et al.*, (2022)[10]	Verificar se a estimulação das habilidades auditivas de fonoaudiólogos com e sem dificuldades no processamento auditivo central (PAC) interfere no desempenho da avaliação perceptivo-auditiva (APA) do desvio vocal predominante	A estimulação das habilidades auditivas proposta não impactou na acurácia da APA, mas influenciou a confiabilidade intra-avaliador dos fonoaudiólogos com dificuldades nas habilidades auditivas do PAC

CONTROLE AUDITIVO-MOTOR DA VOZ

O controle auditivo-motor (CAM) é o responsável por enviar informações síncronas e precisas ao trato vocal para produzir os sons da fala e seus parâmetros suprassegmentais. O *feedback* auditivo e somatossensorial é fundamental para gerar ajustes fisiológicos e adaptativos ao processo de produção.[11,12] Por meio dessas relações tem-se um movimento correto, na sequência certa, com a força muscular e a velocidade adequadas, além de participação e ativação dos grupos musculares responsáveis pela produção do som.[6]

PARTE III • INTERVENÇÃO FONOAUDIOLÓGICA EM VOZ

As representações neuroanatomofisiológicas do CAM advêm, principalmente, dos lobos temporal, parietal e frontal, ligadas às estruturas subcorticais.[11,13-15] No entanto, para que ocorra o planejamento, a programação e a execução dos movimentos, são necessárias regiões específicas, a saber: córtex sensório-motor e pré-motor primário, área motora suplementar, área de broca, ínsula, cerebelo, tálamo e gânglios da base; e associados ao processamento acústico e fonológico dos sons da fala – o giro temporal superior.[16]

As principais áreas cerebrais que atuam na percepção e na produção dos sons e as possíveis funções desempenhadas estão dispostas no Quadro 10-3.[17]

A partir da Figura 10-1 é possível observar as conexões e representações neuroanatomofisiológicas envolvidas no CAM, com base no modelo DIVA (exposto na seção seguinte).

De acordo com,[14] as evidências foram desenvolvidas a partir de estudos neuroanatômicos e neurofisiológicos, incluindo estudos com ressonância magnética, tomografia, investigações a partir de lesões cerebrais, como afasias, entre outros.

Na Figura 10-1 é possível observar que em **"a"** há informações enviadas do córtex pré-motor (responsável pela sequencialização do movimento), para o córtex motor primário com o objetivo de planejar com precisão e especialização os movimentos de fala. Em **"b"** acontecem conexões advindas do córtex pré-motor, com o auxílio do córtex motor suplementar (AB 6), para atuar na intenção e programação do ato motor. As vias direcionam-se às áreas corticais auditivas no giro temporal superior (AB 22) com o objetivo de análise do som verbal e discriminação do conteúdo e do interlocutor, e áreas somatossensoriais do córtex, com a finalidade de integrar o *input* sensorial e o *output* motor (AB 1,2,3 e AB 40).

Quadro 10-3. Áreas cerebrais e respectivas funções[17]

Áreas cerebrais	Funções
Córtex motor suplementar	Atua na intenção e programação do ato motor
Córtex pré-motor	Responsável pela sequencialização do movimento
Área de broca	É classicamente responsável pela expressão verbal
Córtex motor primário	Planejamento, precisão e especialização dos movimentos de fala
Córtex sensório-motor	É responsável por integrar o *input* sensorial e o *output* motor
Córtex pré-frontal	Coordenação e planejamento motor; tomada de atitudes
Ínsula	Auxilia na programação da musculatura para a produção dos sons
Cerebelo	Coordena a execução de movimentos finos e dirigidos
Tálamo	Integra informações motoras entre os gânglios da base e cerebelo, retransmite informações motoras para o córtex
Gânglios de base	Regulam amplitude, velocidade e disparo dos movimentos
Giro temporal superior	Responsável pela análise do som verbal, propiciando discriminação do conteúdo e do interlocutor
Córtex auditivo primário	Responsável pela percepção dos estímulos auditivos

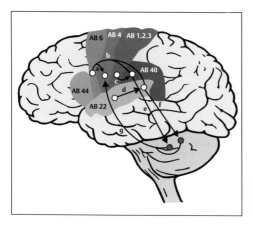

Fig. 10-1. Principais conexões neuroanatomofisiológicas envolvidas no controle auditivo-motor da voz e fala.[14]

A via **"c"** conecta informações somatossensoriais, sobre posição atual do trato vocal ao giro supramarginal (AB 40). Quando ocorrem incompatibilidades entre as expectativas sensoriais e o alvo pretendido, o giro supramarginal (AB 40) envia informações para o cerebelo (via **"e"**) e, em seguida, o córtex motor primário (via **"g"**) recebe informações também para que ocorram os ajustes necessários.

A via **"d"** mostra a conexão do giro temporal superior ao córtex auditivo primário com o objetivo de comparar informações sobre os alvos auditivos. Quando há diferença entre o que foi produzido e o alvo auditivo, o cerebelo, com a função de coordenar a execução de movimentos finos e dirigidos (via **"f"**), transforma o erro auditivo e manda informações para o córtex motor primário (via **"g"**).

Dessa forma, embora cada região cortical atue de determinada forma na produção e na percepção dos sons, há conexão e desempenho integral no ato motor e sensorial envolvidos na comunicação humana.

A relação entre a produção e a percepção da voz pode ser descrita em termos de três mecanismos básicos: o estabelecimento de alvos auditivos, o *feedback* auditivo e o *feedback* somatossensorial.[18] O alvo auditivo consiste na expectativa acerca do som a ser produzido, com base no modo como foi aprendido e controlado pelos esquemas motores, também denominados de sistema de controle por *feedforward*. Por sua vez, o *feedback* auditivo corresponde à percepção auditiva do som produzido, enquanto o *feedback* somatossensorial relaciona-se com a percepção dos ajustes motores realizados para tal produção.[19,20] De modo geral, a utilização desses três mecanismos é essencial à manutenção de uma produção vocal eficiente e saudável em diferentes contextos de comunicação.

O controle auditivo motor é responsável pelos comandos que permitem os movimentos articulatórios envolvidos na produção da fala. O sistema atua promovendo ajustes fisiológicos adaptativos ao *feedback* auditivo (o que o indivíduo está ouvindo enquanto fala); no caso de haver perturbações no *feedback*, o controle auditivo motor gera uma resposta compensatória.[16]

Uma das teorias baseadas no controle auditivo motor da voz é a do efeito Lee ou atraso na voz, que corresponde à redução da velocidade de fala, gerada por um retorno auditivo da própria voz com atraso de frações de segundos. Foi relatada pelo engenheiro Bernard Lee em 1951;[21] posteriormente, estudos foram sendo realizados, comprovando o efeito e agregando-lhe valor terapêutico: disártricos alcançaram efeitos positivos em sua velocidade de fala, inteligibilidade e fluência enquanto recebiam *feedback* retardado;[22] indivíduos com gagueira, ao apoiarem-se na previsibilidade de fala, gerada pelo atraso no *feedback* da voz, apresentam nítida melhora da fluência;[23] pacientes com doença de Parkinson demonstraram maior inteligibilidade de fala e fluência por consequência do Efeito Lee.[21]

Outro tipo de *feedback* é o da amplificação vocal, que possibilita o monitoramento da produção da voz por garantir uma percepção clara do que está sendo transmitido, gerando a imediata redução da intensidade e da tensão vocal, além de ampliar o tempo máximo de fonação, a estabilidade e o conforto na emissão. Há vários equipamentos de amplificação vocal, dentre eles, microfone, caixas de retorno, fones de ouvido e controle de frequência na mesa de som.[24]

A teoria denominada efeito ímã ou efeito perceptual magnético é o principal fundamento teórico para explicar como o sistema perceptual auditivo agrupa os estímulos sonoros e os categoriza em relação a um protótipo.[3,25] O efeito ímã preconiza que a exposição frequente a uma experiência sensorial auditiva define limites no espaço perceptual auditivo e a distribuição dos sons em categorias. O principal critério para a percepção categórica dos sons está relacionado com as propriedades acústicas do protótipo armazenado nos mapas neurais auditivos para representação de cada categoria de som.[26] Dessa forma, o protótipo possui maior representação cortical e leva a preferências na percepção e produção dos sons, assim como na determinação dos alvos auditivos a serem produzidos pelo falante. Por sua vez, todos os sons produzidos em torno da variabilidade dos parâmetros acústico-auditivos do protótipo apresentam reduzida representação cortical e são percebidos pelo indivíduo como parte do protótipo.[27]

Embora o efeito ímã tenha sido desenvolvido prioritariamente para explicar o processo de aquisição de sons da fala,[26] a variação linguística[28] e os distúrbios de produção dos sons da fala,[16] algumas investigações exploratórias[11] têm demonstrado a possibilidade de utilização dessa teoria para explicar a inter-relação entre o processo de percepção e a produção da voz. Para tanto, os autores utilizaram os parâmetros relacionados com a qualidade vocal como unidade de análise.

Mais recentemente, o pesquisador dr. Frank Guenther, desenvolveu uma teoria que explica o controle auditivo-motor da fala, o Modelo DIVA, cuja peculiaridade está em unir *feedback* auditivo, *feedback* somatossensorial e *feedforward*, permitindo clara compreensão do controle auditivo-motor da fala e da voz. O modelo traz a representação de um mapa sonoro hipotético presente no córtex pré-motor frontal esquerdo, que fornece os alvos auditivos esperados para cada parâmetro (segmental, prosódico ou de qualidade vocal) e permite a comparação desses alvos preestabelecidos com o sinal auditivo produzido pelo falante. Sendo assim, quando o som é produzido, é comparado com o alvo, e quando ocorre incompatibilidade entre o alvo auditivo e o som produzido, é registrado como erro auditivo ou erro somatossensorial no córtex temporal motor superior, que envia informações ao controle de *feedback* no córtex pré-motor direito, responsável por gerar movimentos articulatórios corretivos para a próxima produção do som; no caso de incompatibilidade constante, o som desviado não será mais registrado como erro e, consequentemente, corrigido, mas será percebido como aprendizado, atualizando o sistema de controle de *feedforward* (alvo auditivo e movimentos articulatórios) para uma produção de som desviada, mas considerada normal na percepção do disfônico.[11]

Dessa forma, pessoas constantemente expostas à qualidade vocal desviada poderão enfrentar dificuldades na distinção de sons normais e alterados, bem como de gradiência.[16]

Portanto, o desafio terapêutico é atualizar o sistema de controle de *feedforward* através dos mecanismos de *feedback*, com o aprendizado de alvos auditivos adequados.

O modelo DIVA fornece uma base teórica para a compreensão dos principais déficits neurais que geram desordens motoras na fala. Segundo Guenther,[11] na disartria flácida e na disartria espástica, ocorrem danos na saída motora da rede de fala, afetando os mecanismos de controle de *feedforward* e *feedback*; de semelhante modo, na disartria atáxica há o comprometimento dos comandos motores de *feedforward*; no caso das disartrias hipocinética e hipercinética há relação com regiões corticais pré-motoras, responsáveis pela iniciação dos programas motores da fala. O autor também cita a apraxia de fala, que acomete o sistema motor, sem que haja fraqueza muscular, o que é explicado, de acordo com o modelo DIVA, por uma falha no mapa sonoro da fala, encarregado de gerir as sequências motoras da articulação, o que resulta em prejuízos nos comandos de *feedforward* e, consequentemente, comprometimento do controle de *feedback* auditivo e somatossensorial. O modelo DIVA também tem sido estudado para análise de outros distúrbios, como gagueira, comprometimento de fala no autismo e síndromes que envolvem dificuldades na produção vocal, sendo capaz de fornecer explicações neurocomputacionais refinadas com relação à produção de voz e fala.

A Figura 10-2[20] exemplifica, de maneira simplificada, a proposta do modelo.[13] Cada mapa, representado pelas caixas no diagrama, corresponde a um conjunto de neurônios, que atuam como unidades de processamento e configuram um tipo peculiar de informação em uma determinada região cerebral. As setas equivalem às projeções sinápticas que sistematizam as relações sensório-motoras com base na combinação de informação articulatória, auditiva e somatossensorial.[20] O som é produzido com a ativação de uma célula correspondente. As células são simuladas para localizarem-se no córtex frontal inferior esquerdo. Qualquer discrepância entre o alvo auditivo e o som produzido configura-se erro e é registrado no mapa de erro auditivo e/ou mapa de erro somatossensorial. Projeções desses mapas de erro enviam, bilateralmente, informações para um mapa de controle de

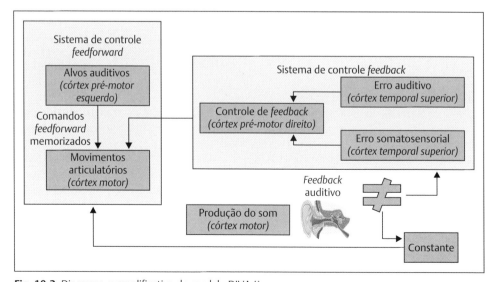

Fig. 10-2. Diagrama exemplificativo do modelo DIVA.[11]

feedback, responsável por gerar movimentos corretivos através de projeções bilaterais para o córtex, localizado, hipoteticamente, no córtex pré-motor lateral do hemisfério direito.[16]

Sendo assim, o controle auditivo-motor da voz é regulado por mecanismos de *feedback* e de *feedforward*.[29] De acordo com o modelo, é o mapa sonoro hipotético no córtex pré-motor frontal esquerdo que fornece os alvos auditivos esperados para cada parâmetro (segmental, prosódico ou de qualidade vocal) e permite a comparação desses alvos preestabelecidos com o sinal auditivo produzido pelo falante. Desse modo, quando existe incompatibilidade entre o alvo auditivo e o sinal de entrada monitorado pelo *feedback*, o sistema de controle auditivo-motor atualiza o comando motor *feedforward* e implementa os ajustes compensatórios para corrigir a diferença entre o alvo a ser atingido e o som produzido pelo falante.

Nesse contexto, o controle auditivo-motor utiliza a análise das diferenças entre o alvo auditivo esperado e a produção real para atualizar os programas motores relacionados com o *feedforward*. Esse processo é chamado de adaptação sensório-motora da fala e diz respeito à modificação gradual e atualização temporária dos programas motores em resposta às modificações no *feedback* auditivo. Considerando-se que a maioria dos casos de disfonias comportamentais se desenvolvem de modo crônico, com progressiva mudança nos ajustes vocais e motores, o controle auditivo-motor pode estar alterado nesses casos, com dificuldade na atualização e manutenção do controle da produção vocal pelo mecanismo de *feedforward* baseado no *feedback* auditivo.[30]

Sendo assim, os pacientes com disfonias comportamentais podem não conseguir fazer a atualização nos programas motores por vários motivos: a manutenção do ciclo de disfonia, com desvio nos ajustes vocais e musculares típicos da produção vocal saudável e adaptada, pode modificar o alvo auditivo desses pacientes; dificuldade para perceber a diferença entre a produção vocal atual (disfônica) e o alvo a ser produzido (normofônica ou adaptada); e dificuldade para atualizar os programas motores, utilizando o *feedback* auditivo para ativar os mecanismos de *feedforward*.

As teorias efeito imã e modelo DIVA fornecem uma base teórica para o aprofundamento no conhecimento do controle-auditivo motor e desafiam a produção de novos estudos sobre o tema.

PAPEL DO *FEEDBACK* AUDITIVO NO CONTROLE DA VOZ PROFISSIONAL

A complexa tarefa do "cantar" envolve a coordenação entre diferentes sistemas sensoriais e motores.

O canto é habitualmente entendido como uma expressão musical elevada que emana tons amplificados por cavidades, que foram oriundos da vibração das pregas vocais e que, eventualmente, incorporam gestos corporais para servir à sua expressão.[31]

Todavia, para que esses tons sejam produzidos da maneira mais harmônica possível, faz-se imprescindível uma boa acuidade auditiva, processamento auditivo central intacto, assim como a capacidade e habilidade de conversão da sua percepção auditiva em ato motor laríngeo. Por esse motivo, a audição é uma função determinante para o controle e qualidade vocal durante esse processo.

Também conhecido como retorno sonoro, o *feedback* auditivo é considerado um elemento-chave para o desenvolvimento e manutenção da produção vocal precisa, já que ele modula esse processo baseado em comparações acústicas de expressões vocais reais e pretendidas.[29,32]

CAPÍTULO 10 • PRINCÍPIOS DO CONTROLE AUDITIVO-MOTOR NA REABILITAÇÃO... **169**

Para o cantor, essa ferramenta é um dos mais relevantes mecanismos de percepção do som da sua própria voz durante o canto, assim como percepção de qualquer outro som (vocal ou instrumental) emitido no decorrer de sua atividade vocal profissional, seja por via interna ou externa.

Estudos demonstraram que o mascaramento do *feedback* auditivo levou a uma deterioração no controle fino da frequência fundamental (f0) e imprecisão nas notas musicais cantadas. Assim como perturbações repentinas no *feedback* auditivo do tom vocal enquanto os sujeitos ou sustentavam uma vogal promoveram alterações compensatórias na produção de f0. [33-35]

Sabe-se que há uma necessidade de alta magnitude de precisão para a emissão de tons durante canto. Esse processo requer o automonitoramento constante da produção vocal e pequenas correções frequentes na atividade dos músculos tensores da laringe tireoaritenóidea (TA) e cricotireóidea (CT), mesmo quando esses profissionais não conseguem ouvir suas próprias vozes.[36]

Por essa razão, os cantores se utilizam tanto do *feedback* auditivo externo, ou seja, o som que o cantor percebe de sua própria voz por via aérea, quanto do *feedback* proprioceptivo interno associado à sensibilidade (palestésico e cinestésico) durante a sua *performance*.[37]

A principal fonte de *feedback* palestésico é o *feedback* auditivo interno resultante das vibrações do crânio (condução óssea). Resumidamente, pode-se afirmar que a vibração das pregas vocais dá origem a uma vibração concomitante dos ossos do crânio, originando a estimulação coclear. No que tange à sensibilidade cinestésica, tratam-se daquelas musculares, ou seja,s que fornecem aos cantores marcos para o controle das suas emissões.[36-38]

De acordo com autores, essa associação é considerada o meio de controle mais confiável do que o *feedback* auditivo externo isolado, já que a voz percebida é substancialmente modificada pela acústica do meio ambiente.[37,38]

O *output* vocal pode ser afetado por fatores que vão além dos fatores fisiológicos (tamanho da laringe e do trato vocal, capacidade respiratória), tais como o ambiente e o interlocutor.[36] Sendo assim, o uso abusivo e incorreto da voz pode ser oriundo de distúrbios da percepção auditiva, visto que um feedback auditivo diminuído, ocasionará em dificuldade na amenização deste hábito, por conta da ausência de monitoramento adequado da própria voz. Por conseguinte, teremos o aparecimento de uma disfonia.[39]

Estudo realizado por Murbe *et al.*, em 2002 concluiu que o *feedback* auditivo contribuiu significantemente para o controle do *pitch* de cantores, ratificando o fato de que pistas auditivas são comumente consideradas ferramentas óbvias para o controle do tom no canto em circunstâncias noermais.[33]

Por outro lado, a literatura refere que pessoas com distúrbios vocais podem-se beneficiar do uso do *feedback* auditivo como uma ferramenta terapêutica para melhorar a produção vocal.[40] Entretanto, a sua utilização se mostra mais efetiva em fases iniciais do treinamento. Sendo substituído pelo *feedback* somatossensorial – mais refinado e preciso – na medida em que o indivíduo se torna mais familiar com o som e suas características e, portanto, menos dependente desse tipo de retorno.[41]

Pesquisadores sugeriram que tanto a cinestesia quanto o *feedback* auditivo são utilizados para o controle da vocalização. Enfatizaram, ainda, que o *feedback* auditivo pode ser empregado para controle grosseiro de F0, enquanto a cinestesia é utilizada quando o *feedback* auditivo não está disponível, (ou seja, durante a afinação pré-fonatória ou durante o canto em ambiente ruidoso) e para controle fino e rápido de F0.[34]

170 PARTE III • INTERVENÇÃO FONOAUDIOLÓGICA EM VOZ

Achados de outro estudo que averiguou o efeito Lombard e a relação entre nível de pressão sonora (NPS) e *feedback* auditivo externo em cantores profissionais e não profissionais, indicaram que um aumento no nível de *feedback* auditivo externo esteve associado a aumento na qualidade da voz dos vocalistas. Foi observado, ainda, que os cantores não profissionais se beneficiaram mais desse ajuste do que cantores profissionais. Por consequência, estes resultados sugeriram a tendência de cantores profissionais com formação clássica confiarem menos no *feedback* auditivo externo do que cantores não profissionais.[42]

Com esse mesmo grupo de cantores em novo estudo, os autores supracitados investigaram os efeitos do nível de treinamento do cantor e a magnitude do *feedback* auditivo externo sobre a imprecisão do tom. Foi demonstrado que a imprecisão do tom em cantores é afetada pelo nível de treinamento, andamento, articulação, direção da semifrase (ascendente ou descendente) e tessitura (baixa, média ou aguda) e nível de *feedback* auditivo externo. Averiguou-se, ainda, que quando o *feedback* externo foi fortemente atenuado, houve aumento na precisão do tom para cantores não profissionais. Possivelmente esse aumento foi causado pelo mascaramento do *feedback* externo, que proporcionou maior confiança no *feedback* auditivo interno, que foi preservado.[38]

Em pesquisa que visou examinar como o mascaramento do *feedback* auditivo afetava a precisão da correspondência de tom e a atividade cerebral correspondente nos participantes, foi observado que a precisão da correspondência de tom não foi afetada pelo mascaramento em cantores treinados, mas diminuiu em não cantores. Os autores detectaram que a região da ínsula anterior direita estimulada em cantores e não cantores durante o mascaramento se diferenciou. Da mesma maneira, a conectividade funcional desta região com as áreas sensório-motoras parietal inferior e frontal, relevantes para a produção vocal, aumentou em cantores e diminuiu em não cantores. Concluiu-se, portanto, que os cantores dependiam mais do *feedback* somatossensorial, enquanto os não cantores dependiam mais criticamente do *feedback* auditivo.[41]

Observa-se assim, o papel essencial do *feedback* auditivo no canto, principalmente em profissionais sem treino, já que permite maior monitoramento de erros, melhorando a afinação; possibilita ajustes durante a produção vocal em tempo real diminuindo esforço e fadiga vocal, gerando comandos corretivos; e calibra continuamente modelos internos com base nas informações auditivas recebidas.[33]

CONTROLE AUDITIVO-MOTOR NAS DISFONIAS

Embora os clínicos e pesquisadores reconheçam que existe uma relação entre percepção e produção da voz, a maioria dos estudos relaciona-se, especificamente, com a influência do mecanismo de *feedback* auditivo sobre a produção vocal.[43-48] O efeito do ruído ou mascaramento auditivo,[24,49-54] do monitoramento auditivo retardado,[21-23] e da amplificação sonora[24,55,56] estão entre os mecanismos de *feedback* mais estudados na área de voz.

Mais recentemente,[30] o paradigma de adaptação sensório-motora tem sido estudado em pacientes disfônicos, demonstrando que esses indivíduos apresentam alteração no controle-auditivo-motor da voz e alterações de processamento auditivo central.[4,5] Ainda são escassos[57] os estudos que abordam o controle auditivo-motor de pacientes disfônicos em relação ao estabelecimento de alvos auditivos.

O ponto central no tratamento da maioria dos casos de disfonia consiste na percepção auditiva e somatossensorial dos ajustes vocais utilizados pelo paciente em sua comunicação diária, a exploração das possibilidades de modificação de tais ajustes e o estabelecimento de um alvo motor e auditivo a ser alcançado na terapia vocal.[6]

CAPÍTULO 10 ▪ PRINCÍPIOS DO CONTROLE AUDITIVO-MOTOR NA REABILITAÇÃO... **171**

Nesse contexto, a capacidade de os pacientes disfônicos perceberem auditivamente os parâmetros relacionados com sua qualidade vocal pode ter uma estreita relação com os ajustes fonatórios implementados por esses indivíduos e, principalmente, com a possibilidade de modificação de tais ajustes. De modo geral, é possível que pacientes com disfonia apresentem dificuldade em perceber os desvios da qualidade vocal presentes em sua emissão, além de possuírem limitações para monitorar auditivamente sua produção vocal.[5]

Outros estudos[4,5] têm abordado o processamento auditivo central de indivíduos disfônicos, demonstrando que esses pacientes apresentam alterações no processamento auditivo de padrões temporais e baixo desempenho em tarefas de reprodução de tons específicos. Um dos aspectos importantes a ser destacado nos estudos citados é que eles abordaram a percepção auditiva e as modificações de *feedback* a partir de parâmetros temporais, de intensidade, de frequência e de ruído.

Hipoteticamente, indivíduos com disfonias de origem crônica e com desvio da qualidade vocal são constantemente expostos à experiência sensorial auditiva de sons desviados, o que leva ao estabelecimento de novos protótipos em longo prazo. Consequentemente, o novo protótipo da qualidade vocal desviada possui maior representação auditiva cortical e passa a ser definido como alvo no modelo de controle auditivo-motor da voz. Além disso, pode comprometer a percepção categórica (presença *vs.* ausência) e de gradiência do desvio vocal. Por consequência, tais limitações, na percepção da qualidade vocal desviada, podem consistir em um fator importante na implementação de novos ajustes auditivos e motores em pacientes com disfonia comportamental.

A identificação e a discriminação dos parâmetros acústicos-perceptivos envolvidos na disfonia por indivíduos disfônicos foi investigada por meio da percepção auditiva do desvio vocal de 24 mulheres disfônicas e 10 não disfônicas. Evidenciou-se que mulheres disfônicas apresentaram menor taxa de acerto na identificação da disfonia, e dos parâmetros de rugosidade e soprosidade, quando comparadas às mulheres não disfônicas. Mulheres disfônicas apresentaram dificuldades na discriminação dos parâmetros de predomínio e do grau do desvio relacionados com sua própria qualidade vocal.[11]

Um estudo[57] aplicou o Modelo DIVA à qualidade vocal e seus achados mostraram que mulheres sem distúrbio de voz e com vozes menos soprosas apresentam maior habilidade em discriminar vozes soprosas adjacentes em um *continuum*, assim como demonstram maior acurácia em identificar vozes com e sem soprosidade. Tais achados podem confirmar que a capacidade de discriminar auditivamente determinados parâmetros vocais está positivamente correlacionada com a possibilidade de produzir tais contrastes na produção vocal. Esse resultado pode ser justificado pelo fato de que o alvo auditivo e os mecanismos de *feedback* e *feedforward* mantiveram as produções dessas mulheres dentro dos limites preestabelecidos pelas metas auditivas.[43,45]

O tratamento da disfonia comportamental requer a alteração de ajustes musculares, a aquisição de novos hábitos e o monitoramento da qualidade da voz.[58] Nesse contexto, o estabelecimento de um alvo auditivo com menor desvio nos parâmetros ressonantais, articulatórios e de qualidade vocal; a possibilidade de monitoramento auditivo da emissão vocal e o monitoramento somatossensorial dos ajustes musculares utilizados podem ser determinantes na gênese, manutenção e reabilitação de pacientes com disfonia comportamental.[6]

Em uma tarefa de identificar vozes saudáveis e desviadas, mulheres com disfonia classificaram a maioria das vozes desviadas como normais. Há uma correlação entre o grau e o tipo de desvio vocal presente na própria voz e a capacidade de identificar e classificar desvio.[59] Mulheres disfônicas têm alteração nas habilidades de processamento temporal e de frequência, e necessitam de maior número de tentativas para reproduzir tom de voz em relação a mulheres vocalmente saudáveis.[5]

Visto que a dificuldade de percepção auditiva da própria qualidade vocal é comum em indivíduos disfônicos, deve-se rejeitar a perspectiva de bifurcação entre as habilidades auditivas e a produção da voz, em prol de uma avaliação holística e consequente aperfeiçoamento terapêutico, evitando assim o risco de fracasso na evolução do tratamento, devido ao fato de a percepção auditiva ser crucial para o monitoramento da voz.[59]

O Modelo DIVA é uma teoria que fornece base teórica para embasar a importância de se considerar o controle auditivo-motor no tratamento das disfonias comportamentais. A partir do modelo, é possível compreender que a constante repetição da qualidade vocal desviada, nos pacientes com disfonia comportamental, gera dificuldades na percepção do alvo auditivo, o que impossibilita a modificação do comportamento vocal inadequado. Portanto, o desafio terapêutico é atualizar o sistema de controle de *feedforward* através dos mecanismos de *feedback*, com o aprendizado de alvos auditivos adequados.

Para além dos estudos com foco na anatomia e fisiologia da voz, há necessidade de considerar o papel do controle auditivo-motor na reabilitação de indivíduos disfônicos. Inexiste, atualmente, um modelo terapêutico baseado no controle auditivo-motor para o tratamento de disfonia; apesar do reconhecimento de que a possibilidade do paciente perceber o desvio de sua qualidade vocal e promover a modificação dos ajustes inadequados são habilidades cruciais para o sucesso terapêutico e dizem respeito a competências inerentes ao controle auditivo-motor da voz.

REFERÊNCIAS BIBLIOGRÁFICAS

1. Azevedo MF, Angrisani RG. Desenvolvimento das habilidades auditivas. In: Boéchat EM, Menezes PL, Couto CM, Frizzo ACF, Scharlach RC, Anastásio ART (eds.). Tratado de audiologia. Rio de Janeiro: Santos; 2015. p. 373-80.
2. American Speech-Language-Hearing Association. (central) auditory processing disorders – the role of the audiologist [Position Statement]; 2005.
3. Guenther FH, Husain FT, Cohen MA, et al. Effects of categorization and discrimination training on auditory perceptual space. J Acoust Soc Am. 1999;106(5):2900-12.
4. Arnaut MA, Agostinho CV, Pereira LD, et al. Auditory processing in dysphonic children. Braz J Otorhinolaryngol. 2011;77(3):362-8.
5. Ramos JS, Feniman MR, Gielow I, Silverio KCA. Correlation between voice and auditory processing. J Voice. 2017.
6. Buosi MMB, Ferreira LP. Momensohn-Santos T.M. Percepção auditiva de professores disfônicos. Audiology Communication Research. 2013;18(2):101-8.
7. Paiva MAA, Rosa MRD, Gielow I, et al. Auditory skills as a predictor of rater reliability in the evaluation of vocal quality. J Voice. 2021;35(4):559-69.
8. Takishima M, Gielow I, Madazio G, Behlau M. O impacto da afinação vocal na análise perceptivo-auditiva de vozes normais e alteradas. Codas. 2020;32(4):1-8.
9. Sanches AB, Tiegs A, Maunsell R, et al. Processamento auditivo central em crianças com disfonia: avaliação comportamental e eletrofisiológica. Distúrbios da Comunicação. 2020;32(2):308-18.
10. Pacheco LRA, Gielow I, Madazio G, et al. Efeito da estimulação das habilidades auditivas de fonoaudiólogos para avaliação perceptiva do desvio vocal. Audiology - Communication Research. 2022(27).
11. Guenther FM. Neural control of speech. Cambrige, MA: The MIT Press; 2015. p. 273-311.
12. Guenther FH. Cortical interactions underlying the production of speech sounds. Journal of Communication Disorders. 2006;39:350-65.

CAPÍTULO 10 • PRINCÍPIOS DO CONTROLE AUDITIVO-MOTOR NA REABILITAÇÃO... **173**

13. Levorin SF. As referências da fala e suas implicações para a terapia fonoaudiológica. Distúrbios da Comunicação, São Paulo. 1991;4(2):153-67.
14. Guenther FH, Perkell JS. A neural model of speech production and its application to studies of the role of auditory feedback in speech; 2003. p. 22.
15. Mendes ALF, Lucena BTL, Araújo AMGD, et al. Voz do professor: sintomas de desconforto do trato vocal, intensidade vocal e ruído em sala de aula. CoDAS. 2016;28(2):168-75.
16. Park Y, Perkell JS, Matthies ML, Stepp CE. Categorization in the perception of breathy voice quality and its relation to voice production in healthy speakers. J Speech Hearing Res. 2019;62(10):3655-66.
17. Ortiz KZ. Distúrbios neurológicos adquiridos: fala e deglutição; 2009.
18. Abur D, Lester-Smith RA, Daliri A, et al. Sensorimotor adaptation of voice fundamental frequency in Parkinson's disease. PLOS ONE. 2018;13(1):e0191839.
19. Burnett TA, Senner JE, Larson CR. Voice F0 responses to pitchshifted auditory feedback: a preliminary study. J Voice. 1997;11(2):202-11.
20. Perkell JS. Movement goals and feedback and feedforward control mechanisms in speech production. J Neurolinguist. 2012;25(5):382-407.
21. Blanchet PG. Factors influencing the efficacy of delayed auditory feedback in treating dysarthria associated with Parkinson´s disease [dissertação]. Louisiana: Louisiana State University and Agricultural and Mechanical College; 2002.
22. Dagenais PA., Southwood MH, Lee TL. Rate reduction methods for improving speech intelligibility of dysarthric speakers with Parkinson's disease. J Med Speech-Language Pathol. 1998;6(3):143-57.
23. Starkweather CW. Fluency and stuttering. Englewood Cliffs, NJ: PrenticeHall; 1987.
24. Zimmer V, Cielo CA, Ferreira FM. Comportamento vocal de cantores populares. Rev. CEFAC [online]. 2012;14(2):298-307.
25. Kuhl PK. Human adults and human infants show a "perceptual magnet effect" for the prototypes of speech categories, monkeys do not. Perception & Psychophysics. 1991;50(2):93-107.
26. Berti LC, Chacon L, Mota HB. Aquisição perceptivo-auditiva das vogais tônicas do Português Brasileiro. Dissertação (Mestrado em Fonoaudiologia) - Universidade Estadual Paulista Júlio de Mesquita Filho; 2016.
27. Goldstone RL, Hendrickson AT. Categorical perception. Wiley Interdiscip Rev Cogn Sci. 2010;1(1):69-78.
28. Lively SE, Pisoni DB. On prototypes and phonetic categories: a critical assessment of the perceptual magnet effect in speech perception. J Exp Psychol Hum Percept Perform. 1997;23(6):1665-79.
29. Guenther FH, Vladusich T. A neural theory of speech acquisition and production. Journal of Neurolinguistics. 2012;25(5):408-22.
30. Stepp CE, Lester-Smith RA, Abur D, et al. Evidence for auditory-motor impairment in individuals with hyperfunctional voice disorders. Journal of Speech Language and Hearing Research. 2017;60(6):1545.
31. Holmes JA. Singing beyond hearing: on the disability aesthetics of music. Journal of the American Musicological Society. 2016:452-8.
32. Hickok G, Houde J, Rong F. National Library of Medicine (NIH): sensorimotor integration in speech processing: computational basis and neural organization. 2011;69(3):399-584.
33. Mürbe D, Pabst F, Hofmann G, Sundberg J. Significance of auditory and kinesthetic feedback to singers'. J Voice. 2002;16(1):44-51.
34. Larson CR, et al. Interactions between auditory and somatosensory feedback for voice F0 control. Exp Brain Res. 2008;187:613-21.
35. Xu Y, Larson C, Bauer J, Hain T. Compensation for pitch-shifted auditory feedback during the production of Mandarin tone sequences. J Acoust Soc Am. 2004;116:1168-78.

36. Bottalico P, Passione II, Graetzer S, Hunter EJ. Evaluation of the starting point of the Lombard Effect. Acta acustica united with acustica: the journal of the European Acoustics Association (EEIG). 2017;103(1):169-72.
37. Carlo NSD. Internal voice sensitivities in opera singers. Folia Phoniatr Logop. 1994;46:79-85.
38. Bottalico P, Graetzer S, Hunter EJ. Effect of Training and Level of External Auditory Feedback on the Singing Voice: Pitch Inaccuracy. J Voice. 2017;31(1):122.e9-122.e16.
39. Boone DR, Mcfarlane SC. A voz e a terapia vocal. 5. ed. Porto Alegre: Artes Médicas; 1994. p. 61-162.
40. Titze IR. Principle of voice production. 2nd ed. Iowa City: National Center for Voice and Speech; 2000.
41. Kleber, et al. Experience-dependent modulation of right anterior insula and sensorimotor regions as a function of noise-masked auditory feedback in singers and nonsingers. Oimage. 2017;15(147):97-110.
42. Bottalico P, Graetzer S, Hunter EJ. Effect of training and level of external auditory feedback on the singing voice: volume and quality. J Voice. 2016;30(4):434-42.
43. Franken MK, Acheson DJ, Mcqueen JM, et al. Individual variability as a window on production-perception interactions in speech motor control. JAcoust Soc Am. 2017;142(4).
44. Patel R, Niziolek C, Reilly K, Guenther FH. Prosodic adaptations to pitch perturbation in running speech. J Speech Lang Hear Res. 2011;54(4):1051-9.
45. Perkell JS, Guenther FH, Lane H, et al. "The distinctness of speakers' productions of vowel contracts in related to their discrimination of the contrasts". J Acoust Soc Am. 2004;116(4):2338-44.
46. Donath TM, Natke U, Kalveram KT. Effects of frequency-shifted auditory feedback on voice F0 contours in syllables. J Acoust Soc Am. 2002;111(1-1):357-66.
47. Jones JA, Munhall KG. Perceptual calibration of F0 prodution: evidence from feedback perturbation. J Acoust Soc Am. 2000;108(3-1):1246-51.
48. Jones JA, Munhall KG.The role of auditory feedback during phonation: studies of Mandarin tone production. J Phon. 2002;30:303-20.
49. Luo J, Steffen RH. Cynthia FM. The lombard effect: from acoustics to neural mechanisms. Trends in Neurosciences. 2018.
50. Bottalico P. Speech adjustments for room acoustics and their effects on vocal effort. J Voice. 2017;31(3):392.e1-392.e12.
51. Lin FI, Mochida T, Asada K, et al. Atypical delayed auditory feedback effect and Lombard effect on speech production in high-functioning adults with autism spectrum disorder. Front Hum Neurosci. 2015.
52. Caldeira CRP, Vieira VP, Behlau M. Análise das modificações vocais de repórteres na situação de ruído. Rev Soc Bras Fonoaudiol. [Internet]. 2012;17(3):321-6.
53. Tonkinson S. The Lombard effect in choral singing. J Voice. 1994;8(1):24-9.
54. Lombard E. Le signe de l'elevation de la voix. Ann. Mal. Oreille Larynx Nez Pharynx. 1911;37:101-19.
55. Silva GJ, Almeida AA, Lucena BTL, Silva MFBL. Sintomas vocais e causas autorreferidas em professores. Rev. CEFAC [online]. 2016;18(1):158-66.
56. Ferreira LP. Condições de produção vocal de vendedores de móveis e eletrodomésticos: correlação entre questões de saúde, hábitos e sintomas vocais. Rev. CEFAC [online]. 2008;10(4):528-35.
57. Park Y, Perkell J, Matthies M, et al. Categorization in perception of breathy voice quality and its relation to voice production in healthy speakers. J Speech Language Hearing Res. (submitted). JSLHR-S-19-0048. 2019.
58. Almeida AA, Behlau M. Relations between self-regulation behavior and vocal symptoms. J Voice. 2017.
59. Paz KES, Almeida AAF, Almeida L NA, et al. Auditory perception of roughness and breathiness by dysphonic women. J Voice. 2022.

DISPOSITIVOS VOLITIVOS E NÃO VOLITIVOS UTILIZADOS NA TERAPIA E NO TREINAMENTO VOCAL

CAPÍTULO 11

Vanessa Veis Ribeiro ▪ Denis de Jesus Batista ▪ Émile Rocha
Larissa Thays Donalonso Siqueira
Eliana Maria Gradim Fabbron ▪ Priscila Oliveira

OBJETIVOS DE APRENDIZAGEM
- Apresentar a definição de dispositivos volitivos e não volitivos;
- Conhecer os principais dispositivos volitivos e não volitivos utilizados nas intervenções vocais;
- Caracterizar o mecanismo de ação e os alvos dos principais dispositivos volitivos e não volitivos utilizados na intervenção vocal;
- Apresentar evidências externas dos principais dispositivos volitivos e não volitivos utilizados na intervenção vocal.

QUESTÕES
- Quais são os dispositivos volitivos utilizados nas intervenções vocais, e por que são denominados dessa forma?
- Quais são os dispositivos não volitivos utilizados nas intervenções vocais, e por que são denominados dessa forma?
- Quais os alvos e mecanismos de ação de cada um dos principais dispositivos utilizados nas intervenções vocais?

INTRODUÇÃO
As intervenções na área de voz buscam: otimizar os pontos fortes e habilitar ou reabilitar os pontos fracos relacionados com estruturas e subsistemas que compõem a produção vocal; facilitar as atividades e a participação do indivíduo, auxiliando-o na aquisição de novas habilidades e estratégias de comunicação; modificar os fatores contextuais para reduzir as barreiras e melhorar os facilitadores da comunicação e participações bem-sucedidas, e para fornecer acomodações adequadas e outros apoios, bem como treinamento em como usá-los.[1] A intervenção na área de voz é conhecida como terapia ou treinamento vocal, sendo que cada um desses tipos de intervenção tem capítulos específicos no presente livro.

O conceito de treinamento vocal é historicamente utilizado para designar os exercícios diretos que compõem a terapia vocal.[2] Porém, há alguns anos, vem ocorrendo uma modificação desse conceito.[3]

Atualmente define-se terapia vocal como uma série de intervenções realizadas com indivíduos que possuem distúrbios vocais.[3] Trata-se de um processo que envolve procedimentos para melhorar a comunicação oral, reduzir o esforço fonatório e adequar a qualidade vocal às necessidades sociais, profissionais e pessoais dos indivíduos.[2,4]

175

Já o treinamento vocal, na perspectiva contemporânea, pode ser definido como uma intervenção realizada com indivíduos vocalmente saudáveis. Seu foco principal é o aprimoramento da *performance*, que engloba melhorar a eficiência muscular, os níveis de resistência e de recuperação vocal.[5] O trabalho de condicionamento vocal é realizado com indivíduos que possuem vozes saudáveis,[5] principalmente profissionais da voz.[6,7] O treinamento vocal é um programa regular com resultados a longo prazo, composto por exercícios que otimizam a *performance* vocal.[5] O treinamento vocal artístico geralmente é direcionado aos cantores e aos atores, enquanto o treinamento vocal não artístico é realizado para ajudar profissionais da voz falada como oradores públicos, profissionais de negócios, políticos e repórteres, professores, entre outros.[8]

Assim, a terapia busca melhorar a qualidade vocal, e o treinamento busca melhorar o condicionamento vocal. A realização de ambas as intervenções pode ocorrer tanto na clínica fonoaudiológica quanto no local de trabalho do profissional,[9,10] podendo, em alguns casos, ser realizada de forma remota.

DEFINIÇÃO DE DISPOSITIVOS VOLITIVOS E NÃO VOLITIVOS NA INTERVENÇÃO VOCAL

No presente capítulo será considerado o Sistema de Especificação do Tratamento de Reabilitação (SETR-Voz) como apoio para a discussão das intervenções apresentadas. O SETR-Voz possui uma estrutura *top-down*, composta pela definição do alvo (função ou subnível de produção vocal do paciente que deve ser diretamente alterado pelo ingrediente), identificação do mecanismo de ação (processo pelo qual a intervenção é capaz de induzir a mudança em determinado alvo, como os ingredientes alcançariam os alvos) e seleção dos ingredientes do tratamento (ações do clínico para modificar o alvo). Dentre os ingredientes encontram-se os dispositivos. Serão considerados aqui como dispositivos os aparelhos, mecanismos, objetos ou utensílios físicos que são usados como artifício clínico para realizar determinada ação e cumprir um objetivo específico da intervenção. Assim, dispositivos serão utilizados em determinadas ações para promover mudanças nos alvos da intervenção vocal.[11,12]

Além disso, o SETR-Voz pode ser dividido em três grupos de tratamento: funções do órgão, habilidades e hábitos, e representações.[4] As intervenções de função do órgão buscam modificar a funcionalidade para o nível esperado, por meio do desenvolvimento de um novo padrão funcional ou substituição das funções. De acordo com essa proposta, os ingredientes podem ser divididos em volitivos e não volitivos.[11,12]

Os ingredientes volitivos envolvem a participação ativa ou esforço do órgão.[4] Para isso é necessário o uso dos princípios do aprendizado motor das habilidades de fala ou comunicação, por meio de uma estrutura hierárquica de aprendizado e generalização do comportamento. Os ingredientes não volitivos são os que não requerem esforço ou cooperação do paciente.[4] Eles têm um mecanismo de ação fornecido de maneira isolada para modificação da função vocal.[11,12]

DISPOSITIVOS UTILIZADOS NA INTERVENÇÃO VOCAL

Os dispositivos vêm sendo cada vez mais utilizados na terapia e no treinamento vocal. Dentre eles serão destacados no presente capítulo alguns dos mais utilizados na área de voz: bandagem elástica; *biofeedback* eletromiográfico; dispositivos e incentivadores respiratórios; eletroestimulação; fotobiomodulação; hidratação de superfície; massageadores; tubos, canudos e máscaras; termoterapia; ultrassom e dispositivo de retorno vocal.

CAPÍTULO 11 • DISPOSITIVOS VOLITIVOS E NÃO VOLITIVOS UTILIZADOS NA TERAPIA... **177**

O Quadro 11-1 apresenta os dispositivos listados e sua classificação de acordo com o ingrediente terapêutico e alvo. De acordo com o exposto, podem ser considerados como dispositivos volitivos o *biofeedback* eletromiográfico; os dispositivos e incentivadores respiratórios; os dispositivos de retorno e amplificação vocal; os tubos, canudos e máscaras, e o dispositivo de retorno vocal, seja por exigir uma ação para sua utilização, ou por, necessariamente, ser associado a uma tarefa que envolva a função. A bandagem elástica, a fotobiomodulação, a termoterapia e o ultrassom podem ser classificados como dispositivos não volitivos, visto que não necessitam de nenhuma ação do paciente em sua realização. A eletroestimulação, a hidratação de superfície e os massageadores ou dispositivos de vibração podem ser considerados volitivos ou não volitivos, visto que não exigem uma ação do paciente, mas podem ser associados a tarefas que envolvam fonação.

Quanto ao alvo, nenhum dos dispositivos teve como alvo as funções de fala e comunicação, e pedagogia e aconselhamento. Dentre os alvos relatados foram mais frequentes os dispositivos com foco na função vocal e somatossensorial, e menos frequente o alvo de função auditiva.

Com relação à população e às medidas de resultados em que foram observadas evidências de resultados positivos, não foram encontradas evidências científicas na área de voz sobre prescrição, efeito e segurança dos dispositivos de retorno e amplificação vocal e ultrassom, além de evidências limitadas para fotobiomodulação, apesar de esses dispositivos já estarem sendo utilizados clinicamente. Ressalta-se que não há contraindicação para vozes saudáveis ou distúrbios vocais, voz clínica ou profissional para os dispositivos analisados. A classificação de população e desfechos com resultados positivos apresentada no presente capítulo baseia-se em evidências disponíveis na literatura, sendo que a ausência de evidências não é sinônimo de falta de efetividade ou segurança (Quadro 11-2).

Em relação aos efeitos produzidos pelos dispositivos, ressalta-se que esses podem ser mensurados de diversas formas. A American Speech-Language-Hearing Association (ASHA)[1] recomenda que a avaliação vocal seja multidimensional, composta pelos procedimentos de: julgamento perceptivo-auditivo da voz, análise acústica, avaliação aerodinâmica, autoavaliação e imagem laríngea. Classificando os dispositivos de acordo com essas avaliações, observam-se efeitos positivos, principalmente, na qualidade vocal mensurada pelo julgamento perceptivo-auditivo. É importante ressaltar que tais dados resultam de um mapeamento de evidências publicadas na literatura, e que não se referem a recomendações sobre as melhores medidas de resultados para cada dispositivo (Quadro 11-3).

Para compreender o mecanismo de ação e as características dos dispositivos volitivos e não volitivos na terapia e no treinamento vocal, será realizada uma breve abordagem teórica sobre cada um deles.

Bandagem Elástica

A bandagem elástica é comumente utilizada para reabilitação de atletas, dado seu potencial em aumentar a estabilidade corporal, proteger as articulações, promover propriocepção e corrigir e alinhar alterações biomecânicas do movimento.[14] Fixado no corpo no local lesado, estimula os mecanorreceptores, incluindo as terminações nervosas livres responsáveis pela comunicação da informação da dor, e afeta a condução neuromuscular e neurofascial. Seu alvo principal é a função musculoesquelética. O espaço celular sob a fita aumenta e promove a melhora da circulação do sangue e da linfa nessa área. Um melhor fluxo sanguíneo tecidual aumenta a oxigenação e isso leva à melhor regeneração. A elevação da pele e a criação de um espaço para os tecidos abaixo dela estimulam a regeneração da fáscia.[15]

Quadro 11-1. Classificação dos dispositivos quanto aos ingredientes e alvos

Dispositivo	Ingrediente		Alvo						
	Volitivo	Não volitivo	Função vocal	Fala e comunicação	Função respiratória	Função auditiva	Função somatossensorial	Componente pedagogia e aconselhamento	Função musculoesquelética
Bandagem elástica		●					●		●
Biofeedback eletromiográfico	●		●		●		●		●
Dispositivos e incentivadores respiratórios	●		●		●		●		
Dispositivo de retorno e amplificação vocal	●		●			●	●		
Eletroestimulação	●	●	●				●		●
Fotobiomodulação		●	●						●
Hidratação de superfície	●	●	●				●		
Massageadores e dispositivos de vibração	●	●	●				●		●
Tubo, canudo e máscara	●		●		●		●		●
Termoterapia		●							●
Ultrassom		●	●				●		●

Quadro 11-2. Classificação dos dispositivos quanto à prescrição por população

Dispositivo	Voz saudável	Distúrbios vocais	Voz clínica	Voz profissional cantada	Voz profissional falada
Bandagem elástica	•	•	•	•	•
Biofeedback eletromiográfico	•	•	•	•	
Dispositivos e incentivadores respiratórios	•	•	•	•	
Dispositivo de retorno e amplificação vocal	NE	NE	NE	NE	NE
Eletroestimulação	•	•	•	•	•
Fotobiomodulação	•		•		
Hidratação de superfície	•	•	•	•	•
Massageadores e dispositivos de vibração	•	•	•	•	•
Tubo, canudo e máscara	•	•	•	•	•
Termoterapia	•	•	•	•	
Ultrassom	NE	NE	NE	NE	NE

NE = não há evidências.

Quadro 11-3. Classificação dos dispositivos quanto aos efeitos por medida de resultado

Dispositivo	Efeitos positivos				
	JPA	Acústica	Aerodinâmica	Autoavaliação	Imagem laríngea
Bandagem elástica	•	•	•	•	
Biofeedback eletromiográfico	•		•	•	•
Dispositivos e incentivadores respiratórios	•	•	•	•	
Dispositivo de retorno e amplificação vocal	NE	NE	NE	NE	NE
Eletroestimulação	•	•		•	•
Fotobiomodulação		•	•	•	
Hidratação de superfície	•	•	•	•	•
Massageadores e dispositivos de vibração	•				
Tubo, canudo e máscara	•	•	•	•	•
Termoterapia	•	•			•
Ultrassom	NE	NE	NE	NE	NE

JPA = julgamento perceptivo-auditivo; NE = não há evidências.

A bandagem é constituída por um polímero elástico revestido por fibras de algodão, o que permite a evaporação do suor. A espessura, flexibilidade e resistência se assemelham à da epiderme, e ela pode ser esticada longitudinalmente em até 140% do seu comprimento basal, além disto, a sua aderência na pele pode permanecer por vários dias. A fita em si não tem propriedades terapêuticas. Somente a aplicação correta da tensão e direção da fibra, feita pelo terapeuta, pode trazer resultados positivos.[15,16]

A sua aplicação deve ser feita na direção da inserção para origem da fibra muscular se o objetivo for inibir a ação muscular, ou, da origem para a inserção se o objetivo for melhorar a função muscular. A escolha pelo formato das tiras da bandagem é influenciada pelo tamanho do músculo envolvido e pelos objetivos terapêuticos. A fita *Kinesiotaping* é aplicada uma vez a cada poucos dias, e enquanto fixada, estimula automaticamente o *feedback* sensorial 24 horas por dia, estimulando o processo de adaptação à mudança tecidual existente.[15,16]

Há evidências sobre a utilização da bandagem elástica em casos de treinamento vocal,[17] e de terapia vocal para falsete mutacional,[18] disfonia por tensão musculoesquelética,[19] disfonia por hiperfunção vocal[15] e queixa vocal.[20] Trata-se de um dispositivo considerado não volitivo, visto que não exige ação do paciente. Porém, ressalta-se que ele pode ser utilizado durante a realização de exercícios.

Em pacientes com falsete mutacional a terapia vocal associada à aplicação de cinco pontos de *Kinesiotaping* na região perilaríngea e da cartilagem tireóidea melhorou os parâmetros acústicos, aerodinâmicos, o julgamento perceptivo-auditivo e a desvantagem vocal percebida dos pacientes.[18] A fonoterapia associada à aplicação da *Kinesiotaping* em indivíduos com disfonia por tensão muscular[19] e em cantores disfônicos[20] mostrou melhoras nos parâmetros acústicos e na desvantagem vocal percebida. Em indivíduos com disfonia hiperfuncional, a terapia vocal associada à utilização da *Kinesiotaping* nos músculos supra-hióideos e infra-hióideos, nos músculos esternocleidomastóideos e na cartilagem tireóidea melhorou a desvantagem vocal percebida e adequou o tônus muscular da região da laringe.[15] Em cantores populares, profissionais e amadores, o método *NeuroMuscular Taping* (NMT) para redução da tensão muscular supra-hióidea e infra-hióidea associado ao treinamento vocal mostrou melhora da fadiga vocal percebida.[17]

Sendo assim, a técnica utilizada na direção e com a tensão adequada pode potencializar os resultados da intervenção, mas não substituir a terapia ou treinamento vocal tradicionais.[20]

Biofeedback Eletromiográfico

O *biofeedback* eletromiográfico é uma técnica de retroalimentação da atividade elétrica dos músculos ou regiões onde são adaptados os eletrodos do eletromiógrafo de superfície. A atividade elétrica é mensurada, processada, amplificada eletronicamente e fornecida para o indivíduo visualizar, analisar e monitorar os sinais elétricos das suas ações motoras por meio de uma apresentação em um monitor. Assim, ele é capaz de aprender a controlar e modificar, de forma voluntária, funções fisiológicas internas involuntárias.[21] Sua aplicabilidade na área da voz acontece por meio da retroalimentação de informações sobre músculos ou grupos musculares relacionados com a produção vocal.

O *biofeedback* eletromiográfico na área de voz tem como mecanismo de ação melhorar da autopercepção (alvo na função somatossensorial), aumentar o controle do comportamento neuromuscular (alvo na função musculoesquelética), além de facilitador da aquisição de novas habilidades para produzir a voz e cantar de forma equilibrada (alvo nas funções vocal e/ou respiratória).

O *biofeedback* eletromiográfico pode ser utilizado de várias formas. Na área de voz ele vem sendo associado, simultaneamente, a tarefas com exercícios e função vocal ou respiratória, caracterizando-o como um dispositivo volitivo. Ele permite um *feedback* visual em tempo real, além da possibilidade de receber um *feedback* auditivo do terapeuta para ajudar a associar a parte visual e o comportamento vocal e respiratório, o que possibilita a moldagem do comportamento fonatório.[21,22]

As tarefas utilizadas em sua realização são hierárquicas, e podem ser de emissão sustentada, fala encadeada, fala espontânea, leitura de frases e canto. Assim, espera-se que as mudanças perdurem em longo prazo.[21,22]

Os músculos com uso direto do *biofeedback* são os grupos de infra-hióideos, supra-hióideos, região tíreo-hióidea, região cricotireóidea, trapézios e esternocleidomastóideos. Também há relatos de efeitos indiretos em músculos de regiões subjacentes.

Seus principais resultados são de redução da atividade elétrica muscular;[22-28] melhora da qualidade vocal no julgamento perceptivo-auditivo,[26,29] na funcionalidade laríngea[26] e na autoavaliação vocal.[28]

A literatura traz evidências sobre sua utilização por um período de 8[22,25] a 15 sessões,[28] com duração de 25[26] a 90 minutos.[23] Porém, ressalta-se que a dosagem deve ser adequada à necessidade individual de cada paciente.

Dispositivos e Incentivadores Respiratórios

Os dispositivos e incentivadores respiratórios são amplamente utilizados na área da fisioterapia respiratória. Nos últimos anos eles têm sido empregados como ingredientes volitivos em intervenções vocais, pois durante seu uso é necessária a participação ativa do paciente.

Os incentivadores respiratórios ou espirômetros de incentivo são instrumentos que acompanham um sistema de *feedback* visual que auxilia o paciente a monitorar seu desempenho durante a tarefa respiratória. Esse sistema os diferencia dos dispositivos respiratórios, em que o paciente não tem apoio visual na atividade respiratória.[30]

A escolha do tipo de incentivador ou dispositivo depende dos alvos da intervenção. Por isso deve-se conhecer a fisiologia e a dinâmica pulmonar, e os princípios que regem a dinâmica ventilatória desses dispositivos: fluxo, volume ou pressão.[30] Neste capítulo serão descritos os dispositivos e incentivadores respiratórios mais utilizados na área de voz.

Um incentivador inspiratório de fluxo de ar utilizado na área é o Respiron®. Nele o paciente deve realizar inspirações profundas e sustentadas, favorecendo a expansão das estruturas respiratórias. Ao inspirar no bocal, as esferas contidas nas tubulações se elevam, proporcionando um *feedback visual*. Os tubos são interligados para aumentar a dificuldade de inspiração através de um fluxo de ar dinâmico. É possível ajustar o treino em função da necessidade do paciente. O Respiron® tem sido empregado na prática clínica principalmente com profissionais da voz, como cantores, uma vez que a respiração é essencial para suporte e produção vocal (função respiratória), podendo favorecer efeitos positivos na musculatura laríngea com consequente melhora da *performance* vocal. Ele também pode ser utilizado em outras condições clínicas, como em pacientes com doença de Parkinson que apresentam rigidez na musculatura respiratória, o que impacta em diminuição da expansão da caixa torácica e no suporte respiratório,[31] bem como na redução da *loudness* vocal.[32] O Respiron® invertido tem sido utilizado para trabalhar a musculatura expiratória, porém, ainda sem evidências.

Dentre os dispositivos expiratórios utilizados encontram-se os da linha Shaker®: *Classic®*, *New®* e *Plus®*. Eles foram desenvolvidos para provocar oscilações orais de alta frequência no sistema respiratório a partir do sopro no bocal que provoca movimentações da bola de aço em seu interior, causando variações no mecanismo de fluxo de ar.[33] Essa técnica é reconhecida como alta frequência, pois a cada 1 Hz de vibração no dispositivo são realizados de 60 a 70 movimentos oscilatórios por minuto nas paredes pulmonares. O Shaker® depende do fluxo de ar, do equilíbrio na angulação do dispositivo acoplado na boca do paciente e da força da gravidade, para gerar as oscilações orais, sendo que mudanças nesses parâmetros podem modificar a resistência do fluxo de ar e a frequência de oscilações.[34-36] A partir da ação do Skaker® foi proposta a técnica de oscilação oral de alta frequência sonorizada (OOAFS). O mecanismo de ação da OOAFS visa promover mudanças na qualidade vocal (função vocal), na ressonância (função somatossensorial), e no conforto fonatório através da expiração bucal com um sopro sonorizado (função respiratória).[37,38] A OOOAFS tem promovido melhora da relação fonte-filtro, com efeitos vocais semelhantes aos dos exercícios de trato vocal semiocluído (ETVSO).[37-41] Há evidência de uso em vozes saudáveis e disfonias comportamentais,[37-39,41,42] e em idosas saudáveis[40] com melhora de sintomas vocais e modificação de parâmetros acústicos.

Outro dispositivo respiratório de OOOAFS que tem sido considerado como alternativa de ETVSO, apresentando uma fonte secundária de vibração é o Acapella®. Ao contrário do Shaker®, que trabalha com oferta de fluxo de ar, Acapella® é um dispositivo dependente da pressão intraoral para gerar as oscilações expiratórias positivas[43] e proporcionar ganho de força muscular respiratória.[30] O interior do dispositivo Acapella® é composto por uma válvula magnética vibratória, um anel de graduação de resistência expiratória e uma válvula unidirecional, que permitem que as oscilações expiratórias sejam geradas sem depender da força gravitacional e por isso, pode ser utilizado em qualquer posição/inclinação.[44]

Um dispositivo respiratório cujo mecanismo de ação é o ganho de força inspiratória e expiratória é o Expiratory Muscle Strength Training™ (EMST). Para trabalhar os músculos inspiratórios é necessário acoplar o adaptador inspiratório. Esse dispositivo é independente do fluxo e fornece um limiar de pressão que pode ser ajustado e controlado pelo paciente ou terapeuta. Por serem compostos por uma válvula ajustável, com mola presa ao bocal, é possível gerar pressão adequada e suficiente para abri-la, permitindo que o ar flua no dispositivo. Caso o paciente não consiga desenvolver uma pressão suficiente para abrir a válvula, é possível ajustar a mola para que o paciente produza uma pressão adequada.[45] Dessa forma, o uso desse dispositivo pode estar associado a um treino de sobrecarga, auxiliando no ganho de força respiratória (função respiratória).

De forma geral, os dispositivos respiratórios são indicados para o treinamento da musculatura respiratória, inspiratória ou expiratória, em indivíduos saudáveis ou disfônicos. Existem algumas contraindicações quanto ao uso dos dispositivos respiratórios, como: paciente com diminuição do nível de consciência, alteração cognitiva, infecção de trato respiratório, pneumotórax não tratado, dor torácica durante o uso, crise aguda de broncospasmo; insuficiência cardíaca, hemoptise, hipertensão arterial não tratada, acidente vascular encefálico, pressão intracraniana superior a 20 mmHg, aneurismas, hérnia hiatal, trauma facial ou oral, ruptura da membrana timpânica, cirurgia de esôfago e gravidez.[30] É necessário monitorar sinais e relatos dos pacientes quanto a possíveis alterações que possam prejudicar sua saúde como presença de hiperventilação, tontura, fadiga, falta de ar, entre outros. Nesses casos é recomendada a interrupção imediata do uso.

CAPÍTULO 11 • DISPOSITIVOS VOLITIVOS E NÃO VOLITIVOS UTILIZADOS NA TERAPIA... **183**

Na área da voz infere-se a presença de resultados positivos a partir de 1 minuto e a possibilidade de que 7 minutos de execução da técnica OOAFS com dispositivo Shaker® favoreça a sobrecarga com aparecimento de sintomas vocais e laringofaríngeos negativos.[42] Entretanto, é necessário que sejam desenvolvidos mais estudos para determinar o melhor tempo de execução dessa técnica vocal.

Dispositivos de Retorno e Amplificação Vocal

A voz é monitorada pelo falante por duas vias, externa (via externa) e interna (via óssea). Isso pode dificultar o monitoramento auditivo no uso da voz profissional, principalmente, no controle refinado da voz.[46]

Os dispositivos de retorno e amplificação auditiva vêm-se tornando populares no Brasil entre os professores de canto e fonoaudiólogos que trabalham com cantores. Os mais utilizados são o MindVox® (da empresa Facilite Voice)[47] e o Audiovoicer® (da empresa Audiovoicer®).[48] Eles funcionam de maneira similar, no entanto, cada um com as suas particularidades. É necessária uma emissão vocal durante seu uso, por isso eles são classificados como dispositivos volitivos. Seus principais objetivos são reduzir a tensão fonatória excessiva (alvo de função vocal), desenvolver o monitoramento auditivo (alvo de função auditiva) e melhorar a conscientização vocal (alvo de funções somatossensorial).[46]

Estes dispositivos atuam como um retorno ou monitor auditivo individual. Com a amplificação sonora, é possível aumentar a acuidade auditiva, sendo possível perceber pequenos detalhes da sonoridade vocal. Isso influencia na conscientização vocal porque o retorno auditivo acontece exageradamente por via externa, que a principal via de *feedback* auditivo de como os interlocutores escutam a sua voz.

Também se supõe que ele possa melhorar o controle da pressão psicoacústica, visto que ao se escutar melhor, o indivíduo produzir a voz com menor pressão, consequentemente, diminuindo a pressão subglótica e a força de coalização entre as pregas vocais. Assim, além de aumentar o automonitoramento auditivo da voz e da conscientização vocal, este dispositivo pode ser um forte aliado no controle da intensidade vocal durante o uso profissional da voz, ajudando na redução tensão excessiva na musculatura extrínseca e intrínseca da laringe, no monitoramento da afinação, e no aperfeiçoamento de ornamentos vocais. Essas informações acerca da ação e dos possíveis efeitos positivos dos dispositivos são fornecidas pelas empresas que elaboraram os dispositivos, não sendo encontrado, ainda, respaldo em evidências científicas. Também são necessárias evidências que comprovem a diferença do método para outros mais simples e menos onerosos como o uso da palma da mão em formato de concha ocluindo parte da orelha, que também é usado com um raciocínio clínico semelhante na clínica vocal. Por isso, é recomendável que o uso desses dispositivos seja feito com um bom raciocínio clínico, e sua aplicabilidade e forma de uso analisada individualmente para cada paciente.

Eletroestimulação

A estimulação elétrica, ou eletroestimulação, tem sido utilizada desde a antiguidade como um recurso terapêutico para melhorar sintomas de dor e reabilitar diversas alterações neuromusculares.[49] A depender do objetivo terapêutico pretendido em cada caso, o clínico deve escolher os parâmetros físicos que compõe a corrente elétrica (frequência da corrente, largura de pulso, intensidade, e região de colocação de eletrodos de superfície para formar o campo elétrico) que promovam a excitação de nervos com consequente resposta sensitiva e/ou motora pretendida. As correntes elétricas podem proporcionar diversos efeitos, como gerar contração muscular, analgesia, melhorar propriocepção e vascularização, promover drenagem e lipólise no local da estimulação, e auxiliar no processo de cicatrização e na ativação do metabolismo celular.[50]

A estimulação elétrica pode ser considerada como dispositivo não volitivo na intervenção vocal, pois durante seu uso não é necessária a participação ativa do paciente. Entretanto, ao associar fonação ou a execução de exercícios vocais, concomitantes, a estimulação elétrica, este recurso passa a ser um dispositivo volitivo, pois a participação do paciente é acionada.

Existem diversos tipos de correntes elétricas e dentre elas encontram-se a estimulação elétrica nervosa transcutânea (TENS), a estimulação elétrica funcional (FES), a corrente RUSSA, a corrente AUSSIE, a microcorrente, a galvânica e a interferencial. A escolha da corrente elétrica que será utilizada na intervenção vocal irá depender do mecanismo de ação e dos alvos, bem como da expertise do clínico. Entretanto, nem todas elas foram objeto de estudos na área de voz. Serão ressaltadas neste capítulo a estimulação elétrica neuromuscular (EENM) e a estimulação elétrica nervosa transcutânea (TENS).

A EENM é a mais estuda nas disfonias orgânicas, cujo mecanismo de ação busca favorecer o fortalecimento dos músculos laríngeos a fim de alcançar a função vocal como alvo da reabilitação.[51-53]

O uso da EENM associada a exercícios vocais apresentou efeitos positivos nas medidas de vibração de pregas vocais e no tempo máximo de fonação de indivíduos com paresia unilateral do nervo laríngeo recorrente.[51] Associando-se tarefas de canto ao uso da EENM, houve melhora na quebra da voz, diminuição da soprosidade e melhora na extensão vocal em casos de paresia de pregas vocais.[54] A aplicação da EENM associada a exercícios vocais em idosos com arqueamento de pregas vocais provocou melhoras na tensão vocal e no fechamento glótico, diminuição da compressão supraglótica e melhora da autoavaliação.[55] Ainda com idosos, o uso da EENM associada a exercícios vocais mostrou diminuição da constrição mediana de pregas vestibulares. Também foi observado aumento dos tempos máximos de fonação, melhora da autoavaliação vocal, dos parâmetros acústicos e perceptivo-auditivos dos participantes submetidos à terapia vocal com e sem EENM.[56] Ressalta-se que todos os resultados dos estudos devem ser interpretados conforme discussão dos autores e o que se buscou investigar.

Na área da voz também é encontrada evidência científica em relação à aplicação da TENS para o tratamento de disfonias comportamentais,[57-63] uma vez que é comum a presença de tensão excessiva e de dor na musculatura laríngea e cervical. A TENS é um tipo de corrente elétrica utilizada para analgesia, por meio de liberação de endorfinas ou por mecanismo da comporta da dor. As TENS de alta (convencional) e baixa (acupuntura) frequências são as mais utilizadas para modular dores agudas e crônicas, respectivamente.

Há evidência positiva da TENS de baixa frequência nas disfonias comportamentais, isolada ou concomitante à execução de exercícios vocais, especialmente quanto à redução de sintomas e de dor musculoesquelética,[58,60,63] redução da atividade elétrica dos músculos esternocleidomastóideos[57] e aumento do limiar de dor à pressão no trapézio quando associada à terapia vocal.[63] Ao aplicar esse tipo de modalidade da corrente TENS, por 20 a 30 minutos, com eletrodos posicionados na região submandibular e no músculo trapézio, espera-se que possa atingir os alvos das funções somatossensorial e musculoesquelética. Também há efeitos na qualidade vocal (função vocal) quando sua aplicação é realizada com eletrodos posicionados na cartilagem tireóidea e associada, concomitantemente, à sonorização com exercícios vocais de vibração sonorizada de língua, tanto em disfonia comportamental[59] quanto em indivíduos vocalmente saudáveis.[64]

Apesar dos efeitos positivos, também há evidências de dor e fadiga muscular na região de aplicação.[52,54,55,65,66] Por isso é importante ter cuidado com os parâmetros físicos e o tempo de aplicação da corrente elétrica, realizar a limpeza da pele para diminuir a impedância de condução, bem como escolher o tamanho e a região adequados para adaptação do eletrodo.

O uso das correntes elétricas na prática fonoaudiológica na área de voz está respaldado na Resolução nº 543/19 do Conselho Federal de Fonoaudiologia.[67] Essa resolução permite que o fonoaudiólogo utilize a estimulação elétrica desde que ele se capacite de forma específica e adequada, apresentando certificado de curso realizado e declaração de prática supervisionada. Além disso, a Sociedade Brasileira de Fonoaudiologia também emitiu um parecer técnico sobre o uso da Eletroestimulação em Fonoaudiologia em 2020,[68] abordando aspectos com relação à legalidade, eficácia e comprovação científica da técnica. Dessa forma, é importante que o clínico embase sua prática clínica nas evidências científicas disponíveis e aprofunde seus conhecimentos para ofertar atendimento seguro, eficaz e de excelência aos seus pacientes. Além disso, são necessários mais estudos científicos com alto rigor metodológico para encontrar resultados mais robustos e replicáveis à prática clínica.

Fotobiomodulação

A fotobiomodulação (PBMT) é uma terapia que utiliza diversas formas de luz não ionizantes [*laser* de baixa potência (LLLT), *light-emitting diode* (LED) e luz de banda larga], no espectro visível e infravermelho, capazes de induzir efeitos fotobiológicos, fotofísicos e fotoquímicos em várias escalas biológicas. A energia luminosa absorvida por cromóforos intracelulares ou biomoléculas inicia uma cascata de reações moleculares que melhoram a função celular. Por consequência, observa-se um estímulo à cicatrização, à reparação tecidual, à modulação do sistema imunológico, à redução da inflamação, do edema e da dor, o que promove melhora no processo de cura do corpo.[69]

A LLLT possivelmente também melhora a função mitocondrial e atividade de enzimas antioxidantes, aumentando a síntese de adenosina trifosfato (ATP), e acelerando processos metabólicos e mudanças estruturais no músculo. Tal processo promove melhora no desempenho muscular, reduz a fadiga durante os exercícios e beneficia a reparação muscular.[70,71]

A utilização da LLLT como recurso não volitivo na clínica vocal brasileira não se deve apenas às suas propriedades anti-inflamatória, analgésica e moduladora da atividade celular. O fato de profissionais que atuam na reabilitação muscular e desempenho esportivo,[72,73] bem como estudiosos dessas áreas referirem eficácia da laserterapia de baixa potência no tratamento de distúrbios musculoesqueléticos[74,75] foi fundamental. Por ser considerada uma terapia eficaz e segura, não invasiva e que apresenta boa relação custo-benefício em áreas que já se tem comprovação científica,[69] a PBMT começou a ser utilizada na clínica fonoaudiológica, e também na área de voz, em casos de disfonias e na preparação das vozes artísticas. Da mesma forma, iniciou-se a busca científica por evidências que comprovassem sua segurança e eficácia nesses casos.

A aplicação da luz diodo com comprimento de onda vermelha (660nm) e/ou infravermelha (808 nm) e sua dose variam conforme alvo/objetivo (nervos laríngeos, músculos tireoaritenóideos, músculos cricotireóideos, palato mole e supra-hióideos). Quanto mais profundo o alvo, indica-se maior comprimento de onda. Quanto à dosagem, ela varia entre 3 J e 9 J, a depender do objetivo: para a modulação da inflamação utiliza-se dose menor, analgesia dose média e *performance* muscular dose alta. Na clínica vocal, o que se vem observando é a aplicação de forma pontual, entre 5 e 10 minutos, cujo tempo varia de acordo com o equipamento, dosagem e área, antes da realização dos exercícios vocais, semanalmente. A utilização desse recurso ocorre sem associação a tarefas de fonação, bem como sem ação do indivíduo. Dessa forma, esse dispositivo é considerado não volitivo. Seus alvos são a função musculoesquelética e vocal.

Para a utilização desse recurso, faz-se necessária a capacitação específica e adequada, seguindo as normas de biossegurança e critérios de elegibilidade, conforme a resolução 606 do Conselho Federal de Fonoaudiologia (CFFa).[76]

Ainda há uma escassez de evidências científicas sobre a segurança e a eficácia da fotobiomodulação na clínica da voz. Estudos vêm sendo realizados e espera-se que em breve seja possível ter evidências científicas específicas desse dispositivo na área de voz, bem como recomendações científicas sobre a dosagem. A utilização da LLLT na área de voz ainda hoje se baseia em estudos de outras áreas da saúde. Sua implementação deve ser minuciosamente estudada e analisada individualmente em cada caso, a partir da preparação e do conhecimento do fonoaudiólogo com formação na área, e respeitando as normas do CFFa.

Hidratação de Superfície

A hidratação de superfície das pregas vocais tem sido praticada na clínica vocal por meio da inalação de solução isotônica salina (soro fisiológico 0,9% NaCl), utilizando-se dispositivos ultrassônicos ou por rede vibratória. Esses dispositivos convertem soluções aquosas em aerossóis de partículas com dimensões minúsculas para melhor absorção em menor tempo.[77]

Há evidências de seus efeitos em indivíduos sem distúrbios vocais;[78] indivíduos com risco para patologias laríngeas ou queixas vocais[79] ou profissionais da voz, incluindo cantores[80-84] e professores.[85-87]

A utilização de solução isotônica salina (0,9% NaCl) visando a hidratação de superfície laríngea ocorre porque, comparando-se com soluções hipertônicas e hipotônicas, essa substância parece facilitar a umidificação da laringe em curto prazo (por aproximadamente 2 horas), sem alterar o equilíbrio mantido pelo sistema, e não desequilibrar as reservas de eletrólitos na região do lúmen laríngeo.[79,80]

O uso da hidratação de superfície na reabilitação vocal tem como componente de tratamento o ingrediente não volitivo, pois sua ação ocorre pela aplicação de substância tópica e não depende do exercício vocal. Porém, se associada concomitantemente a exercícios vocais passa a ter ingrediente volitivo. A função somatossensorial é o alvo do tratamento, pois, conforme descrito na literatura, tem ação no conforto à fonação com diminuição do muco viscoso e facilidade de oscilação vibratória das pregas vocais.[85-87]

Além disso, pode-se considerar como alvo a função vocal quando se pretende diminuir a pressão subglótica e supraglótica durante a fonação (e, consequentemente, a intensidade vocal), o esforço fonatório e a resistência glótica, assim como elevar o *pitch*, reduzir a fadiga vocal e melhorar a qualidade vocal pelo julgamento perceptivo-auditivo e análise acústica.[79-81,85,88,89] É válido ressaltar que tais resultados foram confirmados em estudos que envolveram a desidratação laríngea prévia à hidratação de superfície. Quando não houve a desidratação prévia, os resultados foram confrontados e não se confirmaram.[84]

Todavia, na prática clínica, relatos de facilidade e conforto à fonação, diminuição de sintomas vocais e facilidade de emissão de tons mais agudos são comuns.[86] Por esse motivo, a autoavaliação é uma importante fonte de informação sobre efeitos da hidratação de superfície.

CAPÍTULO 11 ▪ DISPOSITIVOS VOLITIVOS E NÃO VOLITIVOS UTILIZADOS NA TERAPIA... **187**

Em geral, realiza-se a nebulização com soro fisiológico concomitante à prática dos exercícios vocais durante a fonoterapia. Nos casos de voz profissional, inclui-se também durante a realização do aquecimento vocal e desaquecimento vocal. Entretanto, ela pode ser realizada isoladamente por, no mínimo, três minutos utilizando um dispositivo ultrassônico antes do uso vocal.

É importante frisar que essa prática requer o uso de equipamentos individualizados[90] e, portanto, não devem ser compartilhados. Adicionado a isso, enfatiza-se a importância da devida higienização da máscara e do compartimento de disposição do soro fisiológico após utilização.

Massageadores e Dispositivos de Vibração

A vibração é definida como uma ação oscilatória mecânica que pode facilitar ou inibir a atividade muscular quando aplicada externamente na região muscular. A vibração de alta frequência (100-300 Hz) tem como mecanismo de ação evocar resposta tônica como contração muscular, e a vibração de baixa frequência (20-50 Hz) tem como mecanismo de ação inibir a atividade muscular, facilitar a liberação da tensão muscular laríngea e perilaríngea e promover a analgesia.[91]

A terapia de vibração é um procedimento não invasivo, seja ela local ou corporal.[91,92] Ela pode ser utilizada de diferentes formas, sendo mais comuns a vibração de corpo inteiro, e a vibração local (região laríngea, perilaríngea ou pescoço) por meio de massageador, aparelho vibratório ou almofada vibratória, associadas ou não a exercícios vocais e a crioterapia.[32] Dessa forma, a terapia de vibração ou massagem pode ser considerada um ingrediente não volitivo quando utilizada de forma isolada, pois não exige ação do paciente, ou volitivo quando associada à fonação ou a exercícios vocais, que exigem a participação ativa do paciente.

A vibração de corpo inteiro é uma oscilação vertical mecânica gerada por uma plataforma vibratória. Esse procedimento pressupõe um mecanismo de ação que gera relaxamento e/ou elasticidade de todo o corpo e liberação da tensão muscular. Além disso, acredita-se que ela possa ajudar na fadiga muscular, possivelmente pela liberação da tensão muscular, e pelo aumento do fluxo sanguíneo e do metabolismo nos músculos fatigados. Dessa forma, sua ação primária é nos alvos musculoesquelético e somatossensorial, por meio da liberação da tensão muscular e sensação de relaxamento. A frequência vibracional pode ser determinada pela maior sensação vibracional no pescoço do indivíduo utilizando frequências de 8 a 15 Hz, sendo comumente em torno de 10 Hz. Nesse equipamento, 10 minutos tiveram efeitos positivos e 30 minutos resultaram em sobrecarga.[91]

O uso da vibração também pode ser associado ao da terapia vocal. Há evidências de um programa fechado denominado terapia vocal de vibração local Novafon. As vibrações mecânicas do aparelho de ondas sonoras Novafon podem ser utilizadas em uma frequência de 50 ou 100 Hz e penetram até 6 cm de profundidade no tecido. A terapia vocal de vibração local Novafon segue uma estrutura hierárquica preestabelecida de utilização da vibração local e associação à função vocal. Os exercícios vocais associados são de terapia tradicional como som nasal, vibração de lábio e vibração de língua. O equipamento de vibração é aplicado na região dos músculos perilaríngeos. Dessa forma, acrescenta-se, nesse caso, o alvo vocal, visto que há diferentes focos na função vocal. A terapia vocal de vibração local Novafon tem prescrição de 5 sessões de 45 minutos.[93] Outros vibradores locais também são utilizados na prática clínica, associados ou não à fonação, porém, ainda sem evidências científicas de segurança e efeito.

O uso de massageadores elétricos também pode ser realizado para a redução da hipertonicidade muscular na região de cintura escapular, ombros e musculatura cervical, apresentando-se como uma alternativa para os pacientes que não recebem bem massagens ou manipulações com toque manual do terapeuta.[46] Eles também podem ser utilizados posicionados na quilha da cartilagem tireóideo, associados a emissões vocais de vogal sustentada ou som nasal, para suavizar a emissão, relaxar a musculatura laríngea e aumentar a propriocepção da sonorização.[46]

Outra prática utilizada na clínica vocal é a utilização da almofada vibratória no pescoço associada à crioterapia, sem associação de exercícios, após intensa atividade vocal. Seu mecanismo de ação acrescenta também o efeito da crioterapia. Todavia ela deve ser realizada com cautela visto que não há evidências científicas, além da associação à crioterapia laríngea ter tempo determinado de aplicação e contraindicações, conforme tópico específico desse capítulo.

De modo geral, esse dispositivo tem como alvo as funções vocal, musculoesquelética e somatossensorial.

Tubos, Canudos, Máscaras

Os tubos e canudos promovem uma oclusão parcial do trato vocal que gera uma resistência ao fluxo expiratório, aumento da reatância inertiva e da contrapressão. Isso gera aumento na conservação da energia cinética que é convertida em oscilação das pregas vocais, reduzindo a pressão do limiar fonatório e a pressão transglótica. Esse fenômeno reduz a amplitude de vibração e o estresse mecânico do impacto entre as pregas vocais, resultando em economia vocal. Também ocorre a expansão do trato vocal e o aumento da interação fonte-filtro, favorecendo melhor ressonância e maior projeção vocal.[94-96] Nos tubos e canudos imersos em água há o acréscimo da resistência ao fluxo e a contrapressão, e de um componente pulsátil que está associado a interação entre pressão estática, forças de empuxo e tensão superficial envolvidas na produção de bolhas na água, que geram o efeito massagem.[38,97,98]

Seu mecanismo de ação visa melhorar a autopercepção, a projeção e a ressonância, possibilitar o efeito massagem e promover economia vocal,[94-96,99] sendo assim, seus principais alvos são a função somatossensorial, respiratória, vocal e musculoesquelética. Esses dispositivos têm sido utilizados tanto no treinamento quanto na terapia vocal, seja em indivíduos com vozes normais, ou com disfonias hiperfuncionais ou hipofuncionais. Há especificidades para cada população.[100]

Os principais parâmetros que influenciam na utilização dos tubos e canudos são: o tempo de execução do exercício, o diâmetro interno, a profundidade, quando imerso em água, o diagnóstico vocal e a experiência prévia com a execução de exercícios vocais.[100-102] Os tubos, canudos e máscaras são dispositivos volitivos, que dependem de um sopro sonorizado ou produção vocal do paciente para sua utilização. As tarefas fonatórias mais utilizadas nos tubos e canudos são a emissão de um sopro sonorizado semelhante a vogal sustentada /u/, glissandos, escalas musicais, canções, a técnica *messa di voce*, leitura de texto ou frases, fala espontânea, a técnica do *staccato*, emissão sustentada de fricativas sonoras e contagem de números. No entanto, todas essas tarefas são realizadas com a sonorização de um sopro.[100]

A máscara facial é um tipo de ETVSO que se diferencia dos demais dispositivos por permitir a execução de outras tarefas de fala e/ou canto, além do sopro sonorizado.[103-106]

CAPÍTULO 11 ▪ DISPOSITIVOS VOLITIVOS E NÃO VOLITIVOS UTILIZADOS NA TERAPIA... **189**

Ela tem sido vista como um importante dispositivo de uso clínico devido à necessidade de generalização do exercício para a fala no processo de terapia vocal.

O tempo de execução desses ETVSO apresenta efeitos positivos a partir de 1[107] minuto, sendo mais frequente o uso de 3 minutos,[107-112] de sobrecarga vocal com 10[113] minutos em indivíduos com[107-113] lesões de massa nas pregas vocais.

Com esses exercícios foram observadas melhoras na qualidade vocal pelo julgamento perceptivoauditiva[114] e análise acústica,[107] na autopercepção,[107-112,115-130] na avaliação aerodinâmica[38,102,131-135] e laríngea.[136,137]

Termoterapia

A termoterapia é uma intervenção que consiste na mudança de temperatura por aplicação de algum dispositivo com intuito de aumentar a temperatura corporal (hipertermoterapia) ou reduzi-la (crioterapia). É bastante utilizada nas intervenções da fisioterapia para recuperação de lesões, principalmente, com atletas de alta *performance*. Nas intervenções vocais, o número de estudos e a qualidade das evidências ainda são restritas.[138-140] Seu alvo principal é a função musculoesquelética.

A hipertermoterapia é a aplicação de algum dispositivo para aumento do calor corporal com fins terapêuticos. Seu principal efeito é a vasodilatação que consequentemente, aumenta a oxigenação, a eliminação de resíduos metabólicos, e o relaxamento muscular, além de diminuir a condução da dor nos nervos e a rigidez nas articulações. O uso do calor úmido é a modalidade mais aplicada. Ele parece elevar a temperatura profunda dos tecidos das pregas vocais, possivelmente, gerando vasodilatação e, consequentemente, aumentando o metabolismo tecidual, e a drenagem. Acredita-se que isso possa melhorar processo inflamatório, reduzindo a hiperemia e o edema. Com menos edema – ou seja, menos líquido do exsudato celular além de menor viscosidade e resistência ao movimento causado pelo aumento da temperatura – o movimento muco-ondulatório seria liberado.[138,139,141] A aplicação da hipertermoterapia com calor úmido por 30 minutos com vaporizador trouxe melhora de medidas acústicas, qualidade vocal, e funcionalidade laríngea em cantores com laringite aguda.[141] Não há participação ativa do paciente, por isso, ele é considerado um dispositivo não volitivo. Além disso, após a aplicação do calor é necessário ter cuidado com o uso vocal devido ao relaxamento muscular.[141]

A crioterapia, por sua vez, consiste na aplicação do frio dentro de um contexto intervencionista. Ela é utilizada para redução de edemas, alívio da dor, recuperação pós-traumática, espasticidade e relaxamento muscular. É indicada pelo seu baixo custo e facilidade de aplicação. Sua aplicação deve ser associada a um crítico raciocínio clínico respeitando as particularidades do paciente.[140,142,143] A redução da temperatura é o primeiro efeito da crioterapia no metabolismo. Ela causa vasoconstrição e diminuição da corrente sanguínea, com consequente diminuição da necessidade de oxigênio para as células. Este processo, quando aplicado em um trauma, evita a morte celular no local lesionado e na região circunvizinha (hipóxia), restringindo o edema e a resposta inflamatória. Vale ressaltar, também, que após um trauma, ocorre degeneração de partes moles, ou simplesmente a inflamação, acontecendo uma migração das células mesenquimatosas indiferenciadas, assim, criando um aglomerado de fibroblastos no local onde ocorreu o trauma. Esse aglomerado produz organelas que sintetizam colágeno. Quando há menos degradação e mais síntese, há uma formação de fibrose. O efeito analgésico por aplicação de temperatura fria acontece devido ao aumento no período refratário absoluto, lentificando a transmissão do estímulo nervoso pelas vias aferentes (via espinotalâmico lateral, responsável por emitir a sensação de dor) reduzindo a sensibilidade da dor. No sistema musculoesquelético, a aplicação da técnica reduz a ação muscular e promove relaxamento, assim, ela reduz o espaço e favorece a cinesioterapia. O resfriamento limita a condução nervosa das fibras tipo Ia e II e também inibe o neurônio motor gama, diminuindo o reflexo miotático.[140,142,143]

A crioterapia foi aplicada por meio da liberação de nitrogênio em uma das pregas vocais de 20 coelhos com lesão aguda bilateral (entre -30 a -40° C por volta de 15 a 20 segundos), enquanto a outra prega vocal de cada animal serviu como controle. Observou-se otimização do processo de cicatrização no lado em que foi aplicado a crioterapia, inibindo a produção de colágeno e aumentando a quantidade de ácido hialurônico – substância importante na cicatrização e na viscosidade tecidual das pregas vocais.[144]

Em estudos com indivíduos vocalmente saudáveis, o uso de gelo sobre a pele do pescoço mostrou melhora nos parâmetros acústicos, no julgamento perceptivo-auditivo, nos parâmetros aerodinâmicos, na autopercepção, além de redução de hiperemia e edema nas pregas vocais. Ele é indicado apenas após as *performances* vocais.[138]

A técnica pode ajudar no alívio da dor musculoesquelética na região craniocervical, sendo uma possibilidade terapêutica para o tratamento da síndrome de tensão musculoesquelética.[145,146] Seu uso pode ser associado a outras abordagens terapêuticas e após a execução de exercícios,[147] pois seu uso de forma isolada pode ser equivalente aos resultados da manipulação e massagem clínica.[148] Para a região corporal, indivíduos com menor camada adiposa obtêm resfriamento a partir de 10 minutos de aplicação, e indivíduos com maior camada adiposa a partir de 30 minutos. É importante ficar atento e analisar individualmente os efeitos da crioterapia, pois temperaturas de pele próximas a 12,5°C podem reduzir a condução nervosa em até 10% e temperaturas de pele próximas a 10°C podem apresentar um hipometabolismo em até 50%.[140,142,143]

Ultrassom

O ultrassom terapêutico (UST) é definido como uma onda sonora inaudível de alta frequência (acima de 20 kHz). Ela tem a capacidade de penetrar no tecido biológico de maneira profunda, fazendo com que este se altere por meio térmico e não térmico.[149,150]

Dentre os diversos efeitos fisiológicos da elevação da temperatura causada pelo ultrassom estão: aumento do fluxo sanguíneo, diminuição da dor e espasmo muscular, além do aumento da extensibilidade do colágeno. Quanto aos efeitos não térmicos, estão a cavitação e a aceleração da reparação tecidual.[149,151,152]

As frequências mais altas (3 MHz) são utilizadas em tecidos mais superficiais e na área estética. As frequências mais baixas (1 MHz) são utilizadas para atingir tecidos mais profundos e, portanto, na reabilitação.[153]

Na clínica de voz sua aplicação é bastante recente e se dá pela sua ação vasodilatadora que promove aumento de aporte sanguíneo, reabsorção de edema, relaxamento e analgesia, tendo como alvos a função somatossensorial, musculoesquelética e vocal. Por esses motivos vem sendo utilizado por profissionais em casos de disfonias comportamentais e também na preparação de vozes artísticas.

Trata-se de um recurso não volitivo. Sua aplicação deve ser realizada com cautela, respeitando parâmetros como tamanho do alvo, adipometria, fase do distúrbio (aguda ou crônica), frequência, modo (contínuo ou pulsátil), intensidade e tempo de aplicação.

É imprescindível estar atento à preparação da área antes e após a aplicação, e às contraindicações desse dispositivo. O profissional precisa estar devidamente capacitado para sua utilização. Além disso, não há evidências científicas quanto sua eficácia e segurança na clínica vocal e ainda não há resolução em vigência pelo CFFa que disponha sobre o uso do UST como recurso terapêutico por fonoaudiólogos.

CONCLUSÃO

Dispositivos volitivos e não volitivos vêm sendo cada vez mais utilizados para complementar a terapia e o treinamento vocal. Há especificidades na prescrição e utilização de cada tipo de dispositivo, sendo que alguns já possuem evidências externas de segurança e efeitos, e alguns ainda são utilizados apenas na prática clínica, sendo atualmente campo de estudo científico. Dessa forma, é necessário que cada dispositivo seja analisado individualmente quanto ao seu ingrediente, alvo e mecanismo de ação pelo clínico a fim de verificar sua aplicabilidade e parâmetros de utilização de acordo com as características individuais do paciente (evidências internas), as evidências externas existentes da literatura, o treinamento e a *expertise* do profissional, as preferências do paciente e as resoluções que respaldam a utilização de cada dispositivo na clínica vocal.

REFERÊNCIAS BIBLIOGRÁFICAS

1. American Speech-Language-Hearing Association (ASHA). Evidence-Based Practice (EBP) [Internet]. 2005.
2. Behlau M. Voz: O livro do especialista. Rio de Janeiro: Revinter; 2001.
3. Hazlett DE, Duffy OM, Moorhead SA. Review of the impact of voice training on the vocal quality of professional voice users: implications for vocal health and recommendations for further research. J Voice. 2011;25(2):181-91.
4. Almeida AA, Lopes LW. Reabilitação vocal; 2022.
5. Vaiano T, Badaró F. Condicionamento vocal para o cantor de alta perfomance. In: Lopes L, Moreti F, Zambon F, Vaiano T, eds. Fundamentos e atualidades em voz profissional. Rio de Janeiro: Thieme Revinter; 2021. p. 0-367.
6. Wu P, Scholp A, Cai J, et al. The Influence of voice training on vocal learners' supraglottal activities and aerodynamic evaluation. J Voice. Published online January 2022.
7. Lopes L, Moreti F, Zambon F, Vaiano T. Fundamentos e atualidades em voz profissional. Thieme Revinter Publicações Ltda; 2022.
8. Behlau M, Madazio G, Pacheco C, et al. Coaching strategies for behavioral voice therapy and training. J Voice. In press. Published online February; 2021.
9. Atará-Piraquive ÁP, Herrera-Guzmán CL, Hernández-Contreras JR, et al. Effect of a workplace vocal health promotion program and working conditions on voice functioning of college professors. J Voice. In press. Published online July 2021.
10. Batista DJ, Conceição AS. Efeitos perceptivo-auditivos de um treinamento de comunicação oral em locutores de uma rádio universitária. Distúrbios da Comunicação. 2021;33(3):557-70.
11. van Stan JH, Dijkers MP, Whyte J, et al. The rehabilitation treatment specification system: implications for improvements in research design, reporting, replication, and synthesis. Arch Phys Med Rehabilitat. 2019;100(1):146-55.
12. van Stan JH, Whyte J, Duffy JR, et al. Voice therapy according to the rehabilitation treatment specification system: expert consensus ingredients and targets. Am J Speech Lang Pathol. 2021;30(5):2169-201.
13. Patel RR, Awan SN, Barkmeier-Kraemer J, et al. Recommended protocols for instrumental assessment of voice: American Speech-Language-Hearing Association expert panel to develop a protocol for instrumental assessment of vocal function. Published online 2018.
14. Kalron A, Bar-sela S. A systematic review of the effectiveness of Kinesio Taping®-Fact or fashion? Eur J Phys Rehabil Med. 2013;49:699-709.
15. Wilhelmsen K, Szkiełkowska A, Zając-Ratajczak I. The influence of kinesiotaping on the loosening of the laryngeal muscles in hyperfunctional dysphones. Otolaryngologia Polska. 2018;72(6):1-5.

16. Kase K, Wallis J, Kase T. Cclinical therapeutic applications of the Kinesio Taping® Method. 2nd ed. Kinesio Taping Association; 2003.
17. Fancello V, Natale E, Guerzoni A, et al. Laryngeal taping as a supportive tool to relieve phonasthenia in singers: a preliminary report. J Voice. In press. Published online November 2021.
18. Atar S, Atar Y, Sari H, et al. Efficacy of Kinesiotaping on mutational falsetto: a double blind, randomized, sham-controlled trial. Journal of Voice. In press. Published online June 2021.
19. Mezzedimi C, Livi W, Spinosi MC. Kinesio Taping in dysphonic patients. J Voice. 2017;31(5):589-93.
20. Mezzedimi C, Spinosi MC, Mannino V, et al. Kinesio Taping application in dysphonic singers. J Voice. 2020;34(3):487.e11-487.e20.
21. Allen KD. EMG Biofeedback treatment of dysphonias and related voice disorders. The Journal of Speech and Language Pathology – Applied Behavior Analysis. 2007;2(2):149-57.
22. Wong AYH, Ma EPM, Yiu EML. Effects of practice variability on learning of relaxed phonation in vocally hyperfunctional speakers. J Voice. 2011;25(3):e103-e113.
23. Sime WE, Healey EC. An interdisciplinary approach to the treatment of a hyperfunctional voice disorder. Biofeedback and Self-Regulation. 1993;18(4):281-7.
24. Yiu EML, Verdolini K, Chow LPY. Electromyographic study of motor learning for a voice production task. J Speech Lang Hear Res. 2005;48(6):1254.
25. Stemple JC, Weiler E, Whitehead W, Komray R. Electromyographic biofeedback training with patients exhibiting a hyperfunctional voice disorder. Laryngoscope. 1980;90(3):471-6.
26. Watson TS, Allen SJ, Allen KD. Ventricular fold dysphonia: application of biofeedback technology to a rare voice disorder. Behavior Therapy. 1993;24(3):439-46.
27. Prosek RA, Montgomery AA, Walden BE, Schwartz DM. EMG Biofeedback in the treatment of hyperfunctional voice disorders. J Speech Hear Dis. 1978;43(3):282.
28. Andrews S, Warner J, Stewart R. EMG biofeedback and relaxation in the treatment of hyperfunctional dysphonia. Br J Disord Commun. 1986;21(3):353-69.
29. Organization WH, Allen KD, Bernstein B, Chait DH. EMG biofeedback treatment of pediatric hyperfunctional dysphonia. J Behav Ther Exp Psychiatry. 1991;22(2):97-101.
30. SBFa, Sociedade Brasileira de Fonoaudiologia. Parecer técnico sobre dispositivos e incentivadores respiratórios. SBFa. 2017.
31. Darley FL, Aronson AE, Brown JR. Clusters of deviant speech dimensions in the dysarthrias. J Speech Lang Hear Res. 1969;12(3):462-96.
32. Behlau M. ed. Voz: o livro do especialista. 2nd ed. Rio de Janeiro: Revinter; 2005.
33. NCS. NCS do Brasil; [Internet]; 2022.
34. Conto CL, Vieira CT, Fernandes KN, et al. Prática fisioterapêutica no tratamento da fibrose cística. ABCS Health Sciences. 2014;39(2):96-100.
35. Gomes JSM, Souza SB, Alcântara EC. Oscilação oral de alta frequência em pacientes ventilados mecanicamente – drug-free: revisão integrativa. ASSOBRAFIR Ciência. 2014;5(1):65-76.
36. Laukkanen AM, Horáček J, Radolf V. Buzzer versus water resistance phonation used in voice therapy. Results obtained with physical modeling. Biomedical Signal Processing and Control. 2021;66:102417.
37. Saters TL, Ribeiro VV, Siqueira LTD, et al. The Voiced Oral High-frequency Oscillation Technique's immediate effect on individuals with dysphonic and normal voices. J Voice. 2018;32(4):449-58.
38. da Silva Antonetti AE, Ribeiro VV, Moreira PAM, et al. Voiced High-frequency Oscillation and LaxVox: analysis of their immediate effects in subjects with healthy voice. J Voice. 2019;33(5):808.e7-808.e14.
39. Floro Silva RL, da Silva Antonetti AE, Ribeiro VV, et al. Voiced High-Frequency Oscillation or Lax Vox technique? immediate effects in dysphonic individuals. J Voice. 2022;36(2):290.e17-290.e24.

CAPÍTULO 11 • DISPOSITIVOS VOLITIVOS E NÃO VOLITIVOS UTILIZADOS NA TERAPIA... **193**

40. Piragibe PC, Silverio KCA, Dassie-Leite AP, et al. Comparison of the immediate effect of voiced oral high-frequency oscillation and flow phonation with resonance tube in vocally-healthy elderly women. CODAS. 2020;32(4):e20190074.
41. Antonetti AES, Ribeiro VV, Brasolotto AG, Silverio KCA. Effects of performance time of the voiced high-frequency oscillation and lax vox technique in vocally healthy subjects. J Voice. 2022;36(1):140.e29-140.e37.
42. Hencke D, Rosa CO, Antonetti AES, et al. Immediate effects of performance time of the voiced high-frequency oscillation with two types of breathing devices in vocally healthy individuals. J Voice. In press; [Internet]. 2021.
43. Saccente-Kennedy B, Amarante Andrade P, Epstein R. A pilot study assessing the therapeutic potential of a vibratory positive expiratory pressure device (acapella choice) in the treatment of voice disorders. J Voice. 2020;34(3):487.e21-487.e30.
44. Alves CE, Pt S, Santos Eng JG, et al. Laboratory evaluation of the acapella device: pressure characteristics under different conditions, and a software tool to optimize its practical use enterprises. Respiratory Care. 2009;54(11):1480-7.
45. Sapienza C. Respiratory muscle strength training – theory and practice. Plural Publishing. 2012.
46. Behlau M. Voz: o livro do especialista. 2nd ed. Rio de Janeiro: Revinter; 2005.
47. Alves MC, Mancini PC, TeixeiraLC. Journal of voice - facilite voice. MindVox - Journal of International. Elsevier; 20024.
48. Audiovoicer Monitor Vocal Retorno Auditivo - Modelo Low; [Internet]. 2020.
49. Gilman M, Gilman SL. Electrotherapy and the human voice: a literature review of the historical origins and contemporary applications. J Voice. 2008;22(2):219-31.
50. Guirro ECO, Guirro RRJ. Eletroterapia. In: Guirro ECO, Guirro RRJ, eds. Fisioterapia dermato-funcional: fundamentos, recursos, patologias. 3rd ed. Manole; 2004. p. 107-66.
51. Ptok M, Strack D. Electrical stimulation-supported voice exercises are superior to voice exercise therapy alone in patients with unilateral recurrent laryngeal nerve paresis: Results from a prospective, randomized clinical trial. Muscle and Nerve. 2008;38(2):1005-11.
52. LaGorio LA, Carnaby-Mann GD, Crary MA. Cross-system effects of dysphagia treatment on dysphonia: a case report. Cases Journal. 2008;1(1):67.
53. Frost J, Robinson HF, Hibberd J. A comparison of neuromuscular electrical stimulation and traditional therapy, versus traditional therapy in patients with longstanding dysphagia. Curr Opin Otolaryngol Head Neck Surg. 2018;26(3):167-73.
54. Guzman M, Rubin A, Cox P, et al. Neuromuscular electrical stimulation of the cricothyroid muscle in patients with suspected superior laryngeal nerve weakness. J Voice. 2014;28(2):216-25.
55. Lagorio LA, Carnaby-Mann GD, Crary MA. Treatment of vocal fold bowing using neuromuscular electrical stimulation. Arch Otolaryngol Head Neck Surg. 2010;136(4):398-403.
56. Fabbron E. A eletroestimulação como coadjuvante na terapia vocal em idosos; 2019.
57. Guirro RRJ, Bigaton DR, Silvério KCA, et al. Estimulação elétrica nervosa transcutânea em mulheres disfônicas. Pró Fono Revista de Atualização Científica. 2008;20(3):189-194.
58. Alves Silverio KC, Brasolotto AG, Siqueira LTD, et al. Effect of application of transcutaneous electrical nerve stimulation and laryngeal manual therapy in dysphonic women: Clinical trial. J Voice. 2015;29(2):200-8.
59. Santos JKO, Silvério KCA, Diniz Oliveira NFC, Gama ACC. Evaluation of electrostimulation effect in women with vocal nodules. J Voice 2016;30(6):769.e1-769.e7.
60. Conde MCM, Siqueira LTD, Vendramini JE, et al. Transcutaneous Electrical Nerve Stimulation (TENS) and Laryngeal Manual Therapy (LMT): immediate effects in women with dysphonia. J Voice. 2018;32(3):385.e17-385.e25.
61. Mansuri B, Torabinezhad F, Jamshidi AA, et al. Application of high-frequency transcutaneous electrical nerve stimulation in muscle tension dysphonia patients with the pain complaint: the immediate effect. J Voice. 2020;34(5):657-66.

62. Mansuri B, Torabinejhad F, Jamshidi AA, et al. Transcutaneous Electrical Nerve Stimulation combined with voice therapy in women with muscle tension Dysphonia. J Voice. 2020;34(3):490.e11-490.e21.
63. Siqueira LTD, Ribeiro VV, Moreira PAM, et al. Effects of transcutaneous electrical nervous stimulation (TENS) associated with vocal therapy on musculoskeletal pain of women with behavioral dysphonia: A randomized, placebo-controlled double-blind clinical trial. Journal of Communication Disorders. 2019;82:105923.
64. Fabron EMG, Petrini AS, Cardoso VM, et al. Immediate effects of tongue trills associated with transcutaneous electrical nerve stimulation (TENS). CODAS. 2017;29(3): e20150311.
65. Bidus KA, Thomas GR, Ludlow CL. Effects of adductor muscle stimulation on speech in abductor spasmodic dysphonia. Laryngoscope. 2000;110(11):1943-9.
66. Fowler LP, Gorham-Rowan M, Hapner ER. An exploratory study of voice change associated with healthy speakers after transcutaneous electrical stimulation to laryngeal muscles. J Voice. 2011;25(1):54-61.
67. CFFa, Conselho Federal de Fonoaudiologia. Resolução CFFa nº 543, de 15 de março de 2019. Dispõe sobre o uso da eletroterapia para fins fonoaudiológicos. CFFa. 2019.
68. SBFa, Sociedade Brasileira de Fonoaudiologia. Parecer SBFa 06/2020. Parecer - o uso da eletroestimulação em Fonoaudiologia. SBFa. 2020.
69. Anders JJ, Lanzafame RJ, Arany PR. Low-level light/laser therapy versus photobiomodulation therapy. Photomed Laser Surg. 2015;33(4):183-4.
70. Ferraresi C, Hamblin MR, Parizotto NA. Low-level laser (light) therapy (LLLT) on muscle tissue: performance, fatigue and repair benefited by the power of light. Photonics Lasers Med. 2012;1(4):267-86.
71. Vanin AA, Verhagen E, Barboza SD, et al. Photobiomodulation therapy for the improvement of muscular performance and reduction of muscular fatigue associated with exercise in healthy people: a systematic review and meta-analysis. Lasers Med Sci. 2018;33(1):181-214.
72. Cotler HB. The use of Low Level Laser Therapy (LLLT) for musculoskeletal pain. MOJ hopedics & Rheumatology. 2015;2(5):00068.
73. Alves VMN, Furlan RMMM, Motta AR. Immediate effects of photobiomodulation with low-level laser therapy on muscle performance: an integrative literature review. Revista CEFAC. 2019;21(4):e12019.
74. Kato MT, Kogawa EM, Santos CN, et al. TENS and low-level laser therapy in the management of temporomandibular disorders. J Appl Oral Sci. 2006;14(2):130-5.
75. Beckeman H, Beckerman H, de Bie RA, et al. The efficacy of laser therapy for musculoskeletal and skin disorders: a criteria-based meta-analysis of randomized clinical trials. Phys Ther. 1992;72(7):483-91.
76. CFFa, Conselho Federal de Fonoaudiologia. Resolução CFFa no 606, de 17 de março de 2021: Dispõe sobre o uso da terapia por fotobiomodulação como recurso terapêutico por fonoaudiólogos. CFFa. 2021.
77. CRF-RS, Conselho Regional de Farmácia do Rio Grande do Sul. Dispositivos inalatórios - orientações sobre utilização. CRF-RS: Porto Alegre; 2019.
78. Mahalingam S, Boominathan P. Effects of steam inhalation on voice quality-related acoustic measures. Laryngoscope. 2016;126(10):2305-9.
79. Tanner K, Roy N, Merrill RM, et al. Comparing nebulized water versus saline after laryngeal desiccation challenge in Sjögren's Syndrome. Laryngoscope. 2013;123(11):2787-92.
80. Tanner K, Roy N, Merrill RM, et al. Nebulized isotonic saline versus water following a laryngeal desiccation challenge in classically trained sopranos. Journal of Speech Language, and Hearing Research. 2010;53(6):1555-66.
81. Tanner K, Fujiki RB, Dromey C, et al. Laryngeal desiccation challenge and nebulized isotonic saline in healthy male singers and nonsingers: effects on acoustic, aerodynamic, and self-perceived effort and dryness measures. J Voice. 2016;30(6):670-6.
82. van Wyk L, Cloete M, Hattingh D, et al. The Effect of hydration on the voice quality of future professional vocal performers. J Voice. 2017;31(1):111.e29-111.e36.

83. Vermeulen R, van der Linde J, Abdoola S, et al. The effect of superficial hydration, with or without systemic hydration, on voice quality in future female professional singers. J Voice. 2021;35(5):728-38.
84. Pereira MCB, Onofri SMM, Spazzapan EA, et al. Immediate effect of surface laryngeal hydration associated with tongue trill technique in amateur singers. CoDAS. 2021;33(3):1-8.
85. Santana ÉR, Masson MLV, Araújo TM. The effect of surface hydration on teachers' voice quality: an intervention study. J Voice. 2017;31(3):383.e5-383.e11.
86. Santana ÉR, Araújo TM, Masson MLV. Autopercepção do efeito da hidratação direta na qualidade vocal de professores: um estudo de intervenção. Rev CEFAC. 2018;(6):761-9.
87. Masson MLV, de Araújo TM. Protective strategies against dysphonia in teachers: preliminary results comparing voice amplification and 0.9% NaCl nebulization. J Voice. 2018;32(2):257.e1-257.e10.
88. Yiu EML, Chan RMM. Effect of hydration and vocal rest on the vocal fatigue in amateur karaoke singers. J Voice. 2003;17(2):216-27.
89. Alves M, Krüger E, Pillay B, et al. The effect of hydration on voice quality in adults: a systematic review. J Voice. 2019;33(1):125.e13-125.e28.
90. Fujiki RB, Chapleau A, Sundarrajan A, et al. The interaction of surface hydration and vocal loading on voice measures. J Voice. 2017;31(2):211-7.
91. Yiu EML, Liu CCY, Chan CYP, et al. Vibrational therapies for vocal fatigue. Journal of Voice. 2021;35(1):29-39.
92. Barsties V. Latoszek B. Treatment effectiveness of novafon local vibration voice therapy for dysphonia treatment. J Voice. 2020;34(1):160.e7-160.e14.
93. Barsties V. Latoszek B. Preliminary study of Novafon local vibration voice therapy for dysphonia treatment. Logoped Phoniatr Vocol. 2020;45(1):1-9.
94. Smith SL, Titze IR. Characterization of flow-resistant tubes used for semi-occluded vocal tract voice training and therapy. J Voice. 2017;31(1):113.e1-113.e8.
95. Titze IR. Voice training and therapy with a semi-occluded vocal tract: rationale and scientific underpinnings. J Speech Lang Hear Res. 2006;49(2):448-59.
96. da Silva AR, Ghirardi AC, Reiser MR, Paul S. An exact analytical model for the relationship between flow resistance and geometric properties of tubes used in semi-occluded vocal tract exercises. J Voice. 2019;33(5):585-90.
97. Simberg S, Laine A. The resonance tube method in voice therapy: Description and practical implementations. Logopedics Phoniatrics Vocology. 2007;32(4):165-170.
98. Guzman M, Laukkanen AM, Traser L, et al. The influence of water resistance therapy on vocal fold vibration: a high-speed digital imaging study. Logopedics Phoniatrics Vocology. 2017;42(3):99-107.
99. Titze IR. Phonation threshold pressure measurement with a semi-occluded vocal tract. J Speech Lang Hear Res. 2009;52(4):1062-72.
100. Batista DJ, Silva RC, Ostolin TLVDP, et al. Mapping of water-immersed resonance tube phonation exercise prescription in adults: a scoping review. J Voice. In press. 1997(22)00162-X.
101. Guzman M, Calvache C, Romero L, et al. Do Different semi-occluded voice exercises affect vocal fold adduction differently in subjects diagnosed with hyperfunctional dysphonia? Folia Phoniatrica et Logopaedica. 2015;67(2):68-75.
102. Guzmán M, Castro C, Madrid S, et al. Air pressure and contact quotient measures during different semioccluded postures in subjects with different voice conditions. J Voice. 2016;30(6):759.e1-759.e10.
103. Awan SN, Gartner-Schmidt JL, Timmons LK, Gillespie AI. effects of a variably occluded face mask on the aerodynamic and acoustic characteristics of connected speech in patients with and without voice disorders. J Voice. 2019;33(5):809.e1-809.e10.
104. Mills R, Hays C, Al-Ramahi J, Jiang JJ. Validation and evaluation of the effects of semi-occluded face mask straw phonation therapy methods on aerodynamic parameters in comparison to traditional methods. J Voice. 2017;31(3):323-8.

105. Mills R, Hays C, Al-Ramahi J, Jiang JJ. Validation and evaluation of the effects of semi-occluded face mask straw phonation therapy methods on aerodynamic parameters in comparison to traditional methods. J Voice. 2017;31(3):323-8.
106. Gillespie AI, Fanucchi A, Gartner-Schmidt J, et al. Phonation with a variably occluded facemask: effects of task duration. Journal of Voice. 2022;36(2):183-93.
107. Antonetti AES, Ribeiro VV, Brasolotto AG, Silverio KCA. Effects of performance time of the voiced high-frequency oscillation and lax vox technique in vocally healthy subjects. J Voice. 2022; 36(1):140.e29-140.e37.
108. Antonetti AES, Ribeiro VV, Moreira PAM, et al. Voiced high-frequency oscillation and laxvox: analysis of their immediate effects in subjects with healthy voice. J Voice. 2019;33(5):808.e7-808.e14.
109. Fadel CBX, Dassie-Leite AP, Santos RS, et al. Immediate effects of the semi-occluded vocal tract exercise with LaxVox® tube in singers. CoDAS. 2016;28(5):618-24.
110. Gonçalves DMR, Odagima RKY, Vaiano TCG, et al. Immediate effect of phonation into silicone tube on gospel singers. CoDAS. 2019;31(6):1-5.
111. Bonette MC, Ribeiro VV, Xavier-Fadel CB, et al. Immediate effect of semioccluded vocal tract exercises using resonance tube phonation in water on women without vocal complaints. J Voice. 2020;34(6):962.e19-962.e25.
112. Silva RLF, Antonetti AES, Ribeiro VV, et al. Voiced high-frequency oscillation or lax vox technique? immediate effects in dysphonic individuals. J Voice. 2022;36(2): 290.e17-290.e24.
113. Echternach M, Raschka J, Kuranova L, et al. Immediate effects of water resistance therapy on patients with vocal fold mass lesions. Eur Arch Otorhinolaryngol. 2020;277(7):1995-2003.
114. LaGorio LA, Carnaby-Mann GD, Crary MA. Treatment of vocal fold bowing using neuromuscular electrical stimulation. Arch Otolaryngol Head Neck Surg. 2010;136(4):398.
115. Guzman M, Jara R, Olavarria C, et al. Efficacy of water resistance therapy in subjects diagnosed with behavioral dysphonia: a randomized controlled trial. J Voice. 2017;31(3):385.e1-385.e10.
116. Meerschman I, Van Lierde K, Ketels J, et al. Effect of three semi-occluded vocal tract therapy programmes on the phonation of patients with dysphonia: lip trill, water-resistance therapy and straw phonation. Int J Lang Commun Disord. 2019;54(1):50-61.
117. Tyrmi J, Radolf V, Horáček J, Laukkanen AM. Resonance tube or lax vox? J Voice. 2017;31(4):430-7.
118. Guzman M, Denizoglu I, Fridman D, et al. Physiologic voice rehabilitation based on water resistance therapy with connected speech in subjects with vocal fatigue. J Voice. In press. Published online February 2021.
119. Martinho DHC, Constantini AC. Immediate effects of semi-occluded vocal tract exercises in low and high voices: a self-perception study. Codas. 2020;32(5):1-7.
120. Paes SM, Zambon F, Yamasaki R, et al. Immediate effects of the finish resonance tube method on behavioral dysphonia. J Voice. 2013;27(6):717-22.
121. Terapia breve intensiva com fonação em tubo de vidro imerso em água em mulheres com e sem afecção laríngea: Ensaio clínico controlado e randomizado. Tese (Doutorado em Distúrbios da Comunicação Humana) - Universidade Federal de Santa Maria, Santa Maria, RS, Brazil, 2016. Published online. 2016. p. 217.
122. Hubner LS. Exercício de trato vocal semiocluído em disfunção velofaríngea: efeitos a curto prazo. Dissertação (Mestrado em Medicina Ciências Cirúrgicas) – Universidade Federal do Rio Grande do Sul, Porto Alegre, RS, Brazil, 2018. Published online. 2018. p. 30.
123. Lima JPM. Modificações vocais e laríngeas imediatas em mulheres após a técnica de fonação em tubo de vidro imerso em água. Dissertação (Mestrado em Distúrbios da Comunicação Humana) - Universidade Federal de Santa Maria, Santa Maria, RS, Brazil, 2013. Published online. 2013. p. 134.
124. Oliveira AG. Efeito imediato da estimulação elétrica nervosa transcutânea (TENS) associada à Lax Vox na voz, dor e atividade elétrica muscular de mulheres disfônicas: Estudo clínico,

CAPÍTULO 11 ▪ DISPOSITIVOS VOLITIVOS E NÃO VOLITIVOS UTILIZADOS NA TERAPIA... **197**

randomizado e cego. Dissertação (Mestrado em Ciências no Programa de Fonoaudiologia) - Universidade de São Paulo, Bauru, SP, Brazil, 2017. Published online. 2017. p. 220.

125. Antonetti AES, Vitor JS, Guzmán M, et al. Efficacy of a semi-occluded vocal tract exercises-therapeutic program in behavioral dysphonia: a randomized and blinded clinical trial. J Voice. In press. Published online January. 2021.

126. Guzman M, Castro C, Acevedo K, et al. How do tube diameter and vocal tract configuration affect oral pressure oscillation characteristics caused by bubbling during water resistance therapy? Journal of Voice. In press. Published online April 2020.

127. Guzman M, Acuña G, Pacheco F, et al. The impact of double source of vibration semioccluded voice exercises on objective and subjective outcomes in subjects with voice complaints. J Voice. 2018;32(6):770.e1-770.e9.

128. Devadas U, Vinod D, Maruthy S. Immediate effects of straw phonation in water exercises on parameters of vocal loading in carnatic classical singers. J Voice. In press. Published online December. 2020.

129. Wilder F, Roman y Zubeldia J. Tubo de resonancia: opción terapéutica en pa- cientes con sulcus vocalis. Revista de la Federación Argentina de Sociedades de Otorrinolaringología. 2018;(1):60-8.

130. Kaneko M, Sugiyama Y, Mukudai S, Hirano S. Effect of voice therapy using semioccluded vocal tract exercises in singers and nonsingers with dysphonia. J Voice. 2020;34(6):963.e1-963.e9.

131. Saccente-Kennedy B, Amarante Andrade P, Epstein R. A pilot study assessing the therapeutic potential of a vibratory positive expiratory pressure device (acapella choice) in the treatment of voice disorders. J Voice. 2020;34(3):487.e21-487.e30.

132. Enflo L, Sundberg J, Romedahl C, Mcallister A. Effects on vocal fold collision and phonation threshold pressure of resonance tube phonation with tube end in water. J Speech Lang Hear Res. 2013;56(5):1530-8.

133. Guzman M, Castro C, Acevedo K, et al. How do tube diameter and vocal tract configuration affect oral pressure oscillation characteristics caused by bubbling during water resistance therapy? J Voice. 2021;35(6):935.e1-935.e11.

134. Kaneko M, Sugiyama Y, Mukudai S, Hirano S. Effect of voice therapy using semioccluded vocal tract exercises in singers and nonsingers with dysphonia. J Voice. 2020;34(6):963.e1-963.e9.

135. Tyrmi J, Laukkanen AM. How Stressful Is Deep Bubbling? J Voice. 2017;31(2):262.e1-262.e6.

136. Lima JPM, Cielo CA, Scapini F. Fonação em tubo de vidro imerso em água: análise vocal perceptivoauditiva e videolaringoestroboscópica de mulheres sem afecções laríngeas, queixas ou alterações vocais. Revista CEFAC. 2015;17(6):1760-72.

137. Guzman M, Castro C, Testart A, et al. Laryngeal and pharyngeal activity during semioccluded vocal tract postures in subjects diagnosed with hyperfunctional dysphonia. J Voice. 2013;27(6):709-16.

138. Pimenta J. O quente e o frio da voz. INC Editora; 2016.

139. Furlan RMMM, Giovanardi RS, Britto ATBO, Britto DBO. The use of superficial heat for treatment of temporomandibular disorders: An integrative review. CODAS. 2015;27(2):207-12.

140. Felice T, Santana L. Recursos fisioterapêuticos (crioterapia e termoterapia) na espasticidade: revisão de literatura. Revista Neurociências. 2009;17(1):57-62.

141. Pimenta J, Macedo J, Rezende Neto AL, Moraes Marchiori LL. Sensation and repercussion of the use of humid heat in the treatment of dysphonia due to laryngitis in singers. J Voice. Published online 2022.

142. Guirro R, Abib C, Máximo C. Os efeitos da fisiológicos da crioterapia: uma revisão. Rev Fisioter. 1999;6(2):164-170.

143. Chaves MEA, Araújo AR, Brandão PF. O papel da crioterapia na inflamação e edema The role of cryotherapy in the inflammation and edema. Fisioterapia Brasil. 2008;9(2):131-6.

144. Gong T, Zhang C, Kang J, et al. The effects of cryotherapy on vocal fold healing in a rabbit model. Laryngoscope. 2019;129(4):E151-E157.

145. Page P. Cervicogenic headaches: an evidence-led approach to clinical management. Int J Sports Phys Ther. 2011;6(3):254-66.
146. Cielo C, Christmann M, Ribeiro V, et al. Síndrome de tensão musculoesquelética, musculatura laríngea extrínseca e postura corporal: considerações teóricas. Rev CEFAC. 2014;16(5):1639-49.
147. Pangarkar S, Lee PC. Conservative treatment for neck pain: medications, physical therapy, and exercise. Physical Medicine and Rehabilitation Clinics of North America. 2011;22(3):503-20.
148. Wong JJ, Shearer HM, Mior S, et al. Are manual therapies, passive physical modalities, or acupuncture effective for the management of patients with whiplash-associated disorders or neck pain and associated disorders? An update of the bone and joint decade task force on neck pain and its associated disorders by the optima collaboration. Spine Journal. 2016;16(12):1598-630.
149. Montalti CS, Souza NVCKL, Rodrigues NC, et al. Effects of low-intensity pulsed ultrasound on injured skeletal muscle. Brazilian Journal of Physical Therapy. 2013;17(4):343-50.
150. Bruning MCR, Silva DP, Anguera MG, Bertolini GRF. Ultrassom terapêutico no tratamento da lesão muscular: revisão sistemática. Revista Pesquisa em Fisioterapia. 2016;6(4).
151. Claes L, Willie B. The enhancement of bone regeneration by ultrasound. Progress in Biophysics and Molecular Biology. 2007;93(1-3):384-98.
152. Matheus J, Oliveira F, Gomide L, et al. Efeitos do ultrassom terapêutico nas propriedades mecânicas do músculo esquelético após contusão. Rev Bras Fisioter. 2008;12(3):241-7.
153. Docker M. A review of instrumentation available for therapeutic ultrasound. Physioterapy. 1987;73(4):154-5.

TREINAMENTO VOCAL EM PROFISSIONAIS DA VOZ

CAPÍTULO 12

Priscila Oliveira ▪ Denis de Jesus Batista ▪ Thays Vaiano
Glaucya Madazio ▪ Vanessa Veis Ribeiro

OBJETIVOS DE APRENDIZAGEM
- Conceituar treinamento vocal;
- Apresentar as variáveis envolvidas na elaboração de um programa de treinamento vocal e suas medidas de resultado;
- Discutir a aplicabilidade dos princípios da fisiologia do exercício no treinamento vocal;
- Relacionar o treinamento vocal aos princípios do aprendizado motor.

CONCEITOS E CONSIDERAÇÕES GERAIS
O treinamento vocal direcionado ao aprimoramento de habilidades e melhora do desempenho tem sido discutido na literatura de forma fragmentada, e com presença de inconsistências, ao longo das últimas décadas.[1,2] Essa realidade é evidenciada pelo número reduzido de estudos desenvolvidos sobre a temática, assim como pela diversidade de populações, métodos, estratégias de intervenção e medidas de resultado utilizadas, dificultando um conhecimento integral sobre as práticas mais efetivas nesse contexto.[2]

O treinamento da voz se difere da reabilitação vocal, pois seu objetivo não é direcionado ao tratamento, mas à busca de novos ajustes para uma produção vocal melhor. Embora seja indiscutível o envolvimento de questões de ordem comportamental, emocional e social na produção da voz, sabe-se que esse processo é diretamente regulado por fatores biológicos e ajustes neuromusculares que podem ser modificados ou aprimorados por meio de técnicas específicas em busca do melhor funcionamento vocal possível. Assim, o treinamento da voz deve ser centrado na funcionalidade vocal a partir da promoção de estímulos que conduzem à uma adaptação pretendida, e pode ser baseado em abordagens simples ou combinadas que contemplem a aplicação de exercícios vocais direcionados à modificação ou aprimoramento de ajustes neuromusculares.[3,4]

Os profissionais da voz são indivíduos que trabalham nos extremos do uso da voz: possuem demandas específicas, usam a voz por períodos de tempo prolongados e em uma ampla faixa de frequência e intensidade. Por isso, frequentemente, vêm sendo chamados de "atletas vocais".[5] Atualmente, diante da ampliação do tipo de demanda desses profissionais e da sua atuação cada vez mais exigente e diversificada, estudiosos buscam investigar e desenvolver programas de treinamento/habilitação vocal mais eficazes com o intuito de responder às mais variadas necessidades apresentadas.

Tradicionalmente, o treinamento vocal para profissionais da voz concentra-se, principalmente, nos aspectos de aquisição de habilidades para uma função vocal ideal. No entanto, em vista do foco recente de clínicos e pesquisadores em outros princípios vitais de treinamento de exercícios, como gerenciamento de fadiga, sobrecarga e reversibilidade, os objetivos da atuação foram ampliados para além do treinamento específico da técnica. Dessa forma, o planejamento adequado deve contemplar também estratégias de treinamento ponderadas que incluam o gerenciamento da fadiga (caracterizado por uma recuperação mais rápida e menos suscetibilidade a lesões), a manutenção do desempenho e a promoção da função vocal ideal.[5]

Na clínica vocal, essa atuação mais diferenciada decorrente das mudanças contemporâneas no cenário de atuação do profissional da voz tem exigido dos clínicos especialistas o suprimento de conceitos teóricos importantes. O profundo conhecimento sobre o tipo, a predominância e o desempenho das fibras musculares que compõem o aparato laríngeo, desenvolvimento neuromuscular, bioenergética e desempenho da musculatura laríngea e respiratória, princípios do treinamento e condicionamento muscular, aprendizado motor, entre outros, são requeridos a fim de oferecer um suporte mais consistente às intervenções propostas e permitir resultados vocais mais efetivos ao profissional atendido.[4,6]

Nessa perspectiva, é preciso compreender que os programas de treinamento vocal direcionados a esses profissionais devem considerar aptidões e necessidades de treinamento únicas que dependem de variáveis relacionadas com o desempenho ou com as características fisiológicas de cada indivíduo.[6] Isso porque as demandas vocais podem variar de forma significativa de acordo com cada um, mesmo para indivíduos pertencentes a uma mesma categoria profissional. Alguns cantores, por exemplo, podem estar susceptíveis a apresentações em grandes espaços, com relevantes desafios ambientais e acústicos, outros a *shows* mais longos com períodos demasiadamente prolongados de uso da voz, outros ao uso de uma intensidade vocal maior durante o desempenho, outros ainda a uma exigente atividade corporal associada ao canto etc. Dessa forma, ainda que as particularidades existentes sejam discretas, a construção de um programa de treinamento vocal para profissionais da voz deve considerar adaptações a partir da análise cuidadosa dessas variáveis, visando melhor resposta vocal (Fig. 12-1).

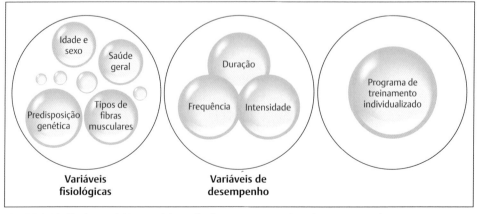

Fig. 12-1. Variáveis envolvidas na elaboração de um programa de treinamento vocal.

As variáveis fisiológicas estão relacionadas com a condição física geral do indivíduo e envolvem idade, sexo, aspectos de saúde geral, predisposição/aptidão genética e tipo de fibra muscular complementar inerente. Já as variáveis de desempenho estão relacionadas, especificamente, ao tipo de treinamento e envolvem a duração, a intensidade, a frequência e outros parâmetros de prescrição do exercício alvo. As diferenças individuais entre os profissionais devem ser enquadradas em paradigmas de treinamento em que serão desenvolvidos programas com focos distintos: potência, resistência, flexibilidade ou um misto dessas habilidades.[6]

Avaliação de Resultados no Treinamento Vocal de Profissionais da Voz

Conhecer a relação entre as variáveis fisiológicas e de desempenho em um programa de treinamento vocal contribui para a melhor manipulação dos parâmetros de treinamento e permite a obtenção de resultados mais efetivos em abordagens de aquisição ou aprimoramento de habilidades. Contudo, é preciso que o clínico responsável pelo programa de treinamento também tenha a habilidade de avaliar adequadamente os efeitos das intervenções propostas com o intuito de gerenciar melhor o programa de treinamento.

Apesar de não existir unanimidade nos estudos da área quanto à avaliação dos efeitos das intervenções, no campo do treinamento vocal observa-se certa tendência à maior utilização de medidas acústicas, aerodinâmicas e de autoavaliação vocal para mensuração dos resultados das intervenções.[7-15] A análise acústica, em especial, continua representando um recurso bastante promissor nesse contexto, especialmente em virtude da sua estreita relação com os mecanismos fisiológicos da laringe, como também pela sua ampla utilização clínica e forte desenvolvimento nas últimas décadas, com o surgimento de medidas mais robustas, como as análises não lineares e multiparamétricas.[16]

Estudos apontam que, em vozes saudáveis, o treinamento vocal contribui, principalmente, para a melhora do *jitter* e a diminuição da proporção harmônico-ruído, medidas tradicionais (lineares) que se relacionam, respectivamente, à variabilidade da frequência dos ciclos glóticos em curto prazo e à presença de ruído aditivo na emissão vocal.[8-10] Em relação às medidas aerodinâmicas, pesquisas indicam que o treinamento vocal é capaz de produzir efeitos significativos sobre o funcionamento aerodinâmico da laringe, como aumento da pressão subglótica, diminuição do fluxo transglótico e melhor eficiência aerodinâmica.[11-13] Esses achados podem indicar que as medidas aerodinâmicas são sensíveis para captar discretas mudanças vocais produzidas no treinamento de vozes saudáveis, e constituem-se medidas de resultado interessante a serem consideradas no monitoramento das intervenções.

Sabe-se que as medidas acústicas e aerodinâmicas oferecerem importantes *insights* sobre diversos aspectos da produção vocal e funcionamento laríngeo,[16] no entanto, elas devem ser consideradas desfechos substitutos na terapia/treinamento da voz, pois representam índices objetivos que apontam para hipóteses mecanicistas sobre o resultado clínico que se deseja alcançar.[17] No treinamento de profissionais da voz, avaliar os benefícios diretos na melhora do desempenho do paciente/cliente é algo imprescindível que deve ser considerado como desfecho principal a ser alcançado.

A autoavaliação vocal representa importante recurso para monitoramento de tais benefícios diretos, visto que as sensações e percepções fornecidas pelo próprio indivíduo são capazes de direcionar a seleção das melhores técnicas a serem aplicadas e o ajuste de seus parâmetros de prescrição, visando maior conforto e melhor desempenho vocal. Alguns estudos apontam que o treinamento vocal em indivíduos sem distúrbios de voz produz significativa melhora na autoavaliação vocal e redução imediata de sintomas vocais e laríngeos.[9,13,14] No entanto, ainda é evidente a necessidade de exploração e desenvolvimento de instrumentos específicos para autoavaliação vocal nesse contexto de intervenção, visto que a maioria dos instrumentos disponíveis é direcionada ao diagnóstico, ao monitoramento e ao manejo terapêutico de indivíduos com disfonia.

De forma geral, é importante destacar que a avaliação dos resultados em um programa de treinamento vocal deve estar direcionada à observação de mudanças no objetivo-alvo da intervenção proposta. Os mecanismos utilizados para mensurar tais mudanças também precisam estar alinhados a este alvo, de modo a permitir a observação dos benefícios reais obtidos com a intervenção realizada.

Por mais simples que possa parecer, a avaliação de resultados nesse contexto é algo que precisa contemplar duas perguntas básicas:

1. O que o clínico busca como resultado da intervenção?
2. O que o paciente espera como resultado da intervenção?

O sucesso ou insucesso de uma abordagem de treinamento pode ser avaliado por meio de diferentes aspectos da produção da voz, por isso, conhecer bem a queixa do paciente e definir adequadamente sua necessidade a partir da avaliação clínica auxilia na escolha da melhor proposta de intervenção e, consequentemente, do melhor método de mensuração para avaliar seu respectivo resultado. Dessa forma, em linhas gerais, deve-se priorizar a combinação de medidas de resultado relatadas pelo clínico e pelo próprio paciente.

Perspectivas Contemporâneas no Treinamento Vocal de Profissionais da Voz

É fato já amplamente discutido que os estudos no campo do treinamento vocal, especialmente em profissionais da voz, têm apresentado importantes mudanças de paradigma ao longo das últimas décadas a partir de avanços em pesquisas teóricas no âmbito nacional e internacional, mas ainda há muito que avançar. Novas pesquisas aplicadas são necessárias para melhor subsidiar clínicos em suas intervenções, e tais pesquisas precisam ser norteadas por alguns pressupostos teóricos contemporâneos, a fim de produzir resultados que direcionam uma atuação cada vez mais específica e eficaz. Assim, estudar as diferentes respostas a exercícios vocais em diversos contextos, como faixa etária, sexo e demanda vocal, além de maior atenção aos aspectos de carga, força e tempo de engajamento muscular, podem servir como ponto de partida para o desenvolvimento de outras investigações com foco no aprofundamento dos aspectos musculares básicos da fisiologia da voz.[18]

A perspectiva do treinamento vocal baseada na fisiologia do exercício vem sendo amplamente explorada nos últimos anos e aponta para a utilização de abordagens mais específicas e eficientes do ponto de vista muscular, visando ao melhor desempenho possível.[4] Considerando que alguns profissionais da voz possuem exigências funcionais semelhantes a atletas, acredita-se que os músculos da laringe também podem ser treinados, e quando esse treinamento é construído a partir de princípios do treinamento físico (sobrecarga, especificidade, individualidade e reversibilidade) é possível obter resultados importantes relacionados com a resistência à fadiga, melhora do desempenho vocal e prevenção de lesões associadas ao uso incorreto da voz ou a uma demanda vocal intensa.

Outra vertente a ser discutida é a importância da construção de um plano de treinamento direcionado à aquisição de habilidades que valorize a excelência da técnica vocal para uma função vocal ideal.[5,6] A pedagogia da voz em todos os seus campos de prática precisa incorporar essa premissa para examinar melhor suas várias possibilidades de abordagem, considerando fatores que podem ser manipulados de forma a melhorar o desempenho durante e após as sessões de treinamento. Estratégias de aprendizagem comportamental e motora podem e devem ser exploradas nesse contexto para otimizar a retenção e a generalização de habilidades direcionadas para novas situações de uso da voz além do *setting* de treinamento.[19]

Com base nessas reflexões, nesse capítulo, duas perspectivas serão exploradas para ampliar os horizontes de estudo e atuação de clínicos e pesquisadores que atuam no treinamento vocal de profissionais da voz: os princípios da fisiologia do exercício e os princípios do aprendizado motor.

PRINCÍPIOS DA FISIOLOGIA DO EXERCÍCIO APLICADOS AO TREINAMENTO VOCAL

Fisiologia do Exercício e Suas Áreas de Conhecimento

O termo fisiologia é oriundo da junção do prefixo *physis,* que é de origem grega e significa **natureza, função ou funcionamento**, com o sufixo *logos*, também de origem grega, que significa **estudo**. Dessa forma, pode-se descrever o termo fisiologia como estudo das funções dos seres vivos sadios. A fisiologia do exercício é uma subárea da fisiologia que estuda os efeitos agudos e crônicos do exercício físico sobre as estruturas e as funções dos sistemas do corpo humano, tendo como os principais temas de investigação o metabolismo energético, os sistemas cardiorrespiratório, neuromuscular, imunológico e endócrino.[20,21]

Os efeitos agudos são as respostas decorrentes da execução imediata do exercício. Essas respostas são subdivididas em respostas observadas durante o exercício (também conhecidas como *per exercício*) e respostas observadas após o exercício (também chamadas de subagudas ou pós-exercício). As respostas subagudas ou pós-exercício podem ser divididas em: respostas imediatas, que ocorreram na primeira hora ou nas duas primeiras horas após o exercício; e respostas tardias, que serão observadas ao longo de 24 horas após a execução do exercício. Os efeitos crônicos se referem às adaptações observadas após um período longo e constante de realização do treinamento físico.[21]

Alguns pesquisadores subdividem a fisiologia do exercício em duas grandes áreas de conhecimentos: a fisiologia do esporte e a fisiologia do exercício clínico. A fisiologia do esporte aplica os conceitos da fisiologia do exercício no planejamento de programas de treinamento para melhora do desempenho físico e esportivo de atletas de alta *performance*. Já a fisiologia do exercício clínico aplica os princípios da fisiologia do exercício em programas voltadas à saúde humana através da prevenção, do tratamento e do controle de doenças pela prática de exercícios físicos regulares, em especial, às doenças crônico-degenerativas.[22-24]

Não existe um modelo fisiológico na ciência do exercício que se relacione diretamente com a fisiologia da fonação, por isso, não é possível aplicar todos os conhecimentos da fisiologia do exercício a ciência da voz. É possível fazer associações à musculatura associada à produção vocal e à respiração, porém, ressalta-se que não é possível fazer interfaces direta com a ação mecânica das pregas devido às especificações da sua própria estrutura, que é constituída por um músculo recoberto por uma cobertura mucosa multilaminada.[5]

Princípios da Fisiologia do Exercício e o Treinamento Vocal

Na área de voz, os princípios da fisiologia do exercício vêm sendo mais aplicados na atuação junto a profissionais da voz. Alguns desses profissionais, em especial, os cantores de alta *performance*, são denominados de atletas da voz - uma analogia feita com base no uso intenso e na alta demanda de carga vocal em sua atuação profissional.[25] Nesses casos, a aplicação dos princípios da fisiologia do exercício pode auxiliar, de forma importante, na melhora do condicionamento vocal.

Por muito tempo a atuação da área de voz foi focada apenas na mucosa que recobre as pregas vocais e no equilíbrio da produção vocal. Há alguns anos o treinamento vocal vem trazendo a necessidade de foco também na musculatura intrínseca da laringe e na musculatura respiratória.[26] Apesar das particularidades dessa musculatura, os princípios do treinamento físico podem ser utilizados no raciocínio do treinamento da voz[27] para aprimoramento do desempenho, ou seja, a melhoria da eficiência muscular, e dos níveis de resistência e recuperação vocal.[26]

Atualmente, alguns princípios do treinamento físico vêm sendo aplicados no treinamento vocal, e os resultados têm sido promissores.[5] Os princípios da fisiologia do exercício são citados na literatura como: individualidade, especificidade, sobrecarga, progressão, adaptação e reversibilidade,[28] ou apenas individualidade, especificidade, sobrecarga e reversibilidade.[29]

Definição dos Princípios da Fisiologia do Exercício

O princípio da sobrecarga define que, para o desenvolvimento de mudanças neuromusculares que permitirão um desempenho muscular superior, o músculo precisa ser desafiado além do nível em que está acostumado, seja por meio do aumento do volume ou intensidade dos treinos.[28] Isso desencadeia uma série de mudanças metabólicas, fisiológicas e morfológicas que ocorrem, configurando o princípio da adaptação. Para melhorar o desempenho, toda vez que ocorre a adaptação muscular, é necessário aumentar a sobrecarga de forma sistemática e progressiva, sendo esse o princípio da progressão.[28] Esse aumento contínuo da carga possibilita alcançar a mudança vocal desejada.[30]

Além disso, de acordo com os princípios de especificidade e individualidade, as adaptações fisiológicas ocorrem apenas nos tecidos e órgãos específicos que são submetidos ao treinamento.[28] Isso implica dizer que o estímulo aplicado deve ser cuidadosamente selecionado visando ao resultado específico que se deseja alcançar, e que podem ser encontradas respostas diferentes frente ao mesmo estímulo de treinamento entre diferentes indivíduos.[28] Dessa forma, o treino precisa ser direcionado para o resultado esperado, envolvendo tarefas e grupos musculares específicos, e a carga de treinamento deve ser calculada de forma individual, considerando as possibilidades e respostas apresentadas por cada indivíduo.

É importante considerar ainda que o princípio da reversibilidade define que a falta do treinamento ou a redução do volume/intensidade de treino induz à reversão parcial ou total das adaptações alcançadas.[28] Dessa forma, a manutenção do treino constante, assim como o replanejamento periódico do programa de treinamento torna-se imprescindível no contexto do treinamento vocal.

Aplicação dos Princípios da Fisiologia do Exercício ao Treinamento Vocal

O treinamento direcionado à melhora do condicionamento vocal deve basear-se em um programa regular composto por exercícios que aperfeiçoam o desempenho vocal do profissional. Os resultados esperados são obtidos em longo prazo, iniciando-se a partir de 4 semanas e cujo pico é alcançado a partir de 8 semanas de execução.[26] Nessa perspectiva,

CAPÍTULO 12 • TREINAMENTO VOCAL EM PROFISSIONAIS DA VOZ

o condicionamento vocal é realizado apenas em indivíduos vocalmente saudáveis, para que seja possível explorar toda capacidade fisiológica e funcional do indivíduo.

Os músculos intrínsecos da laringe são do tipo esquelético e podem ser treinados para melhora do condicionamento vocal. Os músculos tireoaritenóideo (TA), cricoaritenóideo lateral (CAL) e o interaritenóideo são predominantemente anaeróbios, e os músculos cricotireóideo (CT) e o cricoaritenóideo posterior (CAP) são predominantemente aeróbios.[31]

Em razão das especificidades da musculatura intrínseca da laringe, os princípios da fisiologia do exercício mais utilizados na área de voz são os princípios da sobrecarga; especificidade; individualidade e reversibilidade.[26]

No treinamento vocal, inicialmente, deve-se considerar o princípio da individualidade e customizar o plano de intervenção de acordo com as habilidades e a capacidade de trabalho de cada indivíduo.[26] Deve-se, também, utilizar do princípio da especificidade por meio da escolha dos exercícios vocais adequados para o objetivo do treinamento e para a musculatura que se deseja trabalhar.

Em seguida, é preciso observar que, para que seja possível tirar o músculo da homeostase, é imprescindível o trabalho com o princípio da sobrecarga. Dentre as formas de trabalho com sobrecarga na área de voz, destaca-se a frequência, intensidade,[32-36] tempo máximo de fonação[30] e resistência ao fluxo de ar.[32] A sobrecarga faz com o que o músculo trabalhe além do desempenho em que ele está habituado, gerando adaptações que podem provocar mudanças em níveis neurais e metabólicos, nas fibras musculares e nas habilidades motoras.[5,26]

O princípio da sobrecarga pode ser trabalhado com treinamentos intervalados, que são séries repetidas de exercícios e períodos de descanso, de forma alternada.[32,35] Os intervalos de recuperação alternados com de execução permitem a otimização da execução do exercício.[32,35,37] Nesse método, a duração do esforço é inversamente proporcional à intensidade, e a energia produzida é transformada em intensidade de execução, melhorando a capacidade energética muscular.[35] Há ainda autores que recomendam o treinamento intervalado para recuperação vocal e promoção de adaptações fisiológicas, e que sugerem que diante do aumento do tempo e da frequência da utilização da voz, deve-se controlar a intensidade da voz e o fluxo aéreo.[38]

Dentro do contexto dos treinamentos vocais, o princípio de sobrecarga não é facilmente utilizado devido à dificuldade de definir a carga vocal, visto que ela pode ser considerada como um sinônimo para intensidade vocal aplicada em determinada tarefa vocal ou simplesmente a demanda vocal que um profissional foi submetido ao longo de uma jornada de trabalho.[5] A sobrecarga de um grupo muscular trabalhado está diretamente ligada à tolerância ao esforço e à fadiga desse grupo muscular específico, o que reforça a importância do trabalho cuidadoso de sobrecarga na intervenção vocal.[35]

É importante que o treino se mantenha constantemente no processo de sobrecarga-adaptação-sobrecarga, visto que se o estímulo diminuir, pode ocorrer a reversibilidade, em que o indivíduo pode reduzir seu condicionamento vocal.[28]

Com isso, é preciso compreender que o treinamento vocal pode ser realizado com dois focos: treinamento de força, cuja duração dos exercícios é curta e a intensidade é alta; e treinamento de resistência, cuja duração dos exercícios é longa e a intensidade é baixa. O treinamento de força busca aumentar o recrutamento de unidades motoras e pode ser trabalhado por meio de maior quantidade de séries de exercícios com carga elevada, que pode chegar a 90% da carga máxima suportada, e menor tempo de repetição. O treinamento de resistência busca aumentar a capacidade de suportar a fadiga e de recuperar-

-se, e pode ser trabalhado com menor quantidade de séries de exercícios e menor carga, e maior número de repetições.[26]

Apesar de a intervenção vocal em profissionais da voz comumente considerar alguns dos parâmetros supracitados, seu foco frequentemente costuma ser a qualidade vocal, visando à obtenção de resultados mais imediatos. O treinamento vocal baseado nos princípios da fisiologia do exercício vem se mostrando como importante estratégia para melhora do condicionamento vocal e melhor rendimento e desempenho desses profissionais a médio prazo, e seus resultados preliminares vêm-se mostrando promissores.[26,32]

PRINCÍPIOS DO APRENDIZADO MOTOR APLICADOS AO TREINAMENTO VOCAL

O interesse na teoria do aprendizado motor é crescente na Fonoaudiologia, na busca de tratamentos e processos mais eficazes para a aprendizagem de habilidades motoras necessárias para a comunicação humana.[39]

O aprendizado motor é um conjunto de processos relacionados à experiência e práticas que podem produzir mudanças relativamente permanentes no desempenho de uma habilidade/aptidão específica.[40] Os princípios da aprendizagem motora são amplamente utilizados na ciência esportiva para melhorar a qualidade do ensino e aprendizagem entre o técnico e o atleta. Tais construtos levam à aquisição efetiva de habilidades motoras, melhora de desempenho e independência do aprendiz.[41]

Os conceitos das teorias do aprendizado são importantes para os profissionais que trabalham com voz e comunicação, pois auxiliam na compreensão dos processos de aprendizagem das capacidades motoras necessárias, tanto em processos de habilitação quanto de reabilitação de vozes, sejam elas artísticas ou não artísticas.[39,42]

A intervenção vocal envolve a aprendizagem ou a reaprendizagem de uma habilidade motora, portanto, mudança e otimização de ajustes vocais. Dessa forma, compreender as bases do aprendizado motor proporciona ao terapeuta ou *coach* vocal otimizar o processo de aquisição de novas habilidades necessárias a um desempenho vocal saudável e eficiente.

De maneira geral, uma sessão de treinamento vocal é composta por estratégias pedagógicas – como aprendemos – e técnicas vocais ou exercícios – o que aprendemos.[43] Neste sentido, compreender alguns elementos do aprendizado motor, como *feedback* e modelagem, oferece ao fonoaudiólogo maior controle sobre o processo de habilitação e treinamento vocal.

Princípios do Aprendizado Motor

Aprendizado motor é um processo interno e, portanto, não é diretamente observável;[40] deve ser deduzido a partir de mudanças observadas no desempenho ao longo do tempo.

Os princípios do aprendizado motor são um conjunto de variáveis de formação teorizada para maximizar a aquisição, retenção e generalização dos comportamentos motores,[40] da mesma forma que se observa na terapia de voz.[36,39] Os três princípios são:

1. *Aquisição*: a execução inicial de uma habilidade por parte do aprendiz;
2. *Retenção*: a capacidade (potencial para ser capaz) do aprendiz de executar ou melhorar uma habilidade depois de curto/longo prazo sem praticar;
3. *Transferência*: a habilidade e a capacidade do aprendiz de executar uma habilidade semelhante, mas não idêntica à inicialmente praticada.[41]

CAPÍTULO 12 ▪ TREINAMENTO VOCAL EM PROFISSIONAIS DA VOZ

Existem duas fases de intervenções bem definidas nas teorias de aprendizagem moto-ra: pré-prática e a prática.[40] A fase *pré-prática* pode ser definida como a fase que antecede a realização dos exercícios ou a mudança de qualquer comportamento. O objetivo desta primeira fase é transmitir ao paciente/cliente o que deverá ser aprendido e praticado, ga-rantindo que a orientação seja bem compreendida. Essa fase visa garantir que o aprendiz esteja motivado para aprender, seja capaz de reproduzir a habilidade requerida de ma-neira eficiente e que tenha entendido a tarefa.[44] Por meio deste processo é desenvolvida uma referência de correção, permitindo que o paciente/cliente tenha automonitoramento e seja capaz de detectar e corrigir o erro.[44,45]

Em se tratando de um profissional da voz, por exemplo, com *performance* física e emocionalmente desgastante, encarando altas exigências e demandas vocais, promover autonomia é essencial para ajudar a melhorar o desempenho, desenvolver a independência artística, incentivar a aprendizagem ao longo da vida e melhorar a saúde e o bem-estar.[46]

A fase *prática* é o momento em que o aprendiz/paciente/cliente treina o que foi apren-dido, repetindo os exercícios explicados durante a pré-prática de maneira independente e consistente. Na prática individual, a nova habilidade é ensaiada de modo que seja ad-quirida, retida e generalizada nos diferentes contextos.[40,44] Essa prática pode acontecer no ambiente clínico ou não. Variáveis como quantidade de prática (número de exercícios e repetições deles), variabilidade (prática de exercícios novos ou antigos) e distribuição (como as repetições do treinamento serão distribuídas ao longo do dia ou da semana) po-dem facilitar a aprendizagem durante a prática. O foco da fase prática é garantir a eficácia da intervenção. Já a eficiência, ou seja, a velocidade com que os componentes necessários para a prática são compreendidos ou adquiridos é o objetivo principal da pré-prática.

Variáveis da Pré-Prática

A maior parte dos estudos fonoaudiológicos envolvendo os princípios do aprendizado motor foram centralizados na fase prática.[44,47] A fase pré-prática geralmente é revisitada para moldar, refinar e rever as capacidades motoras.[44,45] Embora essa fase tenha recebido pouca atenção da literatura, é o momento em que o foco está voltado para que a nova ha-bilidade seja executada com precisão e velocidade, esforço reduzido e com mínimo risco de lesão.[40,44] Este conceito é especialmente relevante no treinamento de vozes profissio-nais já que determinados ajustes podem ser difíceis de serem aprendidos, dada a natureza abstrata da produção vocal e a falta de recursos objetivos de feedback visuais, auditivos e somatossensoriais.[48]

As variáveis da pré-prática incluem motivação, informação verbal e modelagem. Ga-rantir que o cliente esteja motivado a mudar o comportamento é essencial para a apren-dizagem.[40] A motivação pode ser estabelecida transmitindo a importância e a relevância da tarefa ou definindo metas com o cliente. Muitas vezes é difícil para ele entender como determinados exercícios vocais podem impactar positivamente em seu treinamento e, portanto, é fundamental que o fonoaudiólogo o motive durante todo o processo.[39]

A informação verbal é uma ampla categoria de pré-prática e envolve tanto instruções e explicações, quanto treinamento perceptivo. Na pré-prática, o nível de habilidade do cliente geralmente é baixo, assim, é apropriado que o clínico reduza o grau de dificuldade das tarefas oferecendo pistas e suporte. Se o cliente estiver com dificuldades para atingir a tarefa alvo (p. ex., diminuir os ataques vocais em notas agudas), devido à falta de informa-ção ou pouca motivação, sugere-se aumentar a quantidade de orientações e informações oferecidas. Ele deve compreender o movimento alvo para que possa produzir com precisão

PARTE III • INTERVENÇÃO FONOAUDIOLÓGICA EM VOZ

o padrão de movimento desejado.[45] Dessa forma, instruções e explicações sobre o movimento e sensações associadas a ele podem ser necessárias durante a fase de pré-prática.[40]

A modelagem envolve demonstração do movimento alvo e pode ser tanto auditiva quanto visual. Isso permite ao cliente observar aspectos da habilidade a ser praticada que não podem ser verbalmente explicados, como os ajustes de registro e ressonância, por exemplo. Além disso, a quantidade apropriada de *feedback* orienta os indivíduos para reduzir o erro e produzir mais precisão de movimentos. A modelagem sem *feedback* atrasa o processo de aquisição e generalização.[49]

Para a aprendizagem motora, recomenda-se que as instruções sejam as menores possíveis e que os esforços estejam concentrados em fornecer *feedback* para o cliente na busca da *performance* da habilidade/comportamento desejado.[50] O *feedback* fornecido durante as tentativas iniciais de movimento na pré-prática também é essencial para garantir que o cliente esteja ciente do movimento alvo e para que o fonoaudiólogo ou *coach* vocal possa fazer ajustes antes da prática inicial. Neste momento o cliente deverá fazer algumas tentativas de atingir o movimento alvo para que se possa avaliar se ele é capaz de realizar o movimento correto.[44] Essas tentativas podem ser feitas de forma independente ou com orientação e *feedback* do clínico, a fim de incentivar a conscientização e a mudança do movimento,[39,44] lembrando que a aprendizagem por tentativa e erro não é recomendada para a voz, pois ajustes vocais hiperfuncionais e incorretos podem desencadear fonotraumas.[33]

O *feedback* frequente pode facilitar o aumento do desempenho e da aprendizagem de habilidades motoras complexas.[49] Em um contexto de treinamento vocal, o *feedback* pode ser:

- *Auditivo*: gravação e reprodução da voz do cliente/paciente;
- *Cinestésico*: sentir amplitude da caixa torácica durante a respiração ou colocar a mão sobre a laringe durante a produção de fonemas surdos e sonoros;
- *Visual*: demonstração da voz em *softwares* de análise acústica ou decibelímetros.

Geralmente condições de prática que aumentam a demanda da tarefa resultam em aumento de retenção e generalização das habilidades motoras.[51] No entanto, os clientes podem-se beneficiar de tarefas com demanda reduzida nas etapas iniciais de intervenção, ou seja, na fase de pré-prática, quando aprender inerentemente requer esforço e tem alta demanda de processamento de informações.

Na fase pré-prática, os clínicos fornecem mais instruções e orientações para seus clientes do que modelagem e *feedback*, o que se opõe às recomendações atuais.[52] Esse fato pode estar relacionado com a curta duração da sessão e com a consequente falta de tempo para permitir que o cliente descubra suas próprias soluções, ou, ainda, pode ser o resultado das necessidades específicas de clientes na fase de pré-prática da terapia de voz.

O maior desafio para o fonoaudiólogo durante a pré-prática é identificar qual o *feedback* adequado para reduzir o esforço associado à tarefa e orientar o cliente para alcançar o objetivo de maneira mais eficiente. De maneira geral, é importante reforçar que instruções mais curtas e simples podem auxiliar no processo de aprendizagem de qualquer habilidade motora.[45]

Foco de Atenção

No campo da aprendizagem motora, o foco de atenção, ou seja, onde o cliente deve colocar a sua atenção durante a aprendizagem ou a *performance*, é um aspecto relevante, mas possivelmente negligenciado na área de voz. O foco de atenção externo, ou seja, concentra-

CAPÍTULO 12 • TREINAMENTO VOCAL EM PROFISSIONAIS DA VOZ

do no efeito de um movimento, leva ao desenvolvimento de competências mais eficientes e desempenho superior quando comparado com o foco de atenção interno, concentrado no movimento corporal em si,[53,54] tanto no cenário de reabilitação como de *performance*.

Pesquisas recentes na área artística têm apontado para efeitos positivos do foco de atenção externo. Esse tipo de foco parece gerar melhorias na expressão musical e precisão técnica[55,56] e na qualidade vocal de cantores.

O excesso de foco de atenção interno parece inibir o sistema motor, dificultando a generalização, ou seja, a automaticidade; por outro lado, o foco de atenção externo promove processos de controle automático que levam a movimentos mais fluentes e regulares, associados a um desempenho de alto nível.[57] Além disso, pode ajudar, por exemplo, na resistência dos artistas aos efeitos prejudiciais da *performance* sob pressão.[58]

Vale ressaltar que clientes principiantes podem se beneficiar de instruções de foco de atenção interno. Da mesma forma, profissionais de elite utilizam-se de foco interno no refinamento de competências profundamente automatizadas,[59] embora seja necessária uma investigação científica mais rigorosa[60] para confirmar o impacto do enfoque atencional no aperfeiçoamento de competências.

Também pode haver situações em que o estilo de aprendizagem individual desempenhe um papel importante na identificação do foco de atenção optimal, por exemplo, quando há uma predisposição ao aprendizado com controle consciente.

Independentemente de o foco ser interno ou externo, quando ele é familiar ou conhecido, ele também melhora o desempenho, apontando para a noção de que o foco eficiente pode ser aquele que tem sido utilizado e praticado ao máximo.[61]

Mesmo com essas evidências, alguns estudos sugerem que talvez ambos os focos podem ser benéficos e, ainda, que o foco de atenção ideal pode ser tarefa-dependente.[62,63]

Curiosamente, o primeiro estudo realizado com cantores[60] sugeriu que esses profissionais, nas aulas de canto, provavelmente são instruídos a usar o foco interno, como por exemplo, "respire com o diafragma," e o foco de atenção externo, "sensação de embaçamento de um espelho", uma vez que não houve diferença entre ambos. Provavelmente, professores de canto, sem conhecimento prévio sobre a questão dos benefícios do foco externo na área esportiva, tendem a utilizar mais informações e dar *feedback* voltado para o foco de atenção interno. Até que novos estudos sejam realizados comparando as vantagens e os resultados de se utilizar os diferentes focos de atenção com cantores, é aconselhável que os professores de voz continuem a utilizar informações que abordem ambos os focos na formação e no desenvolvimento da voz.

O foco de atenção é exigido também durante a instrução, modelagem e aquisição de uma nova habilidade motora. Cabe ao fonoaudiólogo entender seu cliente e usar, conscientemente, as melhores estratégias para atingir o resultado esperado.

CONSIDERAÇÕES FINAIS

A atuação fonoaudiológica na área de treinamento vocal vem se modificando nos últimos tempos e trazendo importantes avanços no atendimento de indivíduos vocalmente saudáveis que buscam melhorar seu desempenho e *performance* vocal, especialmente os profissionais da voz. Os princípios da fisiologia do exercício e do aprendizado motor são promissores e podem contribuir para o aprimoramento da prática do treinamento vocal. Nesse contexto, os fonoaudiólogos que trabalham junto a esse público devem expandir seus conhecimentos a fim de integrar os princípios da fisiologia do exercício na criação de programas de treinamento vocal, combinando-os habilmente com os princípios do aprendizado motor para uma estruturação mais eficaz. Incorporar tais conhecimentos transdisciplinares à nossa atuação é necessário para melhorar a assistência, o acompanhamento e o atendimento às exigências dos profissionais da voz da atualidade.

REFERÊNCIAS BIBLIOGRÁFICAS

1. Behlau M, Moreti F, Pecoraro G. Condicionamento vocal individualizado para profissionais da voz cantada - relato de casos. Revista CEFAC. 2014;16(5):1713-22.
2. De Bodt M, Patteeuw T, Versele A. Temporal variables in voice therapy. J Voice. 2015;29(5):611-7.
3. Behlau M, Azevedo R, Pontes P. Aperfeiçoamento vocal e tratamento fonoaudiológico das disfonias. In: Behlau M, ed. Voz: o livro do especialista. Rio de Janeiro: Revinter; 2005;2(1):474.
4. Vaiano T, Badaró F. Fisiologia do exercício na clínica vocal. In: Lopes L, Moreti F, Ribeiro L, Pereira E, eds. Fundamentos e atualidades em voz clínica. Rio de Janeiro: Revinte; 2019;1(1).
5. Sandage MJ, Hoch M. Exercise physiology: perspective for vocal training CARE OF THE PROFESSIONAL VOICE. Journal of Singing. 2018;74(4):419-25.
6. Johnson AM, Sandage MJ. Exercise science and the vocalist. J Voice. 2021;35(3):376-85.
7. Wu P, Scholp A, Cai J, et al. The influence of voice training on vocal learners' supraglottal activities and aerodynamic evaluation. Journal of Voice. Published online January 2022.
8. Meerschman I, Bettens K, Dejagere S, et al. Effect of two isolated vocal-facilitating techniques chant talk and pitch inflections on the phonation of female speech-language pathology students: a pilot study. J Voice. 2016;30(6):771.e17-771.e25.
9. Meerschman I, D'haeseleer E, De Cock E, et al. Effectiveness of chewing technique on the phonation of female speech-language pathology students: a pilot study. J Voice. 2016;30(5):574-8.
10. McHenry M, Johnson J, Foshea B. the effect of specific versus combined warm-up strategies on the voice. J Voice. 2009;23(5):572-6.
11. Kang J, Xue C, Piotrowski D, et al. Lingering effects of straw phonation exercises on aerodynamic, electroglottographic, and acoustic parameters. J Voice. 2019;33(5):810.e5-810.e11.
12. Cielo CA, Lima JPM, Christmann MK, Brum R. Exercícios de trato vocal semiocluído: revisão de literatura. Revista CEFAC. 2013;15(6):1679-89.
13. Portillo MP, Rojas S, Guzman M, Quezada C. Comparison of effects produced by physiological versus traditional vocal warm-up in contemporary commercial music singers. Journal of Voice. 2018;32(2):200-8.
14. Silva AAE, Ribeiro VV, Moreira PAM, et al. Voiced High-frequency Oscillation and laxvox: analysis of their immediate effects in subjects with healthy voice. J Voice. 2019;33(5):808.e7-808.e14.
15. Oliveira P, Ribeiro VV, Florêncio DSF, et al. Vocal training in healthy individuals: a scoping review. Journal of Voice. Published online. 2022.
16. Behlau MAA, Amorim G. et al. Reduzindo o GAP entre a ciência e a clínica: lições da academia e da prática profissional – parte A: julgamento perceptivo-auditivo da qualidade vocal, análise acústica do sinal vocal e autoavaliação em voz. Codas. 2022;34(5).
17. Santos JF, Santos RS, Costa AMA. Tipos de desfechos em pesquisa: qual a sua importância? Revista Brasileira de Fisiologia do Exercício. 2021;19(4):267-9.
18. Sandage MJ, Smith AG. Muscle bioenergetic considerations for intrinsic laryngeal skeletal muscle physiology. Journal of Speech, Language, and Hearing Research. 2017;60(5):1254-63.
19. Manes J, Robin DA. A motor learning perspective for optimizing intervention intensity. Int J Speech Lang Pathol. 2012;14(5):447-50.
20. Plowman S, Smith D. Fisiologia do exercício para saúde, aptidão e desempenho. Vol 1. Rio de Janeiro: Guanabara Koogan; 2009.
21. Forjaz C, Tricoli V. A fisiologia em educação física e esporte. Rev Bras Educ Fis Esporte. 2011;25(spe):7-13.

CAPÍTULO 12 • TREINAMENTO VOCAL EM PROFISSIONAIS DA VOZ

22. Pate RR, Durstine JL. Exercise physiology and its role in clinical sports medicine. South Med J. 2004;97(9):881-5.
23. Kenney WL, Wilmore JH, Costill DL. Physiology of sport and exercise. Vol 1. 7th ed. Human Kinetics; 2019.
24. EhrmanJ, Gordon P, Visich P, Keteyian S. Clinical Exercise Physiology. Vol 1. Human Kinetics; 2009.
25. García-López I, Gavilán Bouzas J. [The singing voice]. Acta Otorrinolaringol Esp. 2010;61(6):441-51.
26. Vaiano T, Badaró F. Condicionamento vocal para o cantor de alta perfomance. In: Lopes L, Moreti F, Zambon F, Vaiano T, eds. Fundamentos e atualidades em voz profissional. Vol 1. Rio de Janeiro: Thieme Revinter;. 2021. p. 0-367.
27. Paes SM, Behlau M. Dosage dependent effect of high-resistance straw exercise in dysphonic and non-dysphonic women. Codas. 2017;29(1):e20160048.
28. Maglischo EW. Nadando o mais rápido possível. Barueri; 2010;1(3).
29. brooks ga, fahey td, baldwin km. exercise physiology: Human Bioenergetics and Its Applications. McGraw-Hill Education. 2004;1(4).
30. abron EMG, Silvério KCA, Berretin-Felix G, et al. Voice therapy for the elderly with progression of intensity, frequency, and phonation time: case reports. Codas. 2018;30(6):e20170224.
31. Sataloff R. Clinical anatomy and physiology of the voice. In: Sataloff R, ed. Professional voice: the science and art of clinical care. Singular Publishing Group; 1997. p. 111-30.
32. Batista DJ, Silva RC, Ostolin TLVDP, et al. Mapping of the execution of resonance tubes phonation immersed in water exercise in adults: a scoping review. Journal of Voice. Published online July 2022.
33. Ramig LO, Verdolini K. Treatment efficacy. Speech Lang Hear Res. 1998;41(1).
34. Ziegler A, Dastolfo C, Hersan R, et al. Perceptions of voice therapy from patients diagnosed With Primary Muscle Tension Dysphonia and Benign Mid-Membranous Vocal Fold Lesions. J Voice. 2014;28(6):742-52.
35. Silva DP. Proposta de periodização do treinamento vocal com técnica de vibração sonorizada de língua. Dissertação de Mestrado; 2016.
36. temple JC, Lee L, D'Amico B, Pickup B. Efficacy of vocal function exercises as a method of improving voice production. J Voice. 1994;8(3):271-8.
37. Fox E, Bowers R, Merle L. Bases fisiológicos da educação física e dos desportos. Rio de Janeiro: Guanabara Koogan; 1992.
38. Schneider CM, Dennehy CA, Saxon KG. Exercise physiology principles applied to vocal performance: The improvement of postural alignment. J Voice. 1997;11(3):332-7.
39. Madill C, McIlwaine A, Russell R, et al. Classifying and identifying motor learning behaviors in voice-therapy clinician-client interactions: a proposed motor learning classification framework. J Voice. 2020;34(5):806.e19-806.e31.
40. Schmidt R, Lee T. Motor control and learning: a behavioural emphasis. Human Kinetics. 2005.
41. Sherwood DE, Lee TD. Schema theory: critical review and implications for the role of cognition in a new theory of motor learning. Res Q Exerc Sport. 2003;74(4):376-82.
42. Crocco L, McCabe P, Madill C. Principles of motor learning in classical singing teaching. J Voice. 2020;34(4):567-81.
43. Mathieson L. Greene and mathieson's the voice and its disorders. 6th ed. Wiley and Sons Ltd.; 2001.
44. Maas E, Robin DA, Austermann Hula SN, et al. Principles of motor learning in treatment of motor speech disorders. Am J Speech Lang Pathol. 2008;17(3):277-98.
45. Hodges NJ, Franks IM. Modelling coaching practice: the role of instruction and demonstration. J Sports Sci. 2002;20(10):793-811.
46. Gaunt H. One-to-one tuition in a conservatoire: the perceptions of instrumental and vocal teachers. Psychol Music. 2008;36(2):215-45.
47. Bislick LP, Weir PC, Spencer K, et al. Do principles of motor learning enhance retention and transfer of speech skills? A systematic review. Aphasiology. 2012;26(5):709-28.

48. Swinnen SP. Information feedback for motor skill learning: a review advances in motor learning and control. In: Zelaznik H, ed. Advances in motor learning and control. Vol 37. Human Kinetics; 1996.
49. Look C, McCabe P, Heard R, Madill CJ. Show and Tell: Video modeling and instruction without feedback improves performance but is not sufficient for retention of a complex voice motor skill. J Voice. 2019;33(2):239-49.
50. Williams AM, Hodges NJ. Practice, instruction and skill acquisition in soccer: Challenging tradition. J Sports Sci. 2005;23(6):637-50.
51. Guadagnoli MA, Lee TD. Challenge point: a framework for conceptualizing the effects of various practice conditions in motor learning. J Mot Behav. 2004;36(2):212-24.
52. Russell R, McCabe P, Heard R, et al. Identifying Clinical Behaviors Using the Motor Learning Classification Framework: A Pilot Study. J Voice. 2023;37(2):290.e17-290.e24.
53. Wulf G, Lewthwaite R. Optimizing performance through intrinsic motivation and attention for learning: The OPTIMAL theory of motor learning. Psychon Bull Rev. 2016;23(5):1382-414.
54. Wulf G. Attentional focus and motor learning: a review of 15 years. Int Rev Sport Exerc Psychol. 2013;6(1):77-104.
55. Mornell A, Wulf G. Adopting an external focus of attention enhances musical performance. Journal of Research in Music Education. 2019;66(4):375-91.
56. Atkins RL. Focus of attention in singing: expert listeners' descriptions of change in trained singers' tone quality. I IJ JR RCS CS International Journal of Research in Choral Singing. 2018;6.
57. Wulf G, McNevin N, Shea CH. The automaticity of complex motor skill learning as a function of attentional focus. The Quarterly Journal of Experimental Psychology Section A. 2001;54(4):1143-54.
58. Ong NT, Bowcock A, Hodges NJ. Manipulations to the timing and type of instructions to examine motor skill performance under pressure. Front Psychol. 2010;1.
59. Carson HJ, Collins D, Jones B. A case study of technical change and rehabilitation: Intervention design and interdisciplinary team interaction. Int J Sport Psychol. 2014;45(1):57-78.
60. Treinkman M. Focus of attention in voice training. Journal of Voice. 2022;36(5):733.e1-733.e8.
61. Maurer H, Munzert J. Influence of attentional focus on skilled motor performance: Performance decrement under unfamiliar focus conditions. Hum Mov Sci. 2013;32(4):730-40.
62. Bruin ED, Swanenburg J, Betschon E, Murer K. A randomised controlled trial investigating motor skill training as a function of attentional focus in old age. BMC Geriatr. 2009;9(1):15.
63. Worms JLAM, Stins JF, van Wegen EEH, et al. Influence of focus of attention, reinvestment and fall history on elderly gait stability. Physiol Rep. 2017;5(1):e13061.

VOZ E COMUNICAÇÃO: ANÁLISE DE AÇÕES EM GRUPO DE PROFISSIONAIS DA VOZ

CAPÍTULO 13

Maria Fabiana Bonfim de Lima-Silva
Ana Carolina de Assis Moura Ghirardi
Anna Alice Almeida ▪ Patrícia Brianne da Costa Penha
Joana Domitila Ferraz Silva ▪ Léslie Piccolotto Ferreira

OBJETIVOS DE APRENDIZAGEM

- Conhecer o contexto histórico e os principais conceitos relacionados às ações fonoaudiológicas realizadas em grupos;
- Descrever os principais instrumentos e estratégias utilizados nessas práticas;
- Compreender como essas ações vêm sendo colocadas em prática em diferentes realidades;
- Identificar as diferenças entre as práticas de promoção de saúde e prevenção de alteração vocal e ações de caráter terapêutico;
- Implementar ações fonoaudiológicas coerentes com as demandas da sua realidade profissional, com a finalidade de refletir sobre o potencial da ação em grupo como uma estratégia de intervenção fonoaudiológica.

INTRODUÇÃO

As ações em grupo, que registram a presença de profissionais da voz no papel de participantes, seja para trabalhar as questões da voz seja da comunicação, estão cada vez mais presentes no dia a dia do fonoaudiólogo. Mas nem sempre foi assim. Dessa forma, optamos por iniciar este capítulo trazendo um breve resgate histórico sobre a temática e, a seguir, apresentar alguns conceitos que possam subsidiar as diferentes ações a serem realizadas em grupo, desenvolvidas pelo fonoaudiólogo.

Na sequência, por meio de uma revisão de literatura, apresentamos o que tem sido publicado por pesquisadores nacionais e internacionais sobre essa temática e, por fim, elencamos algumas considerações que a nosso ver são importantes para alertar aqueles que pretendem mergulhar nesse universo.

Percurso Histórico sobre as Ações em Grupo de Profissionais da Voz

Nos primórdios da Fonoaudiologia, a maioria dos profissionais que se dedicavam às questões da voz atendia apenas aos distúrbios vocais, de forma individual e em consultórios particulares.[1] Resumindo, o foco estava voltado para a doença, de um único paciente e para uma classe socialmente mais privilegiada.

Pouca, ou diríamos nenhuma, atenção era dada à relevância da atuação do profissional na vertente de estimular a saúde entre as pessoas, nem de socializar a possibilidade de atendimento. É importante destacar que se esse era o cenário na Fonoaudiologia, também estava presente em outras áreas da saúde.

O ano de 1974 foi um marco importante na direção de consolidar ações de promoção da saúde, quando no Canadá foi lançado um documento que influenciou várias políticas sanitárias em diferentes países e, consequentemente, também no Brasil. A ampliação do debate sobre a saúde, defendido na ocasião, trouxe reforços à ideia da promoção da saúde como estratégica e complexa.[2]

Na sequência, em 1986, a definição de promoção da saúde, referendada na I Conferência Internacional de Promoção da Saúde, ocorrida também no Canadá (Ottawa), se refere ao "processo de capacitação da comunidade para atuar na melhoria de sua qualidade de vida e saúde, incluindo uma maior participação no controle deste processo."[3] Assim, o incentivo à autonomia é o eixo principal para garantir condições dignas de vida e possibilitar que indivíduos e coletivos ampliem o domínio sobre sua saúde.

No Brasil, isso começa a ser marcado a partir da implantação do Sistema Único de Saúde (SUS), no ano de 1988, principalmente na Política Nacional de Promoção da Saúde (PNPS), que, ao se propor transversal, destaca a ampliação de autonomia de indivíduos e coletividades como um de seus objetivos.[4]

Apesar de todos os esforços, principalmente os realizados pela Organização Mundial da Saúde (OMS), no sentido de ampliar o conceito de saúde para além da simples ausência de doença e questionar frequentemente as práticas clínicas em saúde, pode-se dizer que o panorama nos dias de hoje é outro, mas ainda muito aquém do que se pretende.

Nessa direção, retomando a questão da Fonoaudiologia, principalmente na área de voz, pode-se dizer que os primeiros passos foram dados na direção de colocar em prática ações mais voltadas à prevenção ao distúrbio de voz do que à promoção da saúde.

Desde o início, dentre os chamados profissionais da voz, o professor era aquele que mais procurava o fonoaudiólogo para atendimento, não porque tivesse conhecimento da importância dessa ação, mas por ser em número muito grande de trabalhadores no país, fato ainda constatado, pois no último relatório do INEP foram registrados 2.189.005 docentes no ensino básico brasileiro, sendo que 63% desses atuam no ensino fundamental.[5] Assim, mesmo que poucos procurassem o fonoaudiólogo quando se viam quase sem voz, ainda se constituíam em número alto, quando comparados aos demais trabalhadores, denominados profissionais da voz.

A primeira proposta de que se tem registro, apresentada por Pinto e Fürck,[6] foi a de oferecer a professores da rede municipal de ensino de São Paulo um trabalho em grupo, com o intuito de prevenir o distúrbio de voz, mas ao mesmo tempo com características terapêuticas. Essa proposta foi denominada Saúde Vocal do Professor.

As autoras[6] relatam que, por meio de palestras, a iniciativa contou com a participação de 1.060 professores, divididos em grupos de até 100, e teve por objetivo diminuir a ocorrência de alterações vocais. Foram realizados treinamentos com conteúdos teórico e prático quanto ao adequado uso profissional da voz e há o registro de que cerca de 80% dos professores referiram apresentar, ao final, melhor coordenação pneumofonoarticulatória, falar mais calmamente, sem esforço e sem gritar, assim como tiveram reduzidos os sintomas de rouquidão, dores no pescoço e na nuca. Essa proposta se tornou um marco, a partir do qual outras foram se constituindo, em todo o país, incorporando inclusive a terminologia saúde vocal.

Esse termo começou a ser utilizado em oposição à higiene vocal, terminologia predominantemente utilizada até então. A proposta é uma mudança no olhar das ações fonoaudiológicas voltadas à voz, uma vez que incorpora a noção de que é possível e necessário adotar cuidados que visem a uma voz mais sadia, e não apenas a imposição de normas gerais para prevenir a instalação de distúrbios vocais. Na perspectiva da saúde vocal, a promoção de saúde entra em foco, uma vez que a voz passa a ser compreendida em relação à saúde geral das pessoas.[7]

A nosso ver, uma ação importante alavancou a preocupação do fonoaudiólogo na vertente da promoção da saúde e prevenção do distúrbio de voz, com foco na educação em saúde: a implementação de campanhas para a comemoração do Dia da Voz, hoje reconhecido mundialmente como Dia Mundial da Voz. Iniciadas, em 1999, pela extinta Sociedade Brasileira de Laringologia e Voz, as campanhas tinham como primeiro objetivo alertar a população para os fatores que predispõem ao câncer de laringe. Desde 2002, ao serem incentivadas pela Sociedade Brasileira de Fonoaudiologia, diferentes Campanhas que acontecem em todo nosso país, organizadas por cursos de graduação em Fonoaudiologia, conselhos federal e regionais, serviços de saúde entre outros, divulgados nas mídias sociais, têm ampliado cada vez mais a vertente de sensibilizar a população quanto aos cuidados com a voz e apresentar recursos disponíveis para o tratamento dos problemas vocais.[8,9]

Em análise de reportagens televisionadas sobre o Dia Mundial da Voz veiculadas por uma emissora de televisão brasileira, Dornelas et al.[10] alertam que a maioria dos entrevistados aborda questões voltadas a doenças, chamando atenção para hábitos prejudiciais à voz, ou seja, numa visão mais voltada ainda para questões de prevenção ao distúrbio de voz.

Assim, a experiência do fonoaudiólogo em trabalhar com grupos aos poucos começou a surgir, mas com especial destaque a ações de promoção de saúde e de prevenção ao distúrbio de voz e menos em contextos terapêuticos. Os resultados positivos desse tipo de intervenção se relacionam à própria dinâmica grupal, que possibilita a troca de experiência entre os participantes, fato que evidencia ser essa uma estratégia potente para o tratamento do distúrbio de voz.[11-13]

Cabe aqui menção especial ao Programa de Voz oferecido pela Seção Técnica de Fonoaudiologia do Hospital do Servidor Público Municipal de São Paulo (HSPM), que, desde 1980, oferece atendimento terapêutico em grupo, principalmente a professores da Educação Infantil e Ensino Fundamental da rede municipal de ensino.[14]

Se no início a proposta desse Programa de Voz era dar conta da demanda de fila de espera do HSPM, aos poucos o olhar dos fonoaudiólogos envolvidos percebeu que essa modalidade de atendimento – grupo – era um importante espaço terapêutico e que apenas eliminar os sintomas vocais, sem propiciar uma discussão sobre os fatores adversos presentes no ambiente e na organização do trabalho, não era suficiente para sanar as queixas dos professores.[14]

Muitas experiências de ações, de promoção à saúde e prevenção e tratamento ao distúrbio de voz, realizadas em grupo por diferentes fonoaudiólogos que, em sua maioria, dividiram seu saber com outros profissionais de saúde (médicos, psicólogos, fisioterapeutas etc.), estão registradas em fontes bibliográficas que podem inspirar aqueles que se iniciam nesse fazer.[15-17] Nesses estudos e em outros, há relatos de abordagens com diversos profissionais da voz (professor, ator, cantor, telejornalista, teleoperador entre outros) e é possível entender a necessidade de adequar cada proposta planejada segundo as especificidades do cotidiano e local de trabalho de cada grupo.

Definindo Conceitos

Neste momento acreditamos que, de forma breve, alguns conceitos devem ser explicitados para que na sequência seja possível melhor entendimento da revisão da literatura a ser apresentada. Destacamos, entre outros, educação em saúde, promoção e proteção à saúde e prevenção e tratamento da doença, além de ações de aperfeiçoamento.

A partir disso, uma reflexão sobre alguns termos utilizados quando planejadas ações em grupo também se faz necessária, a saber, cursos e palestras, oficinas, treinamento e programa, que dizem respeito à forma de colocar em prática os conceitos a seguir (Quadro 13-1).[9,18-32]

Quadro 13-1. Descrição dos conceitos relacionados às ações fonoaudiológicas

Educação em saúde	Conceito situado na interface entre as áreas da educação e da saúde, visa à formação do pensamento crítico em relação aos problemas de saúde de um indivíduo ou de uma comunidade. O objetivo é que a reflexão acerca dos fatores que interferem no desenvolvimento de agravos específicos leve à organização social na busca de alternativas e soluções, visando à saúde da comunidade como um todo além da individual, o que caracteriza esta prática social como uma ação de saúde coletiva. Atualmente, a educação em saúde é considerada um dos principais alicerces para que haja promoção de saúde e, também, para que a prevenção de doenças se torne mais eficiente[9]
Promoção à saúde	Trata-se de um processo que possibilita dar condições ao sujeito de melhorar e controlar sua saúde. O conceito de saúde é aqui entendido como o estado de completos bem-estares físico, mental e social e não apenas ausência de doença. Dessa forma um indivíduo, sozinho ou em grupo, deve ser capaz de identificar aspirações, satisfazer necessidades e mudar ou lidar com seu ambiente. Quando se estabelece uma política de promoção de saúde é necessário envolver abordagens diversas e complementares, levando em conta as diferenças sociais, culturais e econômicas de cada região.[18] Esse conceito estabelece um modelo participativo de saúde, que vai na direção contrária daquele que focaliza a intervenção, agindo sobre a doença,[19] e cabe ao fonoaudiólogo realizar programas de educação em saúde e de educação ambiental[20]
Proteção à saúde	Esse termo ainda é pouco utilizado dentre as ações fonoaudiológicas referentes ao trabalho com a voz ou comunicação dos profissionais da voz, e sua definição – ação para garantir segurança e vigilância nas áreas afetadas, bem como ajudar a reduzir a perda de vidas[18] – mostra-se pertinente quando se trata da atuação com profissionais, como, por exemplo os professores, cujas pesquisas comprovam a ocorrência alta de distúrbio de voz.[21-23] A leitura do protocolo Distúrbio de Voz Relacionado ao Trabalho[24] conduz à evidência de que alguns trabalhadores estão imersos em contexto adverso de trabalho e consequentemente suscetíveis à presença do distúrbio de voz, sendo necessário mais do que prevenir essa doença, proteger o trabalhador da mesma[25]

(Continua.)

CAPÍTULO 13 • VOZ E COMUNICAÇÃO **217**

Quadro 13-1. *(Cont.)* Descrição dos conceitos relacionados às ações fonoaudiológicas

Prevenção de doenças	Trata-se de um conjunto de ações com o objetivo de erradicar, eliminar ou reduzir o impacto de determinada doença ou incapacidade numa determinada população. Pode ser ainda ampliada no sentido de planejar medidas para conter a dispersão de uma dada doença.[18] Dessa forma, as ações preventivas definem-se como intervenções orientadas a evitar o surgimento de doenças específicas, reduzindo sua incidência e prevalência nas populações. Os projetos de prevenção e de educação em saúde estruturam-se mediante à divulgação de informação científica e de recomendações que buscam estimular a mudança de hábitos que possam comprometer a produção da voz e, consequentemente, o aparecimento do distúrbio. Essas ações vão ao encontro do conceito de vigilância epidemiológica, que, segundo a Lei 8.080, "proporciona o conhecimento, a detecção ou prevenção de qualquer mudança nos fatores determinantes e condicionantes de saúde individual ou coletiva, com a finalidade de recomendar e adotar as medidas de prevenção e controle das doenças ou agravos", e estão em consonância com os princípios do SUS, que prevê a integralidade preventivo-assistencial das ações de saúde[26]
Tratamento e reabilitação da doença	Um programa de tratamento pode ser de natureza medicamentosa ou cirúrgica e, nesse caso, cabe ao médico responsável pelo caso fazer a sua prescrição. Por outro lado, a reabilitação fonoaudiológica deve ser específica para cada caso, buscando a atenção integral à saúde de cada sujeito e é um importante instrumento no tratamento, possibilitando a readaptação vocal e o retorno do trabalhador ao seu ambiente de trabalho.[24] Segundo o protocolo DVRT, "o diagnóstico e o tratamento precoces possibilitam melhor prognóstico, sendo que a intervenção terapêutica interdisciplinar deve incluir ações de vigilância sobre o ambiente e a organização do trabalho"[24]
Aperfeiçoa-mento	Atuação que não necessariamente envolve um distúrbio de voz, mas é uma ação que visa à adequação da comunicação e expressividade a um determinado contexto profissional. O aperfeiçoamento dos padrões da fala e da voz tem o respaldo do Conselho Federal de Fonoaudiologia, segundo a Lei que regulamenta a profissão de fonoaudiólogo.[27]Alguns autores denominam esta ação também de "aprimoramento"
Cursos e Palestras	Geralmente são ações com duração e conteúdos predeterminados. Na maioria das vezes, não contemplam uma abordagem mais prática com participação ativa dos envolvidos
Oficina	Este é um termo utilizado em ações fonoaudiológicas realizadas na área da voz e comunicação, porém sem contar com definição consensual. Em revisão bibliográfica que analisou 256 artigos que continham a palavra-chave oficina, os autores destacam a ocorrência em diversos contextos educativos (universidades, escolas, hospitais, clínicas, parques, rua), assim como apresentando diferentes denominações (oficina didática, oficina artística, oficina de trabalho, oficina pedagógica, oficina terapêutica e oficinas de leitura e escrita).[28] Cabe neste momento salientar que concordamos com Leal, em 2006,[29] quando explicita ser essa uma modalidade menos formal quando comparada a outras que carregam dimensões escolares e acadêmicas usuais, em particular denominadas cursos, e consequentemente "mais ativa e provocadora" (Ibid., p. 69). Em especial na área da saúde, essa modalidade deve buscar integrar a saúde ao convívio social e à cultura, e na Fonoaudiologia, quando o termo é utilizado, evidencia a diferença dessa modalidade e a de palestra, quando práticas corporais e vocais são trabalhadas junto aos participantes[30]

(Continua.)

Quadro 13-1. *(Cont.)* Descrição dos conceitos relacionados às ações fonoaudiológicas

Treinamento	Apesar de o termo treinamento da voz ser definido como "variedade de técnicas usadas para auxiliar indivíduos a usarem sua voz para vários propósitos e com o mínimo gasto de energia muscular"[18] em especial na nossa área a utilização dele parece estar mais relacionado a ações organizacionais, que são planejadas por empresas para oportunizar aprendizagem a seus trabalhadores. Autores[31] explicitam que no planejamento de um treinamento é necessário identificar as "deficiências no desempenho de empregados", prepará-los para novas funções e buscar o retreinamento para adaptação de novas tecnologias no trabalho, com vistas a estimular o crescimento pessoal de seus integrantes. Na Fonoaudiologia o uso desse termo se fez presente quando fonoaudiólogos deram início ao atendimento de teleoperadores
Programa	Geralmente são ações implementadas por um governo com o objetivo de melhorar as condições de saúde da população. Em geral, um programa de saúde consta inicialmente de um diagnóstico da situação que se pretende melhorar, e em seguida de um plano em que uma programação de atividades são detalhadas com os possíveis resultados que se espera conseguir. Da mesma forma, mas em escala menor, programas podem ser estabelecidos por profissionais de uma instituição de ensino ou clínica, com vistas também a promover a saúde ou prevenir e tratar uma doença em particular[32]

INTERVENÇÃO VOCAL EM GRUPO PARA PROFISSIONAIS DA VOZ – LEVANTAMENTO DE PUBLICAÇÕES NACIONAIS E INTERNACIONAIS

Apresentaremos, neste momento, um levantamento de artigos publicados em periódicos, nacionais e internacionais, que relacionam as intervenções vocais em grupo com profissionais da voz, com foco na promoção e prevenção, bem como tratamento e aperfeiçoamento vocais.

A pergunta inicial que norteou esta revisão foi: quais as características das produções científicas sobre as ações vocais na modalidade em grupo para profissionais da voz? Foram consultadas as bases de dados do *Scientific Eletronic Library Online* (SciELO), Latino-Americana e do Caribe em Ciências da Saúde (Lilacs), e Scopus, assim como houve busca ativa de fontes bibliográficas, a partir das referências citadas nos artigos selecionados nas bases mencionadas. Foram analisados artigos em português, inglês e espanhol, sem restrição de data de publicação.

A seleção dos artigos foi realizada de forma independente por duas revisoras, durante o mês de dezembro de 2021. Antes de iniciar o levantamento das publicações nas bases de dados, foi consultado o *site* dos Descritores em Ciências da Saúde (DeCS) e o *Medical Subject Headings (*MeSH), considerando os objetivos da presente revisão (Quadro 13-2).

Quadro 13-2. Estratégia de busca utilizada por temática

Temática	Estratégia de busca
Promoção e prevenção	Voice OR *Voice disorders* OR *Dysphonia* AND *Health Promotion* OR *Health Education* OR *Occupational Health*
Tratamento e aperfeiçoamento	Voice AND *Voice disorders* OR *Dysphonia* AND *Voice Training* OR *Speech Therapy*

Os critérios de inclusão estabelecidos foram: artigos publicados em revistas científicas que envolviam indivíduos profissionais da voz (falada ou cantada); propostas de intervenção vocal (ações de promoção, prevenção, tratamento ou aperfeiçoamento vocal); e na modalidade em grupo. Vale destacar que foram excluídos estudos secundários, artigos duplicados, monografias, dissertações, teses e outros tipos de publicações, além de artigos indisponíveis para o acesso ao texto completo.

A seleção dos artigos foi realizada a partir da leitura do título e resumo e, posteriormente, do texto completo. Ao final da análise, foram selecionados 51 artigos, sendo 31 pertencentes à temática promoção e prevenção à saúde vocal, 13 sobre tratamento e sete relativos a aperfeiçoamento da voz. O processo de identificação e seleção das publicações de acordo com cada temática está exposto a seguir (Fig. 13-1).

Vale ressaltar, ainda, que a consulta às referências dos artigos selecionados nas bases de dados foi determinada com o intuito de contemplar a maioria das publicações com as temáticas que serão discutidas neste capítulo.

Ao final do processo de seleção dos artigos, numa primeira leitura percebe-se que predominou maior ocorrência de pesquisas com foco em ações fonoaudiológicas que abordam medidas de promoção e prevenção com profissionais da comunicação. Com esse dado pode-se deduzir por um lado a ampliação da percepção e análise dos determinantes do processo saúde-doença, que aos poucos vem sendo deslocada do eixo patologia/tratamento para o eixo saúde/promoção e prevenção; por outro, que o fazer em grupo ainda é muito mais frequente em ações de promoção à saúde e prevenção ao distúrbio de voz, do que em iniciativas voltadas a tratamento ou aperfeiçoamento.

Dessa forma, para a análise do material foram consideradas as variáveis público-alvo, local da realização das ações, conteúdos abordados nas ações, periodicidade/frequência/duração das ações, instrumentos de avaliação utilizados, avaliação dos participantes

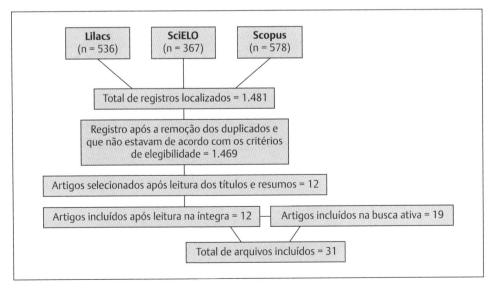

Fig. 13-1. Fluxograma de identificação e seleção dos artigos na temática. (**a**) Promoção e prevenção à saúde vocal. *(Continua.)*

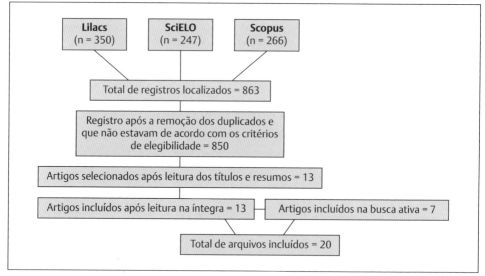

Fig. 13-1. *(Cont.)* (b) Tratamento e aperfeiçoamento da voz.

quanto à realização das ações, participação de outros profissionais nas ações, principais resultados obtidos, além das limitações/dificuldades encontradas. Diante dos achados, os artigos foram divididos em três categorias temáticas, a saber:

1. Ações de promoção e prevenção à saúde vocal;
2. Ações de tratamento/reabilitação vocal;
3. Ações de aperfeiçoamento/treinamento vocal.

Ações de Promoção à Saúde Vocal e Prevenção do Distúrbio de Voz

Os 31 artigos levantados referentes à temática de ações fonoaudiológicas em grupo com foco na promoção e prevenção à saúde vocal dos profissionais da voz/comunicação foram publicados entre os anos de 2003 e 2021, com maior concentração entre 2016 e 2021 (32,25%).

Além do Brasil (64,57%; n = 20), outros países, como Alemanha[33-35] (9,67%; n = 3), Egito[36] (3,22%; n = 1), Suécia[37] (3,22%; n = 1), Turquia[38] (3,22%; n = 1), Irlanda do Norte[39] (3,22%; n = 1), Colômbia[40] (3,22%; n = 1), Irã[41] (3,22%; n = 1), Estados Unidos[42] (3,22%; n = 1) e Malásia[43] (3,22%; n = 1), realizaram pesquisas, fato que evidencia interesse e investimento na direção da promoção à saúde e prevenção ao distúrbio de voz em profissionais da voz em outras partes do mundo.

O público-alvo mais estudado foram os professores (67,77%; n = 21), seguidos de alunos de licenciatura[34,37,39] (9,67%; n = 3), teleoperadores[44,45] (6,45%; n = 2), cantores[46,47] (6,45%; n = 2) e alunos de teatro[38] (3,22%; n = 1). Ademais, somando a esses artigos, houve um estudo[48] que teve como foco o trabalho em grupo com diversos profissionais da voz (coralistas, dubladores, vendedores, locutores, radialistas entre outros) (3,22%; n = 1).

O exercício da docência exige grande demanda vocal em relação a outras profissões e tal fato é explicitado nas pesquisas realizadas com esses profissionais, assim como está registrado no protocolo denominado Distúrbio de Voz Relacionado ao Trabalho (DVRT).[24]

Somado a isso, os professores comumente apresentam elevada carga horária de trabalho, têm pouco conhecimento sobre os hábitos vocais saudáveis e preparo vocal e, muitas vezes, estão inseridos em ambientes precários e sob condições de trabalho desfavoráveis para o uso vocal.[13,49]

Neste levantamento, foram observados outros profissionais da comunicação, que podem apresentar demanda de uso vocal diferente, como: os atores de teatro, que necessitam realizar ajustes vocais e laríngeos diversos para interpretar diferentes personagens;[38] os operadores de *telemarketing* que precisam demonstrar no atendimento telefônico autocontrole emocional, boa articulação e uso adequado dos recursos de expressividade (vocais, verbais e não verbais);[44] ou ainda os cantores, que necessitam promover ajustes fonoarticulatórios para melhor desempenhar os requisitos de cada estilo interpretativo e gênero musical.[47]

Dessa forma, quando o profissional não consegue atingir as exigências e demandas vocais inerentes à sua profissão, essas dificuldades podem repercutir negativamente no desenvolvimento de seu trabalho, influenciar nas esferas pessoais, sociais e financeiras, bem como na sua saúde física e mental. Além disso, deve-se levar em consideração sempre os aspectos do ambiente e da organização do trabalho visto que esses podem ser considerados fatores que desencadeiam ou agravam um quadro de distúrbio de voz. Logo, é imprescindível que o fonoaudiólogo esteja atento às particularidades de cada profissão, seja da voz falada ou cantada, desde o momento da avaliação até o planejamento das intervenções.

Identificar as condições de trabalho e de produção da voz favorece o planejamento e implantação de medidas de promoção à saúde e de prevenção ao distúrbio de voz. As ações nessa perspectiva visam não somente capacitar o sujeito ou a comunidade a promover melhorias na qualidade de vida e saúde, mas também à redução na incidência de doenças a partir da educação em saúde (orientações, palestras, campanhas, rodas de conversa, grupos de vivência, vídeos em plataformas digitais entre outros) que incentivam as práticas saudáveis.[48,50,51] Desse modo, o sujeito detém o conhecimento necessário para se tornar agente de sua própria saúde.[13,48]

As pesquisas encontradas neste levantamento foram desenvolvidas dentro da própria comunidade/território e em alguns segmentos sociais, como escolas vinculadas a unidades de saúde, universidades, ou ainda em empresas privadas. Tais equipamentos sociais se transformam em ambientes acolhedores e propícios ao aprendizado em conjunto.[52] A literatura[53] refere que a existência da articulação intersetorial, por exemplo, entre instituições de ensino (creches, escolas, universidades entre outros) e unidades de saúde, valoriza a intervenção, além da melhor aceitação e assiduidade por parte dos participantes.

Além disso, como as ações foram executadas dentro desses espaços, a maioria dos pesquisadores realizou acordos com os gestores para definir previamente as datas e horários dos encontros. Essas, por exemplo, foram realizadas dentro do horário das reuniões pedagógicas (Horário de Trabalho Pedagógico Coletivo – HTPC), nos intervalos de descanso dos funcionários, ao final do expediente entre outros, de modo que os encontros tivessem regularidade e não interferissem na dinâmica do serviço.

Estudos recentes[13,40,54,55] propõem ambientes virtuais como alternativas para superar dificuldades enfrentadas no modelo de intervenção presencial, como a desistência e a baixa adesão devido à rotina cansativa de trabalho. Tais alternativas podem ser desenvolvidas de forma híbrida ou totalmente *on-line*, e vêm ganhando cada vez mais espaço, principalmente, em consequência da pandemia de Covid-19 que promoveu a migração de diversos setores e serviços para o ambiente virtual.

Neste capítulo, é importante ressaltar a relevância e os benefícios proporcionados pela modalidade de intervenção em grupo para os profissionais da voz. Diversos estudos[13,45,47-49,53,56-59] evidenciam que, além dessa modalidade permitir realizar o atendimento de um maior número de pessoas, também propicia a criação de um espaço de reflexão, discussão, troca de conhecimento e experiências, permitindo a formação de uma rede de apoio que compartilha as dificuldades e desafios, impulsionando a adesão e motivação dos participantes na busca pela melhora da saúde vocal de todos.[13,43,50,60]

Em relação aos conteúdos abordados nas ações em saúde vocal, esses podem ser de cunho teórico, prático ou ainda serem ministrados de forma combinada. Segundo a literatura,[13,61,62] a vertente teórica envolve orientações e aconselhamentos sobre os hábitos considerados saudáveis para a voz. As práticas estão relacionadas à realização de exercícios e técnicas vocais específicas em que o foco é promover modificações diretas no funcionamento vocal e nos órgãos fonoarticulatórios.

De modo geral, os conteúdos teóricos e práticos abordados pelos estudos do presente levantamento foram bastante semelhantes, fato confirmado na leitura da Figura 13-2.

No entanto, vale enfatizar que poucos estudos[13,33,36,45,48,49,54,55,59,63] inseriram em suas ações conteúdos referentes às condições do ambiente e da organização do trabalho, bem como o trabalho da autopercepção da voz.[34,41,49,53,63]

Tais assuntos deveriam ser constantemente abordados, pois auxiliam o profissional a compreender o meio e os fatores de risco que estão presentes em seu local de trabalho. Assim a responsabilização pela presença do distúrbio de voz passa a ser não exclusivamente do sujeito, mas também por fatores do ambiente em que ele está inserido, necessitando,

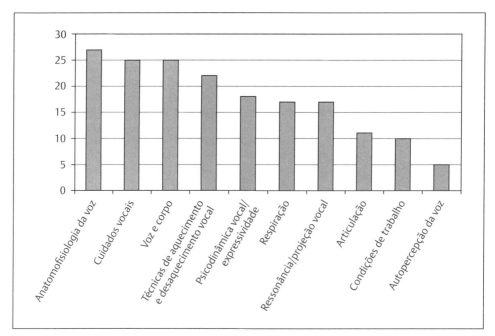

Fig. 13-2. Conteúdos mais frequentes nas ações de promoção e prevenção à saúde vocal.

CAPÍTULO 13 • VOZ E COMUNICAÇÃO

portanto, da proposta de atividades que levem à reflexão e, eventualmente, à reversão de fatores adversos presentes no contexto de trabalho.

Vale ressaltar que houve conteúdos que, embora menos frequentemente abordados nas ações, são relevantes para promover saúde vocal aos profissionais da voz, como mostra o Quadro 13-3.[13,37,44,45,57,59,63]

Em relação à forma como os conteúdos foram ministrados, foram registrados os seguintes aspectos nas ações:[13,36,37,41-44,54,55,57,58,64] apresentação oral, utilização de recursos audiovisuais (uso de *slides*, vídeos, áudios, filmes e músicas relaxantes), dinâmicas em grupo, dramatizações, leitura de textos, discussões e debates. Vale ressaltar que algumas ações desenvolvidas se preocuparam com a fixação e aprendizado dos participantes em longo prazo e houve entrega de folhetos, cartilhas, materiais de apoio impresso ou digital, durante a própria intervenção ou após a finalização dessa. Além disso, algumas ações[13,57,64] realizaram distribuição de garrafas de água como forma de conscientizar os participantes quanto à importância da hidratação durante o uso profissional da voz.

Outro ponto que deve ser destacado aqui é a importância da participação de outros profissionais no contexto de trabalho (cozinheira, auxiliar de serviços gerais, coordenadores, supervisores entre outros) nas ações de promoção e prevenção, uma vez que diferentes profissionais podem desenvolver distúrbio da voz devido à exposição de fatores adversos para a voz, como, por exemplo, poeira, fumaça e produtos químicos. Esses trabalhadores, ao participarem das ações planejadas, podem ainda se configurarem como agentes multiplicadores dos conhecimentos a respeito dos cuidados com a voz. Nesse caso, é relevante que o fonoaudiólogo busque promover ações de saúde vocal que engajem toda a comunidade ou funcionários (escola ou empresa), a fim de contribuir para a criação e manutenção de um ambiente saudável, visando à articulação nos aspectos relacionados às condições de trabalho, saúde e de qualidade de vida.[16,51]

No que se refere à periodicidade da realização dos encontros, observou-se que ocorreram de diferentes formas: semanais, quinzenais e mensais, e até mesmo um único encontro. O número total de encontros variou entre um e 12, sendo mais prevalente intervenções que tiveram 4, 5 e 12 encontros. Foi possível identificar que a duração de cada encontro variou entre 20 minutos e quatro horas, sendo a predominância por volta de 45 minutos a uma hora por encontro. Em relação à duração total das ações, essas foram ofertadas entre uma hora (um encontro) a 40 horas, sendo quatro meses o maior tempo de intervenção. A quantidade, duração e frequência dos encontros foram definidos seguin-

Quadro 13-3. Conteúdos menos frequentes abordados nas ações de promoção e prevenção à saúde vocal de acordo com os temas

Temas	Conteúdos relacionados
Audição	Treinamento auditivo[44], cuidados auditivos[45], estratégias para lidar com o ruído[13]
Comunicação e expressividade	Voz, discurso e vocabulário relacionado ao trabalho,[45] trabalho de tempo, pausas e contato visual,[37] trava-línguas[44] e estratégias para chamar a atenção dos alunos[57]
Aspectos corporais	Postura adequada para permanecer sentado durante o atendimento e apoio dos pés,[44] exercícios miofuncionais-orofaciais[13]
Condições vocais e de saúde	Relações entre saúde e qualidade de vida,[59] e possibilidades vocais e limites individuais[63]

do a disponibilidade dos participantes, acordado com os gestores ou, ainda, seguindo a metodologia proposta pelos pesquisadores. Vale ressaltar que, ao somar todos os sujeitos dos estudos, houve um total de 2.345 participantes, variando de, no mínimo, seis a, no máximo, 400 participantes durante as ações.

Ao final das ações, alguns autores e participantes dos estudos[56,59,63] relataram que se os encontros tivessem uma duração maior ou, ainda, encontros mais frequentes, facilitaria o processo de aprendizagem e a modificação de hábitos vocais saudáveis. Cabe destacar que intervalos mais espaçados podem provocar a desmotivação e esquecimento dos conteúdos, logo, o fonoaudiólogo deve ficar atento à sistematicidade das ações e acompanhamento regular dos participantes.

Como modo de reduzir a evasão nas intervenções, os autores[13,40,54,55,64] sugerem o uso de mídias digitais, como: *WhastApp*, Telegram, *Google Classroom*, aplicativos móveis, plataformas, *homepage, e-book*. Desta forma, a utilização desses recursos possibilita a aproximação e integração entre o fonoaudiólogo e aqueles que participam das ações, permitindo o envio regular de informações, mensagens de estímulos, solução de dúvidas e materiais de apoio (textos, fotos e vídeos).

Para verificar os efeitos das ações na saúde vocal dos participantes, é interessante que o fonoaudiólogo conheça os diversos instrumentos que permitem investigar de forma específica a real condição de saúde e voz do sujeito. Logo, é ideal traçar metas e verificar as que foram alcançadas ao final da intervenção, por meio de ferramentas avaliativas adequadas.

Dentre os estudos deste levantamento, 70,96% (n = 22) aplicaram instrumentos antes e após as ações fonoaudiológicas para avaliar os efeitos gerados na saúde vocal dos participantes. Entretanto, apenas 51,61% (n = 16) desses estudos utilizaram instrumentos validados ou reconhecidos internacionalmente, como: Índice de Desvantagem Vocal (IDV) (43,75%; n = 7), Protocolo de Qualidade de Vida em Voz (QVV) (31,25%; n = 5), Perfil de Participação e Atividades Vocais (PPAV) (12,50%; n = 2), Índice de Triagem para Distúrbio de Voz (ITDV) (6,25%; n = 1), Questionário de Saúde e Higiene Vocal (QSHV) (6,25%; n = 1), Escala de Sintomas Vocais (ESV) (6,25%; n = 1), escala GRBASI (12,50%; n = 2) e Consensus Auditory Perceptual Evaluation – Voice (CAPE-V) (6,25%; n = 1). É fundamental que o fonoaudiólogo utilize instrumentos de avaliação validados de acordo com o objetivo proposto, com o intuito de obter dados fidedignos que permitam a comparação antes e após o desenvolvimento das ações.

Dentre os estudos[45,47,53,56,65,66] que não utilizaram instrumentos validados, houve a aplicação de propostas elaboradas pelos próprios autores.[36,38,42,46,67] Observou-se também que algumas pesquisas não aplicaram instrumentos após as ações. Essas tinham como objetivo desenvolver a sensibilização e conscientização dos participantes quanto aos hábitos e práticas vocais saudáveis, fato que torna mais complexa a avaliação de ação com esse propósito.

Houve estudos[13,42,54,55] que optaram por utilizar questionários ou *quiz* para medir os conhecimentos dos participantes em cada encontro ofertado, a fim de se constatar a compreensão quanto às temáticas abordadas. Além disso, foi verificado que algumas pesquisas[63,64] desenvolveram planilhas ou questionários com intuito de promover o acompanhamento individualizado, seja por meio do controle da realização das técnicas vocais seja por meio dos hábitos saudáveis para a voz. Tal método contribui para o desenvolvimento do interesse, motivação e adesão às ações de modo que o sujeito se torne o agente transformador de sua própria saúde, colocando em prática no seu cotidiano o aprendizado adquirido.

CAPÍTULO 13 • VOZ E COMUNICAÇÃO

Ao final das ações desenvolvidas, algumas pesquisas[13,53-56,67] buscaram compreender a opinião dos participantes sobre a metodologia proposta das intervenções, bem como acerca das intervenções oferecidas. Coletar esses dados possibilitará o pesquisador a identificar aspectos que precisam ser aprimorados ou adaptados dentro das ações, para que nas próximas oportunidades haja mais engajamento, e as metas sejam mais bem alcançadas.

Vale ressaltar que alguns estudos[34,36,38,49,65,68] tiveram a participação de outros profissionais na apresentação das ações, a saber médico otorrinolaringologista, foniatra,[67] psicólogo,[54] enfermeira,[47] fisioterapeuta[65] e professor de oratória.[67] A interdisciplinaridade ainda precisa ser ampliada nas ações fonoaudiológicas com profissionais da voz, visto que se trata de uma prática capaz de construir uma nova abordagem em saúde, integrada e resolutiva, onde há inter-relação e interação entre os conhecimentos técnicos e científicos, buscando alcançar um objetivo comum.[69] Logo, olhar para o sujeito de forma integral e proporcionar uma assistência de qualidade contribuirão para a melhor compreensão deste sobre o processo saúde-doença.

De modo geral, os resultados obtidos pelos estudos deste levantamento evidenciaram efeitos positivos para a saúde vocal dos profissionais da voz, destacando-se os aspectos: cuidados vocais, melhora da qualidade vocal, melhora da articulação, redução de sintomas vocais e a importância da realização dos exercícios/técnicas vocais. Além disso, foi possível identificar ainda a melhoria na qualidade de vida em voz, diminuição significativa do risco para desenvolver distúrbio vocal, melhora da ressonância e no desempenho profissional, aumento da conscientização sobre o uso da voz e da saúde mental, bem como do conhecimento do mecanismo da voz e dos fatores de risco para a saúde vocal.

Assim, o fonoaudiólogo deve planejar atentamente todos os aspectos relacionados às ações, principalmente, os instrumentos de avaliação que serão utilizados para mensurar a evolução de cada participante, assim como os conteúdos que serão trabalhados, sejam eles teóricos sejam práticos. Caso tenha a participação de outros profissionais da saúde, é interessante que este também possa inserir ferramentas avaliativas de sua área para compreender se a sua atuação proporcionou conhecimentos ou melhorias na saúde.

Devemos expor aqui também as limitações ou dificuldades enfrentadas pelos estudos, para que sejam reduzidas ou evitadas para não comprometerem a efetividade das ações. Dentre essas, podem-se citar: o baixo número de participantes nas ações; número insuficiente de encontros ou intervalos muito espaçados entre os encontros; tempo dos encontros insuficientes para ministrar os conteúdos propostos; dificuldade dos participantes na compreensão das tarefas de avaliação, como o preenchimento de questionários ou gravação da voz; baixo domínio em manusear mídias e plataformas digitais por parte dos participantes e a impossibilidade de realizar um estudo cego ou randomização dos participantes (para pesquisas científicas).

A partir do levantamento realizado, foi possível constatar a predominância de alguns aspectos nos estudos dos últimos cinco anos que, ao vermos, podem-se tratar de uma nova tendência na área. Como exemplo, o uso da modalidade de intervenção a distância (*on-line*); a inserção de mídias e plataformas digitais para promover os encontros ou estimular a participação dos sujeitos nas ações; entrega de materiais com conteúdos teórico e prático como forma de sensibilizar e proporcionar, em longo prazo, o autocuidado no profissional da voz; maior utilização de instrumentos de avaliação validados; bem como mais estudos com grupo-controle, fato que permite verificar a efetividade das intervenções propostas.

Ações de Tratamento/Reabilitação Vocal

Foram selecionados 13 artigos relativos a tratamento/reabilitação da voz em grupo de profissionais da voz, publicados entre os anos de 2008 e 2021. A maioria dos estudos foi desenvolvida no Brasil (38,4%; n = 5), seguido da Polônia (23,1%; n = 3), China (15,4%; n = 2), Alemanha (7,7%; n = 1), Canadá (7,7%; n = 1) e Espanha (7,7%; n = 1). Mais uma vez, o público-alvo mais pesquisado foi o de professores (84,6%; n = 11), e apenas dois (15,4%) envolveram cantores.

Esses artigos tinham o foco na reabilitação/tratamento da voz, isto é, envolviam atividades voltadas à modificação da qualidade vocal e/ou padrão laríngeo, com participantes com disfonia, distúrbio da voz e/ou problema vocal. As alterações foram constatadas por meio de avaliações clínicas, que contemplaram avaliação laringoscópica, perceptivo-auditiva e/ou análise acústica, bem como autoavaliação vocal, sendo este último, em sua maioria, por meio de protocolos de autoavaliação da voz validados.

Os desfechos mais utilizados para avaliar a efetividade da reabilitação em grupo vinculado à avaliação clínica foram a análise acústica e avaliação perceptivo-auditiva. O questionário de autoavaliação vocal mais utilizado foi o Índice de Desvantagem Vocal (IDV), tanto em sua versão expandida de 30 itens, quanto à versão reduzida de 10 itens, considerando sempre a versão validada na língua de origem do estudo. Também foram utilizados o Protocolo do Perfil de Participação e Atividades Vocais (PPAV), Protocolo de Qualidade de Vida em Voz (QVV), URICA-Voz, *Self-Administered Vocal Rating* e o Questionário de Clima de Grupo,[70] além de dois outros protocolos não validados elaborados para o estudo, um relativo à dor[71] e outro a esforço ou desconforto vocal.[72]

As pesquisas de tratamento e aperfeiçoamento utilizam uma maior variedade de instrumentos de avaliação do que as de promoção e prevenção. A Figura 13-3 ilustra essa diferença, destacando ainda os instrumentos presentes tanto nas ações de tratamento e aperfeiçoamento, quanto nas de promoção e prevenção, como o IDV, QVV, PPAV, CAPE-V e GRBASI.

Tivemos um total de 1.013 participantes, ao somar todos os estudos de reabilitação/tratamento da voz em grupo envolvendo os profissionais da voz, com registro mínimo de 12[70] e máximo de 420 participantes em um dos estudos.[73] A maior parte dessas pesquisas (61,5%; n = 8) teve minimamente dois grupos, um que recebeu a intervenção testada, e outro controle. Houve uma pesquisa[74] em que os atendimentos eram realizados em dupla de participantes.

A literatura[75] aponta que a modalidade de intervenção em grupo na Fonoaudiologia tem demonstrado impactos positivos ao processo terapêutico. Autores[74-77] relatam que ações em grupo criam um ambiente de partilha, propiciando vínculo de amizade entre os participantes, favorecendo um ambiente de acolhimento e trocas quanto às vivências vocais dos sujeitos, além de fortalecer o vínculo entre paciente-terapeuta, bem como a adesão à proposta terapêutica.

Todos os estudos selecionados tiveram uma abordagem eclética, em que foram utilizadas estratégias das terapias direta e indireta. A frequência das intervenções foi comumente semanal, com duração média de 60 minutos por sessão, com variação mínima de 30 minutos a 2 horas e meia, como o máximo tempo da sessão das intervenções descritas. O programa de intervenção completo apresenta uma duração média total de dois meses, mas alguns estudos tiveram duração de um mês (quatro encontros semanais) e outros até quatro meses.[78] Um dos estudos, em especial, teve a duração de 24 dias intensivos,[73] e outro utilizou a terminologia de terapias breve e intensiva.[79] Essa é uma abordagem que tem sido abordada na literatura mais recentemente e se mostrado efetiva para alguns casos e realidades específicas.[80,81]

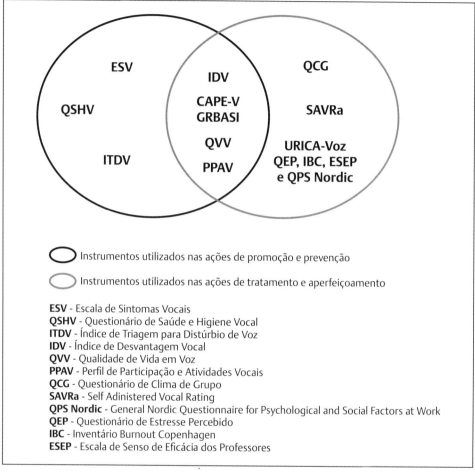

Fig. 13-3. Diagrama entre dois conjuntos com intersecção sobre o uso de instrumentos de avaliação validados nas ações de promoção e prevenção, bem como nas ações de tratamento e aperfeiçoamento.

A maior parte dos estudos selecionados (76,9%; n = 10) verificou a efetividade de programas de tratamento/reabilitação da voz descritos na literatura, como o Programa Integral de Reabilitação Vocal (PIRV)[82] e Método de Função Vocal[72] ou desenvolvidos especificamente para o estudo. Os demais (23,1%; n = 3) testaram a efetividade de técnicas isoladas administradas ao longo de um determinado tempo para a população de profissionais da voz.[71,72,79]

De acordo com os resultados, a maior parte das pesquisas relatou melhora quanto à saúde vocal,[78] além de atenuação dos parâmetros acústicos, como *jitter* e *shimmer*,[74] mudanças positivas no comportamento vocal[83] e maior percepção vocal.[73]

Dentre os estudos que citaram as alterações mais presentes no público estudado (professores e cantores), a disfonia com base hiperfuncional foi a mais descrita pelos autores. O exame laríngeo foi solicitado no momento pré-intervenção e, na maioria dos estudos,[70,72,74,78,79] serviu como pré-requisito para elegibilidade dos sujeitos, além de servir como comprovação diagnóstica.[73] Em apenas um estudo o exame laringológico foi utilizado pré e pós-intervenção.[84]

Ações de Aperfeiçoamento/Treinamento Vocal

Os artigos selecionados nesta seção estão relacionados à pesquisa do aperfeiçoamento ou treinamento vocal em grupo de profissionais da voz falada ou cantada. A partir da busca realizada, foram selecionados sete artigos publicados entre os anos de 2009 e 2020, sendo seis (85,7%) realizados no Brasil e um (14,3%) na Suécia. Dentre o público-alvo dos estudos, os mais prevalentes foram os professores (42,8%; n = 3), seguidos de telejornalistas (28,6%; n = 2), cantores (14,3%; n = 1) e estudantes de pedagogia (14,3%; n = 1).

Somando-se todos os estudos selecionados com o tema aperfeiçoamento/treinamento vocal, houve um total de 84 participantes, variando de, no mínimo, seis a, no máximo, 25 participantes. Nenhuma pesquisa considerou comparar um grupo de intervenção e controle, e quando houve mais de um grupo, todos receberam a mesma intervenção. A duração média do aperfeiçoamento foi de um mês, geralmente com encontros semanais, com média de uma hora de duração por sessão e carga horária variando entre 3 e 10 horas totais de intervenção.

A maioria não envolveu mensurações do desfecho pré e pós-intervenção, mas sim avaliações apenas após a ação. A maior parte utilizou a avaliação perceptivo-auditiva da voz, fala ou canto (57,1%; n = 4), predominantemente realizada por juízes especialistas, mas foi registrado também o julgamento realizado por parte de juízes leigos (telespectadores).[85] Outro estudo[86] somou a avaliação perceptual à análise acústica, e outro[87] à avaliação perceptivo-visual da imagem comunicativa e expressividade para investigar o grau de naturalidade dos profissionais pré e pós-intervenção fonoaudiológica. Alguns estudos[88,89] incluíram ainda exame laríngeo.

Pode-se verificar o desfecho relacionado à autoavaliação presente também no momento pós-intervenção, a partir de questionários para verificar a perspectiva do participante sobre corpo e voz, além de instrumentos validados, como o IDV, Questionário de Estresse percebido, Inventário *Burnout Copenhagen*, Escala de Senso de Eficácia dos Professores, *General Nordic Questionnaire for psychological and social factors at work* (QPS Nordic), que avaliam aspectos sociais e psicológicos do trabalho. Todos esses questionários validados foram utilizados no mesmo estudo.[89]

Todos os estudos verificaram a efetividade de um programa específico testado para o estudo em questão. Podemos destacar um deles que aborda a efetividade da terapia em grupo nas modalidades presencial e remota.[87] Pesquisas que verificaram a eficácia ou efetividade de intervenções remotas são cada vez mais necessários, pois se sabe que, durante a pandemia da Covid-19, foi regulamentada a resolução do Conselho Federal de Fonoaudiologia que prevê a prática profissional por telefonoaudiologia, permitindo que o fonoaudiólogo alcance maior número de pessoas, mesmo que a distância.[90] Certamente os profissionais da voz têm muito a ganhar com a modalidade remota, pela vida atribulada, acúmulo de atividades no cotidiano, além de, a depender da profissão, necessitar viajar em turnê por vários lugares.

Todas essas publicações selecionadas para esta seção trouxeram abordagens da terapia indireta junto com a direta que atua com o foco principal na produção vocal, com o uso mais comum de algumas técnicas, como exercícios de trato vocal semiocluído, treino respiratório, aquecimento e desaquecimento vocal.[71,79,91,92]

Todos os autores relataram efeitos positivos nos sujeitos participantes do estudo, contudo a maioria desses faz referência a conclusões subjetivas, principalmente por limitações dos estudos, seja por fragilidade metodológica ou tamanho amostral restrito que impediu a generalização dos resultados. De toda forma, os autores[87] puderam verificar melhora na saúde vocal e nos parâmetros acústicos.[89]

De forma geral, é importante ver o aumento dos estudos que verificaram a efetividade ou eficácia de intervenções em grupo junto a profissionais da voz, pois sabemos da necessidade da prática baseada em evidência para a melhor tomada de decisão clínica, escolha da abordagem, modalidade, método, programa, ou ainda técnica específica que melhor possa impactar para profissionais da voz com um determinado perfil ou para uma determinada categoria profissional.

Sugerimos a realização de estudos cada vez mais robustos dentro da pirâmide de evidência científica, com propostas de avaliação dos efeitos da intervenção, antes e após (quando se analisa apenas um grupo e verifica-se o efeito imediato), quase-experimentais (intervenção controlada, mas a alocação não randomizada entre os participantes nos grupos de pesquisa) e experimentais (intervenção controlada e alocação randômica).

CONSIDERAÇÕES FINAIS

A partir dos relatos das pesquisas que fizeram parte deste levantamento, esperamos que você, caro leitor, possa ampliar a sua concepção sobre as ações de promoção à saúde vocal e prevenção do distúrbio da voz, assim como das ações de tratamento e aperfeiçoamento vocais, ampliando as suas possibilidades de planejamento para intervenções dessa natureza, seja para atuação na prática clínica ou, ainda, para auxiliar no desenvolvimento de pesquisas científicas. Para auxiliar nesse desafio, elencamos algumas orientações que seguem a seguir.

ORIENTAÇÕES PARA PLANEJAR UMA AÇÃO EM GRUPO A SER REALIZADA COM PROFISSIONAIS DA VOZ

Após a análise do material acima apresentado anteriormente, consideramos pertinente destacar alguns aspectos que possam auxiliar o fonoaudiólogo no planejamento de próximas ações em grupo:

- Antes de dar início a qualquer tipo de ação, leia a respeito. Hoje temos muitos artigos, capítulos de livros que fornecem conteúdo para você entender que trabalhar com grupo é diferente da atuação individual e que conforme a modalidade (promoção de saúde ou prevenção de distúrbio? presencial ou remota?) as exigências e necessidades não são as mesmas. Assim, frente a diferenças observadas no grupo, procure alinhar diferentes ações para atender às diversas demandas;
- Conheça muito bem o universo do profissional da voz com o qual você vai trabalhar, considerando fatores do ambiente, da organização do trabalho, das demandas específicas de uso de voz nesse contexto específico. Além dessas particularidades, cada profissão tem também o seu jargão, um vocabulário próprio utilizado pelas pessoas que trabalham naquele meio. Conhecer essa forma de se comunicar facilita a sua relação com esses profissionais e transmite a eles confiança e credibilidade;
- Realize antes de qualquer ação, uma avaliação do grupo para que você possa conhecer suas demandas, ou seja expectativas e necessidades dos envolvidos, bem como uma avaliação padronizada inserida pré e pós-intervenção, que sirva de estratégia de monitoramento para aprimorar a sua intervenção;

- Defina a melhor forma de chegar até eles (se possível, com eles...) quanto à modalidade (se presencial ou remota); formato (se curso, palestra, oficina ou tratamento); carga horária; número de participantes, de encontros entre outros;
- Oficinas acabam por facilitar o envolvimento de todos e com isso a troca de experiências pode colaborar para que os aspectos não apenas orgânicos, mas psicossociais, possam ser trabalhados;
- Lembre-se que caso a carga horária seja predeterminada *a priori*, é preferível dividi-la em mais encontros para garantir que os participantes possam colocar em prática, no seu dia a dia, o que foi apresentado e a cada encontro trazer informações a respeito;
- Provavelmente não será possível trabalhar todos os aspectos que você considera importantes. Dessa forma, busque selecionar aqueles que possam impactar no grupo e fazer com que os envolvidos reflitam sobre a importância e realmente coloquem em prática as estratégias apresentadas;
- Destaque sempre que possível que as mudanças devem contar não apenas com o esforço individual de cada participante, mas principalmente com um movimento coletivo, que possa realizar o levantamento de fatores que estão interferindo na produção da voz do grupo e que merecem atenção e busca por soluções;
- Tenha bem claro para você qual será o objetivo da ação (promoção ou proteção à saúde, prevenção ou tratamento do distúrbio ou aperfeiçoamento) e a cada encontro com os envolvidos procure explicitar, deixando sempre claro, até que ponto sua ação poderá auxiliá-los;
- Lembre-se de que um grupo é uma unidade constituída de forma singular, por pessoas diferentes que o compõem. Assim como a promoção e proteção à saúde de uma comunidade dependem de ações individuais em prol do coletivo, o bom resultado da sua ação dependerá da condução desse grupo em torno de um objetivo comum a todos os participantes.

Divulgue os resultados da sua ação para a comunidade científica! Para tanto, lembre-se que é importante fazer um registro minucioso do passo a passo e de cada encontro. Ao submeter o seu artigo para publicação, lembre-se de escolher descritores que apontem para aspectos específicos do que foi realizado na sua ação. Termos amplos, como "Fonoaudiologia", por exemplo, podem dificultar que seu artigo seja encontrado em futuras buscas de referência.

REFERÊNCIAS BIBLIOGRÁFICAS

1. Ferreira LP. Assessoria fonoaudiológica aos profissionais da voz. In: Fernandes FDM, Mendes BCA, Navas ALGP. Tratado de Fonoaudiologia. 2. ed. São Paulo: Roca. 2009. p.746-53.
2. Penido CMF, Romagnoli RC. Apontamentos sobre a clínica da autonomia na promoção da saúde. Psicologia & Sociedade. 2018;30:1-10.
3. World Health Organization [WHO]. The Ottawa Charter for Health Promotion Geneva [Internet]. 1986.
4. Brasil. Ministério da Saúde. Secretaria de Vigilância em Saúde. Secretaria de Atenção à Saúde. Política Nacional de Promoção da Saúde/Ministério da Saúde, Secretaria de Vigilância em Saúde, Secretaria de Atenção à Saúde. – 3. ed. – Brasília: Ministério da Saúde. 2010.
5. Brasil. Ministério da Educação. Instituto Nacional de Estudos e Pesquisas Educacionais Anísio Teixeira. Censo da Educação Básica 2020. Brasília. Ministério da Educação. 2020.
6. Pinto AMM, Fürck MAE. Projeto Saúde Vocal do Professor. In: Ferreira LP (Org.). Trabalhando a voz: vários enfoques em Fonoaudiologia. São Paulo: Summus. 1988. p. 11-27.

7. Silva MAA. Saúde vocal. In: PINHO SMR (Org.). Tópicos em fonoaudiologia: tratando os distúrbios da voz. Rio de Janeiro; Guanabara-Koogan. 1998.
8. Dornelas RC, Ferreira LP. Dia Mundial da Voz: breve resgate histórico. Distúrb Comun. São Paulo; 2013 Dez.23(3): 484-6.
9. Gitirana JVA, et.al. Educação em saúde para prevenção de doenças: uma revisão da literatura. Núcleo do conhecimento [online] 2021.
10. Dornelas R. Giannini SPP, Ferreira LP. Dia Mundial da Voz em notícia: análise das reportagens sobre a Campanha da Voz no Brasil. CoDAS. 2015;27(5).
11. Vilela FCA, Ferreira LP. Voz na clínica fonoaudiológica: grupo terapêutico como possibilidade. Disturb da Comun. 2006;18(2):235-43.
12. Pereira MM. Efeitos de uma terapia fonoaudiológica em grupo de professores com distúrbio de voz. São Paulo. [Dissertação] - Programa de estudos Pós-Graduados em Fonoaudiologia – PUC-SP. 2021.
13. Penha PBC, Lima Filho LMA, Ferreira LP, et al. Effectiveness of a Blended-Learning Intervention in Teachers' Vocal Health. J Voice. 2021.
14. Giannini SPP, Karmann DF, Isaias FM, et al. Programa de voz do Hospital do Servidor Público Municipal de São Paulo: experiencia de atendimento em grupos terapêuticos. In: Ferreira LP, Silva MAA, Giannini SPP (Orgs.). Distúrbio de voz relacionado ao trabalho: práticas fonoaudiológicas. 1. ed. São Paulo: Roca. 2015. p. 143-50.
15. Ferreira LP, Silva MAA, Giannini SPP (Orgs.). Distúrbio de voz relacionado ao trabalho: práticas fonoaudiológicas. 1. ed. São Paulo: Roca. 2015.
16. Lima-Silva MFB, Araújo AMGD, Penha PBC, et al. Professional voice: integrated practices of teaching, research and university extension. Ponta Grossa - PR: Atena, 2022. [acesso em jun 2022]. Disponível em: https://educapes.capes.gov.br/handle/capes/703559.
17. Siqueira MCC, et al. Fonoaudiólogo: o que fazer com a voz do professor?. Curitiba: Universidade Tuiuti do Paraná. 2021.
18. Descritores em Ciências da Saúde: DECs [Internet]. São Paulo (SP): Ed. 2021. BIREME/OPAS/OMS. 2021.
19. Czeresnia D, Freitas CM (Orgs.). Promoção da Saúde: conceitos, reflexões, tendências. Rio de Janeiro: Ed. Fiocruz. 2003. p. 39-53.
20. Samelli AG, Fiorini A C. Saúde coletiva e saúde do trabalhador: prevenção de perdas auditivas. In: Bevilacqua MC, Martinez MAN, Balen AS, Pupo AC, Reis ACMB, Frota S. Tratado de Audiologia. Livraria Santos Editora Ltda. 2011. p. 455-74.
21. Cantor Cutiva LC, Vogel I, Burdorf A. Voice disorders in teachers and their associations with work-related factors: a systematic review. J Communicat Dis. 2013;46(2):143-55.
22. Martins RH, et al. disorders in teachers: A review. Journal of voice. 2014;28(6):716-24.
23. Medeiros AMD, Barreto SM, Assunção AA. Professores afastados da docência por disfonia: o caso de Belo Horizonte. Cadernos de Saúde Coletiva (Rio de Janeiro). 2006;14(4):615-24.
24. Brasil. Ministério da Saúde. Secretaria de Vigilância em Saúde. Departamento de Vigilância em Saúde Ambiental e Saúde do Trabalhador. Distúrbio de Voz Relacionado ao Trabalho – DVRT/Ministério da Saúde, Secretaria de Vigilância em Saúde, Departamento de Vigilância em Saúde Ambiental e Saúde do Trabalhador. – Brasília: Ministério da Saúde. 2018.
25. Samelli AG, Fiorini AC. Saúde Coletiva e Saúde do Trabalhador:prevenção de perdas auditivas. In: Bevilacqua MC, Martinez MAN, Balen AS, Pupo AC, Reis ACMB, Frota S. Tratado de Audiologia. Gen-Santos. 2015.
26. Brasil. Fundação Nacional de Saúde. Guia de vigilância epidemiológica/Fundação Nacional de Saúde; [Internet]. 5. ed. Brasília: FUNASA. 2002. p. 842.
27. Brasil. Lei no. 6965 de 09 de dezembro de 1981.
28. Joaquim FF, Camargo MRR. Revisão bibliográfica: oficinas. Educação em Revista. 2020;36.
29. Leal B. Oficina. Revista Sul-Americana de Filosofia e Educação – RESAFE [online]. 2006;6(7):69-75.
30. Ghirardi ACAM, Ferreira LP. Oficinas de voz: reflexões sobre a prática fonoaudiológica. Distúrb Comun. 2010;22(2):169-75.

31. Borges-Andrade JE, Oliveira-Castro GA. Treinamento e desenvolvimento: reflexões sobre suas pesquisas científicas. Revista de Administração (São Paulo). 1996;31(2):112-25.
32. Conceito de; Conceito de Programa de Saúde; [Internet]; novembro. 2011.
33. Meier B, Beushausen U. Long-term effects of a voice training program to prevent voice disorders in teachers. Journal of Voice. 2021;35(2):324. e1-324. e8.
34. Richter B, et al. Effectiveness of a voice training program for student teachers on vocal health. J Voice. 2016;30(4):452-9.
35. Nusseck M, Immerz A, Spahn C, et al. Long-term effects of a voice training program for teachers on vocal and mental health. J Voice. 2021;35(3):438-46.
36. Bolbol SA, et al. Risk factors of voice disorders and impact of vocal hygiene awareness program among teachers in public schools in Egypt. Journal of Voice. 2017;31(2):251.e9-251.e16.
37. Ohlsson AC, et al. Voice disorders in teacher students—A prospective study and a randomized controlled trial. J Voice. 2016;30(6):755. e13-755. e24.
38. Sezin RK, et al. Investigation of the effectiveness of a holistic vocal training program designed to preserve theatre students' vocal health and increase their vocal performances; a prospective research study. J Voice. 2020;34(2):302.e21-302.e28.
39. Duffy OM, Hazlett DE. The impact of preventive voice care programs for training teachers: a longitudinal study. J Voice. 2004;18(1):63-70.
40. Atará-Piraquive AP, et al. Effect of a Workplace Vocal Health Promotion Program and Working Conditions on Voice Functioning of College Professors. Journal of Voice. 2021.
41. Faham M, et al. The effects of a voice education program on VHI scores of elementary school teachers. J Voice. 2016;30(6):755.e1-755.e11.
42. Porcaro CK, Howery S, Suhandron A, Gollery T. Impact of vocal hygiene training on teachers' willingness to change vocal behaviors. Journal of Voice. 2021;35(3):499.e1-499.e11.
43. Sundram ER, Norsa'adah B, Mohamad H, et al. The effectiveness of a voice care program among primary school teachers in Northeastern Malaysia. Oman medical journal. 2019;34(1):49.
44. Moreira TC, et al. Intervenção fonoaudiológica para consultores em um serviço de teleatendimento: bem-estar vocal. Revista CEFAC. 2010;12:936-44.
45. Ferreira LP, et al. Assessoria fonoaudiológica: análise de um processo de construção entre o fonoaudiólogo e o teleoperador. Distúrbios da Comunicação, 2008;20(2).
46. Goulart BNG, Rocha JG, Chiari BM. Intervenção fonoaudiológica em grupo a cantores populares: estudo prospectivo controlado. Jornal da Sociedade Brasileira de Fonoaudiologia. 2012;24(1):7-18.
47. Cardozo CN, et al. Percepção de idosos cantores sobre a promoção da saúde da voz. Revista CEFAC, 2018;20:734-41.
48. Penteado RZ, Santos VB. Ações educativas em grupos de vivência de voz. Distúrbios da Comunicação. 2015;27(2).
49. Silvério KCA, et al. Ações em saúde vocal: proposta de melhoria do perfil vocal de professores. Pró-Fono Revista de Atualização Científica. 2008;20(3):177-82.
50. Souza APR, Crestani AH, Vieira CR, et al. O grupo na fonoaudiologia: origens clínicas e na saúde coletiva. Rev CEFAC. 2011;13(1):140-51.
51. Lima-Silva MFB, Penha PBC, Chieppe DC. Voz do Professor. In:. Milena Carla C. de Siqueira [et al.]. Fonoaudiólogo: o que fazer com a voz do professor? Curitiba: Universidade Tuiuti do Paraná. 2012. p. 59-66.
52. Silva KL, Rodrigues AT. Ações intersetoriais para promoção da saúde na Estratégia Saúde da Família: experiências, desafios e possibilidades. Revista Brasileira de Enfermagem. 2010;63(5):762-9.
53. Xavier IALN, Santos ACO, Silva DM. Vocal health of teacher: phonoaudiologic intervention in primary health. Rev. CEFAC. 2013;5(4):976-85.
54. Pompeu ATS, Ferreira LP, Trenche CB, et al. Bem-estar vocal de professores: uma proposta de intervenção realizada a distância. Distúrbios da Comun. 2016;28:350-62.
55. Ferreira LP, Souza RV, Souza AR, et al. Intervenção fonoaudiológica com professores: análise de uma proposta realizada a distância. Distúrbios da Comun. 2019;31:234-45.

CAPÍTULO 13 ▪ VOZ E COMUNICAÇÃO

56. Pizolato RA, Mialhe FL, Barrichelo RCO, et al. Práticas e percepções de professores, após a vivência vocal em um programa educativo para a voz. Rev Odonto. 2012;20(39):35-44.
57. Pizolato RA, Rehder MIBC, Meneghim MC, et al. Impact on quality of life in teachers after educational actions for prevention of voice disorders: a longitudinal study. Health Qual Life Outcomes. 2013;11(28):1-9.
58. Kasama ST, Martinez EZ, Navarro VL. Proposta de um programa de bem estar vocal para professores: estudo de caso. Distúrb. Comun. 2011;23(1):35-42.
59. Ribas TM, Penteado RZ, García-Zapata MTA. Quality of life related with the voice of teachers: exploratory systematic review of literature. Rev CEFAC. 2014;16(1):294-306.
60. Penha PBC, Medeiros CMA, Bezerra ACD, et al. Efeitos das ações fonoaudiológicas em grupo voltadas à saúde vocal do professor: uma revisão integrativa da literatura. Revista CEFAC. 2019;21:e1819.
61. Anhaia TC, et al. Intervenções vocais diretas e indiretas em professores: revisão sistemática da literatura. Audiology-Communication Research. 2013;18:361-6.
62. Aoki MCS, Soria FS, Gomes RHS, et al. Education content in teachers' vocal health promotion: an integrated review. Distúrbios Comun. 2018;30:128-39.
63. Simões-Zenari M, Latorre MRDO. Mudanças em comportamentos relacionados com o uso da voz após intervenção fonoaudiológica junto a educadoras de creche. Pró-Fono Revista de Atualização Científica, 2008;20:61-6.
64. Bastos PRHO, Hermes EC. Effectiveness of the teacher's vocal health program (TVHP) in the municipal education network of Campo Grande, MS. Journal of Voice. 2018;32(6):681-8.
65. Almeida KA, Nuto LTS, Oliveira GC, et al. Prática da interdisciplinaridade do petsaúde com professores da escola pública. Rev Bras Promoç Saúde. 2012;25(1):80-5.
66. Trigueiro JS, Silva MLS, Brandão RS, Torquato IMB, Nogueira MF, Alves GAS. A voz do professor: um instrumento que precisa de cuidado. J Res Fundam Care. 2015;7(3):2865-73.
67. Lehto L, et al. Experiences of a short vocal training course for call-centre customer service advisors. Folia phoniatrica et logopaedica. 2003;55(4):163-76.
68. Dragone MLOS. Programa de saúde vocal para educadores: ações e resultados. Rev CEFAC. 2011;13(6):1133-43.
69. Fontoura LF, et al. Interdisciplinaridade (além da multidisciplinaridade): em busca da integralidadeatravés do trabalho em grupo nas ações de educação em saúde. Revista Uniabeu. 2014;7(15):66-75.
70. Law T, et al. The effectiveness of group voice therapy: a group climate perspective. J Voice. 2012;26(2):e41-e48.
71. Anhaia TC, et al. Efeitos de duas intervenções em professores com queixas vocais. Audiology-Communication Research. 2014;19:186-93.
72. Anderson J, et al. Immediate effects of external vibration vs placebo on vocal function therapy in singers: a randomized clinical trial. JAMA Otolaryngology–Head & Neck Surgery. 2018;144(3):187-93.
73. Sinkiewicz A, et al. The Effectiveness of Rehabilitation of Occupational Voice Disorders in a Health Resort Hospital Environment. J Clin Med. 2021;10(12):2581.
74. Ribeiro MB, et al. Parâmetros vocais, laríngeos e de autopercepção de professoras disfônicas: análise após tratamento fonoaudiológico. Revista CEFAC, 2013;15(3):616-41.
75. Almeida LNA, et al. Fonoterapia em grupo e sua eficácia para tratamento da disfonia: uma revisão sistemática. Revista CEFAC. 2015;17:2000-8.
76. Vilela FCA, Ferreira LP. Voz na clínica fonoaudiológica: grupo terapêutico como possibilidade. Distúrbios Comun. 2006;18(2):235-43.
77. Ribeiro VV, Panhoca I, Leite APD, Bagarollo MF. Grupo terapêutico em fonoaudiologia: Revisão de literatura. Rev CEFAC. 2012;14(3):544-52.
78. Niebudek-Bogusz E, et al. Acoustic analysis with vocal loading test in occupational voice disorders: outcomes before and after voice therapy. Int J Occup Med Environ Health. 2008;21(4):301-8.

79. Christmann MK, et al. Ensaio clínico controlado e randomizado de terapia breve e intensiva com finger kazzo em professoras: estudo preliminar. Audiology-Communication Research. 2017;22.
80. Behlau M, Madazio G, Pacheco C, Gielow I. Intensive Short-Term Voice Therapy: The Brazilian Experience. Perspectives on Voice and Voice Disorders. 2014;24:98.
81. Rossa AMT, et al. Terapia breve intensiva com fonação em tubo de vidro imerso em água: estudo de casos masculinos. Audiology - Communication Research [online]. 2019;24:e2197.
82. Cavalcanti NR, et al. Effect of the comprehensive voice rehabilitation program in teachers with behavioral dysphonia. In: CoDAS. Sociedade Brasileira de Fonoaudiologia. 2018.
83. Liu H, et al. Comparison between combination of resonant voice therapy and vocal hygiene education and vocal hygiene education only for female elementary school teachers. J Voice. 2020.
84. Gassull C, et al. Effects of a voice training program on acoustics, vocal use, and perceptual voice parameters in Catalan teachers. Folia Phoniatrica et Logopaedica. 2020;72(6):411-18.
85. Azevedo JBM, Ferreira LP, Kyrillos LR. Julgamento de telespectadores a partir de uma proposta de intervenção fonoaudiológica com telejornalistas. Revista CEFAC. 2009;11:281-9.
86. Luchesi KF, Mourão LF, Kitamura S. Efetividade de um programa de aprimoramento vocal para professores. Rev CEFAC. 2012;14(3):459-70.
87. Santos TD, Pedrosa V, Behlau M. Comparação dos atendimentos fonoaudiológicos virtual e presencial em profissionais do telejornalismo. Revista CEFAC. 2015;17:385-95.
88. Niebudek-Bogusz E, et al. The effectiveness of voice therapy for teachers with dysphonia. Folia Phoniatrica et Logopaedica; 2008;60(3):134-14.
89. Karjalainen S, et al. Implementation and evaluation of a teacher intervention program on classroom communication. Logopedics Phoniatrics Vocology. 2020;45(3):110-22.
90. Conselho Federal de Fonoaudiologia. Resolução no 427, de 01 de março de 2013. Dispõe sobre a regulamentação da Telessaúde em Fonoaudiologia e dá outras providências [Internet] 2013.
91. Masson MLV, et al. Aquecimento e desaquecimento vocal em estudantes de pedagogia. Distúrbios da Comunicação. 2013;25(2).
92. Pereira LPP, Masson MLV, Carvalho FM. Vocal warm-up and breathing training for teachers: randomized clinical trial. Revista de saúde pública. 2015;49:67.

CAPÍTULO 14

TELEFONOAUDIOLOGIA EM VOZ: CONCEITOS E POSSIBILIDADES

Maria Fabiana Bonfim de Lima-Silva ▪ Larissa Nadjara Almeida
Letícia do Rosário Amado Pacheco
Bárbara Tayná Santos Eugênio da Silva Dantas
Ewelin Maria Almeida Lemos ▪ Leonardo Lopes

OBJETIVOS DE APRENDIZAGEM

- Conhecer o percurso histórico e conceitos básicos em Telessaúde e Telefonoaudiologia;
- Compreender e aplicar conceitos e contextos em Telefonoaudiologia;
- Analisar o que se tem publicado na literatura científica sobre Telefonoaudiologia na área de voz, possibilitando a prática baseada em evidências;
- Categorizar e explicar os desafios da atuação em telefonoaudiologia na área de voz, bem como sistematizar as principais estratégias utilizadas na avaliação e na terapia vocal utilizadas em telefonoaudiologia;
- Discriminar os desafios, identificar as possibilidades de atuação efetivas e as principais vantagens para atuação em telefonoaudiologia na área de voz. Além de elencar e implementar estratégias para iniciar e atuar em telefonoaudiologia na área de voz;
- Avaliar criticamente e concluir sobre atuação em telefonoaudiologia na área de voz.

INTRODUÇÃO

A distância física entre o paciente e os serviços em saúde pode apresentar-se como um fator crítico diante da oferta e ocorrência de práticas na telefonoaudiologia, que, de acordo com a resolução 427,[1] de 1º de março de 2013 do Conselho Federal de Fonoaudiologia, ocorre no âmbito da telessaúde – atuação profissional através de tecnologias da informação e comunicação. A Organização Mundial da Saúde (OMS) recomenda a telessaúde, possibilitando ampliação, assistência e cobertura dessas modalidades de atendimento, além do desenvolvimento de ações de apoio à atenção à saúde e de educação permanente, além de teleconsultas e teleconsultorias, segundo opinião formativa, telediagnóstico entre outros.[2]

O tema tem sido discutido ao longo dos anos, destacando-se o período da pandemia da Covid-19, quando houve o crescimento exponencial das práticas que tem como base o uso de tecnologias da informação e comunicação (TIC) no atendimento fonoaudiológico, bem como um maior interesse da comunidade científica sobre a telefonoaudiologia.

Esta modalidade terapêutica tem crescido em todas as áreas da Fonoaudiologia e na área de voz tem sido vista como efetiva na avaliação e reabilitação de pacientes a distância, proporcionando um maior acesso ao diagnóstico e tratamento das disfonias. Assim, é importante que o fonoaudiólogo conheça as possibilidades, desafios e estratégias que podem ser utilizados em telefonoaudiologia para atuar de forma segura e eficiente ao realizar o teleatendimento.

Portanto, este capítulo tem como foco reunir informações sobre práticas de intervenção em telefonoaudiologia na área de voz (avaliação, monitoramento e intervenção), bem como descrever o percurso histórico da telefonoaudiologia, conceitos básicos, aplicabilidade e evidências científicas.

Conhecimento sobre o Percurso Histórico e Conceitos Básicos em Telessaúde e Telefonoaudiologia

No Brasil, o Programa Nacional de Telessaúde Brasil Redes foi instituído pelo Ministério da Saúde, em 2007, e ampliado, em 2011, com o objetivo de oferecer suporte aos profissionais de saúde da Atenção Primária à Saúde (APS) de municípios mais distantes das sedes. O Programa apresentava como objetivo fortalecer a Estratégia Saúde da Família, por meio de tecnologias de informação e comunicação, que possibilitavam a qualificação, ampliação e resolutividade dos profissionais e do sistema. Além disso, utilizando-se as estratégias da telessaúde (Quadro 14-1), um maior número de pessoas é assistido, possibilitando o acesso à saúde de formas igualitária e eficiente. Atualmente, esse Programa Nacional de Telessaúde Brasil Redes atende todos os níveis de atenção e disponibiliza ações estratégicas que facilitam o acesso da população aos serviços especializados, entre eles, o atendimento em Fonoaudiologia.[2-4]

A implementação da Telessaúde e o avanço tecnológico em saúde possibilitaram a expansão dos serviços fonoaudiológicos ofertados a distância, denominados mais recentemente de telefonoaudiologia. Esta foi regulamentada por meio da Resolução nº 580,[5] de 1º de março de 2013, atualizada em 20 de agosto de 2020, pelo Conselho Federal de Fonoaudiologia (CFFa), que detalha e define esta prática, como:

> o exercício desta profissão, mediado por tecnologias da informação e comunicação (TIC), para fins de promoção de saúde, do aperfeiçoamento da fala e da voz, assim como para prevenção, identificação, avaliação, diagnóstico e intervenção dos distúrbios da comunicação humana, equilíbrio e das funções orofaciais.[5-7]

A telefonoaudiologia vem sendo proposta por pesquisadores, órgãos regulamentadores da profissão e sociedades científicas há cerca de uma década, tendo em vista a alta demanda dos serviços e distribuição de profissionais qualificados nas diversas regiões do país, além das mudanças sociais e consequente modificações nas logísticas dos serviços no contexto do cuidado em saúde, destacando-se mais recentemente a pandemia do novo Coronavírus SARS-CoV-2 (Covid-19).[6]

Apesar de a regulamentação da telefonoaudiologia ter ocorrido, em 2013, este recurso não era tão rotineiramente utilizado pelos fonoaudiólogos, na prática clínica, até o início do processo de expansão das demandas virtuais, devido às recomendações de distanciamento e isolamento social, durante a pandemia da Covid-19, que alterou o cenário de saúde no Brasil e no mundo.[8] Isto fez com que profissionais, pesquisadores e órgãos regulamentadores voltassem sua atenção e reestruturassem a oferta de serviços, sobretudo no que diz respeito à saúde, incluindo a telefonoaudiologia.

Quadro 14-1. Modalidades de atuação em Telefonoaudiologia

Teleconsultoria	Comunicação registrada e realizada entre profissionais, gestores e outros interessados da área da saúde e da educação, por meio de instrumentos de telecomunicação bidirecional, com o fim de esclarecer dúvidas sobre procedimentos clínicos, ações de saúde e questões relativas ao processo de trabalho
Segunda opinião formativa	Consiste em resposta sistematizada, fundamentada em revisão bibliográfica e evidências clínico-científicas, advindas de dúvidas de teleconsultorias
Teleconsulta	Consulta clínica registrada e realizada pelo fonoaudiólogo a distância. A teleconsulta é realizada nas seguintes situações: a) **Consulta envolvendo o fonoaudiólogo e o paciente, com outro fonoaudiólogo a distância.** Esta modalidade engloba ações fonoaudiológicas, tanto de apoio diagnóstico quanto terapêutico; b) **Consulta envolvendo outro profissional de saúde e paciente, ambos presenciais, e fonoaudiólogo a distância.** Esta modalidade engloba ações de orientação e condutas preventivas e não permite ao fonoaudiólogo a distância realizar diagnósticos e terapia fonoaudiológica, bem como delegar a outro profissional não fonoaudiólogo a função de prescrição diagnóstica e terapêutica fonoaudiológicas; c) **Consulta entre paciente e fonoaudiólogo, ambos a distância.** Esta modalidade engloba ações fonoaudiológicas de orientação, esclarecimento de dúvidas, condutas preventivas e não permite avaliação clínica, prescrição diagnóstica ou terapêutica
Telediagnóstico	Consiste na utilização registrada de recursos tecnológicos a distância que permitam realizar serviços de apoio diagnóstico. Na ausência de um fonoaudiólogo presencial esta modalidade só é permitida no âmbito acadêmico para realização de pesquisas científicas, até comprovada sua eficácia
Telemonitoramento	Envolve o acompanhamento a distância de paciente atendido previamente de forma presencial. Nesta modalidade o fonoaudiólogo pode utilizar métodos síncrono e assíncrono, como também deve decidir sobre a necessidade de encontros presenciais para reavaliação, sempre que necessário, podendo ele também ser feito, de comum acordo, por outro fonoaudiólogo local
Tele-educação	Engloba ações a distância de ensino-aprendizagem. Entre os recursos utilizados estão a teleconferência, a disponibilidade de conteúdos na plataforma eletrônica e as ações de teleconsultoria educacional. Nesta modalidade o ensino de procedimentos diagnósticos e terapêuticos, exclusivo da Fonoaudiologia, se restringirá a fonoaudiólogos e a estudantes de Fonoaudiologia com a devida comprovação

Fonte: Resolução CFFa nº 580 [5] de 20 de agosto de 2020.

Compreensão dos Conceitos e Contextos de Aplicação da Telefonoaudiologia

A telefonoaudiologia foi proposta na Resolução do CFFa nº 580[5] de 20 de agosto de 2020, com a finalidade de integrar a Telefonoaudiologia a estruturas da prática profissional atual e futura, fornecendo serviços fonoaudiológicos adequados, sobretudo no que diz respeito aos avanços tecnológicos e às demandas de uma sociedade com perfil digital.[6,7]

A Resolução pontua e esclarece que os fonoaudiólogos podem utilizar diversas ferramentas advindas da telessaúde para prestação de serviços em telefonoaudiologia, desempenhadas de forma síncrona ou assíncrona, incluindo: teleconsultoria, segunda opinião formativa, teleconsulta, telediagnóstico, telemonitoramento e tele-educação, cujas definições estão no Quadro 14-1.

Atualmente, a telefonoaudiologia é realizada por profissionais que atuam em várias áreas da Fonoaudiologia, dentre elas a área de voz. Nessa modalidade de serviço é possível observar a efetividade do atendimento a distância em pessoas com disfonias comportamental e orgânica, além dos atendimentos de aperfeiçoamento e orientação vocal.[9-12] A realização da terapia vocal a distância também apresenta resultados satisfatórios na reabilitação vocal de pacientes com doença de Parkinson por meio do método Lee Silverman (LSVT®), com melhora da qualidade vocal, parâmetros perceptivo-auditivos, tempo máximo de fonação, autopercepção vocal e medidas acústicas.[13]

Alguns desafios têm sido reconhecidos quanto à teleconsulta na área de Voz, como: preferência do paciente pelo atendimento presencial; falta ou dificuldade de acesso dos pacientes aos recursos tecnológicos; falta de experiência dos profissionais em relação à nova modalidade, dificuldade no manejo das ferramentas virtuais, conexão de rede ineficiente, além da inexperiência na utilização de *softwares* específicos para avaliação e da necessidade de alta qualidade de imagem e de calibração na gravação de áudio para não comprometer as avaliações.[7,8,14]

A prática da Telefonoaudiologia é uma modalidade recente de atendimento e pode apresentar mais fragilidades do que a modalidade tradicional – quanto à segurança de dados, caso, por exemplo, não sejam seguidas todas as orientações da ASHA e CFFa. No entanto, possibilita a ampliação das práticas fonoaudiológicas, mostrando-se como uma forte aliada ao desenvolvimento da profissão.[7] Há muito a ser feito no âmbito da pesquisa e do treinamento para uso deste recurso tecnológico na prática clínica. Contudo, os primeiros passos já foram descritos por fonoaudiólogos atuantes na telefonoaudiologia e pesquisadores da área de voz, como veremos nos próximos tópicos deste capítulo.

TELEFONOAUDIOLOGIA EM VOZ: AVALIAÇÃO E TERAPIA
Análise das Publicações Científicas sobre Telefonoaudiologia na Área de Voz: Prática Baseada em Evidências

A prática baseada em evidências tem sido cada vez mais valorizada e adotada por fonoaudiólogos, que vem mudando seu comportamento e implementando em sua rotina a busca por pesquisas que embasem suas decisões. Pesquisas científicas sobre os distúrbios da voz são crescentes nas literaturas nacional e internacional, mas, apesar disso, ainda há muito a ser estudado sobre telefonoaudiologia e voz, sobretudo pelo crescimento recente dessa prática. Dessa forma, estudos envolvendo práticas referentes à avaliação e terapia para a voz por meio da teleconsulta foram analisados. Além disso, foram incluídas neste capítulo as sugestões e possibilidades quanto a essa modalidade de oferta de serviço em voz.

Categorização e Definição de Estratégias para Avaliação Vocal em Telefonoaudiologia

A avaliação multidimensional da voz realizada por meio da teleconsulta enfrenta alguns desafios, como, por exemplo, a realização da avaliação otorrinolaringológica e a obtenção dos exames de imagem laríngea, como apontado no estudo de Becker e Gillespie.[15] É ideal

CAPÍTULO 14 • TELEFONOAUDIOLOGIA EM VOZ: CONCEITOS E POSSIBILIDADES

que o paciente seja orientado e encaminhado sobre e os exames e posteriormente envie os resultados ao terapeuta por meio eletrônico.

Além disso, também há limitação em relação à avaliação corporal e das estruturas do sistema estomatognático, uma vez que o profissional não poderá realizar aferições presencialmente.

As demais etapas da avaliação, como análises acústica e perceptivo-auditiva, também sofrem interferência, principalmente, quanto aos aspectos técnicos e equipamentos adequados à disponibilidade do paciente e do terapeuta, tanto em termos de *hardware* (microfone, processador, placa de som) quanto de *softwares*. O paciente deve seguir adequadamente as orientações do profissional a respeito de distanciamento do microfone, redução de ruído no ambiente de gravação e outras questões.

No mapa mental 1 são ilustradas as principais estratégias para otimizar a realização da avaliação multidimensional durante a teleconsulta (Fig. 14-1). É importante ressaltar a prioridade da realização das avaliações de forma presencial com as demais sessões de intervenção em modalidade de teleconsulta. A respeito da avaliação corporal, é chamada a atenção para a necessidade de requerer uma boa qualidade da imagem do paciente. Sendo assim, a qualidade do material audiovisual disponível e acessível ao paciente para a realização da teleconsulta é um ponto importante a ser considerado.

A respeito da etapa de exame laríngeo, uma vez que realizada pelo médico otorrinolaringologista, cabe ao profissional a solicitação do exame visual da laringe, para a observação e intervenção clínica. Tradicionalmente, a avaliação médica prévia por um otorrrinolaringologista, incluindo a obtenção de imagens da laringe, é considerada um dos procedimentos necessários para a determinação do tratamento a ser oferecido ao paciente com queixa vocal. No entanto, na impossibilidade de realização do exame laríngeo, a realização de, ao menos, uma consulta médica prévia (com otorrinolaringologista) é fortemente recomendada antes de iniciar a terapia vocal por teleconsulta.[16]

Além disso, na ausência de exame visual laríngeo, devem ser considerados os seguintes critérios para iniciar a terapia vocal: anamnese detalhada para compreensão das possíveis etiologias para a queixa apresentada; prognóstico do caso na oferta de terapia vocal como tratamento principal; riscos e benefícios da realização da terapia vocal sem exame prévio endoscópico da laringe; comprometimento do paciente para realização de tal exame assim que possível; e avaliação perceptivo-auditiva de diferentes amostras de fala do paciente, identificando se a intensidade do desvio vocal e de outros parâmetros, é pertinente a indicação da realização imediata de uma exame laríngeo; monitoramento da qualidade vocal durante a terapia, recomendando-se o exame laríngeo imediato, caso haja uma mudança inesperada.[16]

A autoavaliação, com ampla utilização em práticas clínicas e pesquisas, apresenta-se como uma das avaliações menos controversas em caráter de teleconsulta, visto que existe uma larga praticidade em se aplicarem os instrumentos por formulários virtuais.

A avaliação perceptivo-auditiva demanda que o paciente siga atentamente as orientações do fonoaudiólogo quanto à gravação da voz e tipos de tarefas de fala solicitadas. Ademais, é preciso que o profissional forneça ao indivíduo todas as informações em relação à interferência de ruídos, distanciamento do microfone e façam testagens de qualidade de áudio antes da avaliação propriamente dita. A confiabilidade e acurácia da avaliação perceptivo-auditiva da qualidade vocal realizada por fonoaudiólogos na teleconsulta são semelhantes ao desempenho na modalidade presencial.[17] Dessa forma, o monitoramento constante da qualidade vocal é uma ferramenta essencial para a modalidade de terapia vocal via teleconsulta.

Na Figura 14-1, o mapa mental 1 ressalta-se que ambos (paciente e profissional) estejam atentos à qualidade dos equipamentos utilizados, para que a análise dos parâmetros vocais seja a mais fidedigna possível. As tarefas de fala solicitadas devem incluir: vogal sustentada com duração mínima de cinco segundos, fala encadeada (contagem, leitura de texto e de frases padronizadas), glissandos e emissão de vogais com variação de intensidade. Tais tarefas possibilitam uma melhor caracterização das limitações vocais do paciente.

Rangarathnam,[18] ao citar dados da ASHA de 2002 que demonstram uma pequena porcentagem de profissionais fonoaudiólogos utilizando a telefonoaudiologia, ressalta que provavelmente atualmente a quantidade aumentou. Então, é enfatizado que a teleprática proporciona o atendimento a populações longínquas, como rurais, por exemplo, mas que há necessidade do desenvolvimento de protocolos específicos para avaliação perceptivo-auditiva remota.

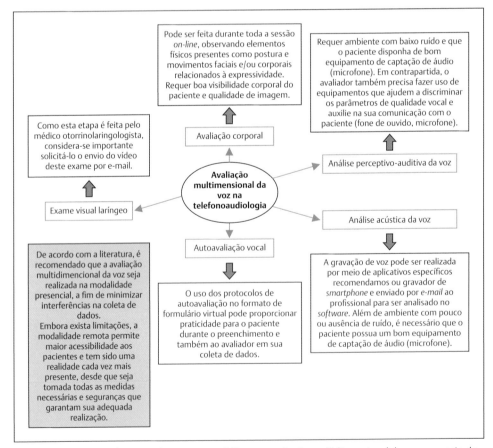

Fig. 14-1. Mapa mental 1. Estratégias que possibilitam a avaliação multidimensional da voz por meio da telefonoaudiologia.

CAPÍTULO 14 ▪ TELEFONOAUDIOLOGIA EM VOZ: CONCEITOS E POSSIBILIDADES

Na clínica vocal, as medidas acústicas fornecem informações importantes do sinal vocal, possibilitando fazer inferências sobre o mecanismo de produção vocal subjacente. Na modalidade de atendimento por teleconsulta, o uso das plataformas virtuais e a presença do paciente em ambientes sem controle de ruído podem afetar a qualidade do sinal obtido. Cada plataforma de videoconferência possui códices específicos e podem afetar a qualidade do sinal de maneira diferente. Por isso, recomendam-se analisar tais plataformas antes de escolher qual será utilizada para teleconsulta. A pesquisa de Weerathunge[19] investigou as influências de diferentes plataformas e pode ser um uma leitura interessante antes de escolher a plataforma para teleconsulta em voz. De maneira geral, todas as medidas acústicas são afetadas quando o sinal vocal é transmitido via plataforma, exceto as medidas relacionadas à frequência fundamental (média, desvio-padrão, mínima, máxima e extensão vocal).

Weerathunge *et al.*[19] sugeriram uma série de procedimentos para gravação em tempo real nas plataformas de teleprática. Uma versão traduzida de tais recomendações pode ser encontrada no material suplementar deste capítulo.

Segue, para fins de tutorial, tradução de cópia integral das recomendações de Weerathunge (Quadro 14-2):[19]

1. Diretrizes para Gravação de Plataformas de Teleprática em Tempo Real Via Software Praat

A) Usuários de PC (Windows 10):
- Desconecte os fones de ouvido do computador.
- Defina o volume de gravação do sistema.
- Para habilitar a mixagem estérea:
  - Clique com o botão direito do *mouse* no ícone do alto-falante ("Sons" ou vá para "Som" nas configurações do sistema e selecione "Painel de controle de som" em configurações relacionadas.
    - ♦ Selecione a guia "Gravação" na janela Painel de controle de som.
    - ♦ Clique com o botão direito do *mouse* em um dispositivo de gravação e selecione "Mostrar dispositivos desativados".
- Clique com o botão direito do *mouse* na mixagem estéreo e selecione "Ativar".
  - Torne "Stereo Mix" o dispositivo padrão e o microfone que você está usando o dispositivo de comunicação padrão, clicando com o botão direito em cada dispositivo de gravação.
    - ♦ *Se você tiver o Stereo Mix ativado*: clique com o botão direito do *mouse* em Stereo Mix e selecione "Propriedades" e clique na guia "Níveis":
- Defina o nível de volume para 50% e clique em "OK".
- Vá para Praat, selecione "New" e "Record Mono Sound".

B) Usuários de Mac (iOS):
- Baixe o aplicativo "Soundflower";
- Selecione "Janela" na barra de tarefas e clique em "Dispositivos de áudio";
- Crie um novo dispositivo de saída múltipla pressionando o sinal + no canto inferior esquerdo da janela de dispositivos de áudio;
- Selecione o alto-falante de saída que você está utilizando e o Soundflower (2 canais) como dispositivos de saída;
- Clique com o botão direito do *mouse* no dispositivo de saída múltipla e no dispositivo de saída múltipla o dispositivo de saída de sua escolha. O ícone do alto-falante agora deve aparecer na frente de Multi-Output;

Quadro 14-2. Diferenças de médias de medidas acústicas, retirado de *Supplemental material*[19]

S3. Diferenças médias de cada medida acústica entre cada plataforma de teleprática e a gravação original

Teleprática Plataforma	Vocal f_o Quer dizer (HZ)	Vocal f_o SD (HZ)	Vocal f_o variedade (HZ)	SPL variedade (dB)	HNR (vogal; dB)	E/A Razão (dB)	Relação L/H (vogal; dB)	CPPS (dB)	CPPS (vogal; dB)
Cisco WebEx	10,75	13,03	17,88	31,58	- 7,29	- 3,10	- 7,93	- 1,443	- 4,205
Doxy.me	13,20	15,11	27,61	2,65	- 6,89	-5,69	-0,92	- 1,878	- 4,490
Equipes de Microsoft	6,77	6,17	14,05	- 5,53	- 6,68	- 3,92	0,26	- 2,338	- 4,643
VSee Messenger	14,80	15,27	26,32	3,82	- 7,31	- 5,41	- 0,19	- 2,028	- 4,690
Zoom usado com melhorias	15,48	16,15	27,10	13,85	- 5,49	- 5,72	- 4,53	- 1,459	- 4,187
Zoom usado sem melhorias	25,01	28,35	17,28	- 10,71	- 9,02	- 0,54	4,52	- 2,183	- 4,495

CAPÍTULO 14 ▪ TELEFONOAUDIOLOGIA EM VOZ: CONCEITOS E POSSIBILIDADES **243**

- Novamente na janela, clique em "Audio Devices" e faça do Soundflower (2ch) o dispositivo de entrada de som de sua escolha. O ícone do microfone agora deve aparecer na frente do Soundflower (2h);
- Em Configurações de som, confirme se Multi-Output está selecionado como a saída de som;
- Vá para Praat, selecione "New" e "Record Mono Sound". Selecione Soundflower (2 canais) como fonte de entrada.

2. Instruções para desligar o controle de ganho de áudio do computador para microfone e alto-falante.

A) Usuários de PC (Windows 10):
- Clique com o botão direito do *mouse* no ícone do alto-falante ( ) na barra de ferramentas inferior direita e selecione "Sons" ou vá para "Som" nas configurações do sistema e selecione "Painel de controle de som" em Configurações relacionadas.
  - Selecione a guia "Reprodução" na janela Painel de controle de som:
    - ♦ Clique com o botão direito do *mouse* no alto-falante utilizado e vá para "Propriedades":
      - ◊ Acesse a guia "Melhorias" nas propriedades do alto-falante e desmarque todos os efeitos sonoros.
  - Selecione a guia "Gravação" na janela do painel de controle de som:
    - ♦ Clique com o botão direito do mouse no microfone utilizado e vá para "Propriedades":
      - ◊ Vá para a guia "Melhorias" e desmarque todos os efeitos sonoros;
      - ◊ Selecione a guia *Communications* na janela do painel Sound Control;
      - ◊ Selecione o botão de opção "Não fazer nada" como a opção quando o Windows detecta atividade de comunicação.

B) Usuários de Mac (iOS):
- Em Configurações de som do Mac, vá para a guia "Entrada";
- Desmarque a opção "Usar redução de ruído ambiente" em "Configurações dos dispositivos selecionados".

Além disso, recomenda-se que no momento de alta do tratamento, que o fonoaudiólogo refaça todas as avaliações com o seu paciente, solicite novamente avaliações clínica e instrumental otorrinolaringológicas.

Identificação de Estratégias de Terapia Vocal Utilizadas em Telefonoaudiologia

A nuvem de palavras a seguir contempla uma divisão, relacionando a literatura pesquisada com especificidades da intervenção realizada por teleconsulta. Desta forma, foram considerados os estudos que descreveram o processo terapêutico, qual o número de sessões realizadas, modalidade, abordagem, método e/ou exercícios utilizados, se houve a presença de mediadores, quais as vantagens e desafios encontrados, e, finalmente, se a intervenção via teleconsulta foi efetiva.

Foram analisados 16 artigos, expostos no Quadro 14-3,[9-13,18,20-29] para elaboração da nuvem de palavras (Fig. 14-2). A maioria desses estudos está relacionada à aplicação do método *Lee Silverman*, trazendo, assim, toda a caracterização da abordagem no que concerne ao número padrão de sessões, método e exercícios utilizados.

Um estudo realizado por Griffin[23] apresenta a não inferioridade da aplicação do método *Lee Silverman* em atendimento remoto. Essa pesquisa comparou dois grupos (um re-

PARTE III ▪ INTERVENÇÃO FONOAUDIOLÓGICA EM VOZ

Quadro 14-3. Informações sobre os 16 artigos analisados

Autores/ano	Local	Temática
Chan MY et al., 2019[11]	Malásia	Terapia por videoconferência para Doença de Parkinson (DP) usando Lee Silverman (LSVT)
Constantinescu GA et al., 2011[9]	Reino Unido	LSVT on-line remoto
Constantinescu GA et al., 2010[20]	Reino Unido	Telerreabilitação vocal para DP (LSVT)
Dias et al., 2016[21]	Brasil	Telerreabilitação vocal para DP (LSVT)
Doarn et al., 2019[22]	Estados Unidos	Portal da web para terapia de voz de crianças
Eslami Jahromi e Ahmadian, 2018[13]	Irã	Satisfação da Telefonoaudiologia na gagueira
Fu, Theorodo e Ward, 2015[10]	Austrália	Terapia via teleprática para nódulos vocais
Griffin et al., 2017[23]	Reino Unido	LSVT usando facetime em tablet comparado com presencialmente
Grillo, 2017[24]	Estados Unidos	Modelo de teleprática para prevenção de problemas vocais
Hart, 2010[25]	Estados Unidos	Benefícios clínicos da Telefonoaudiologia nos distúrbios da comunicação
Lin et al., 2020[12]	Austrália	Não inferioridade da terapia vocal via teleprática
Mashima et al., 2003[26]	Estados Unidos	Eficácia de terapia vocal administrada remotamente
Santos, Pedrosa e Behlau, 2015[27]	Brasil	Efeito do atendimento fonoaudiológico virtual e presencial a repórteres de telejornal
Quinn et al., 2019[28]	Austrália	Programa via telerreabilitação de manutenção de fala em grupo com DP (LSVT)
Rangarathnam et al., 2015[18]	Estados Unidos	Teleprática na disfonia por tensão muscular primária
Theodoros, Hill e Russell, 2016[29]	Austrália	Não inferioridade e validade de telerreabilitação para casa em casos de DP (LSVT)

CAPÍTULO 14 ▪ TELEFONOAUDIOLOGIA EM VOZ: CONCEITOS E POSSIBILIDADES

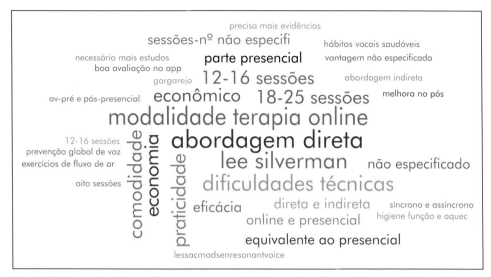

Fig. 14-2. Nuvem de palavras referentes ao que mais foi apontado pelos estudos em relação a: número de sessões, tipo de abordagem, vantagens e demais fatores mais citados sobre o teleatendimento.

cebendo a terapia presencial e outro virtual) e conseguiu, entre seus resultados, destacar que a realização do método *Lee Silverman* de forma remota não foi inferior à aplicação presencial das tarefas.

A nuvem de palavras ilustra ainda as possibilidades para a teleconsulta acontecer de forma *on-line*, síncrono ou assíncrono, com as avaliações (pré e pós) sendo realizadas na modalidade presencial. A maioria dos estudos contemplados por nossa análise adotou uma intervenção direta e sem a presença de mediador auxiliando o paciente.

Muitas vantagens listadas pelos estudos analisados se referem à praticidade, comodidade e economia proporcionada pelo atendimento remoto. Além disso, são ressaltadas a eficácia e equivalência em relação ao atendimento presencial. Em relação aos desafios encontrados, o ponto mais citado se refere a dificuldades técnicas (funcionamento de equipamentos, *softwares*, familiaridade do paciente, conexão de rede e outros). Todos os estudos analisados apontaram que a intervenção de forma remota foi efetiva (Fig. 14-3).

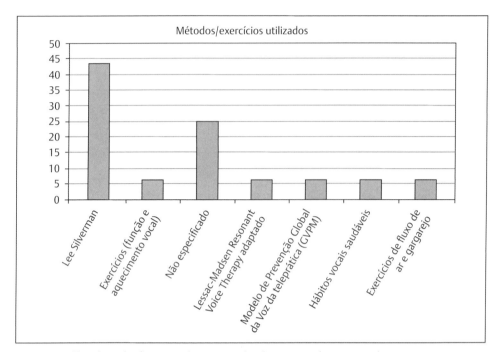

Fig. 14-3. Gráfico dos métodos e exercícios mais utilizados nos estudos pesquisados.

DESAFIOS, POSSIBILIDADES E ESTRATÉGIAS PARA ATUAR EM TELEFONOAUDIOLOGIA NA ÁREA DE VOZ

Discriminação dos Desafios da Atuação Vocal por Meio da Telefonoaudiologia

A área de voz apresenta-se como uma área continuadamente promissora para a telefonoaudiologia, uma vez que uma grande porcentagem dos casos não precise, necessariamente, de contato físico. Contudo, assim como existem diversos pontos positivos também há desafios, como:

- *Avaliação vocal*: a anamnese, protocolos de autoavaliação, avaliação do comportamento e higiene vocal não sofrem interferências. Porém, a parte de análise acústica e auditiva é mais desafiadora e, por isso, nosso trabalho deve ser específico para que não haja perda ou interferência nos dados;
- *Percepção auditiva*: o som não será totalmente fidedigno devido às interferências da transmissão do sinal, porém com um protocolo específico podemos assegurar que aquela voz será medida sempre da mesma forma, podendo atenuar esse impacto;
- *Percepção Visual*: pode ser solicitado ao paciente para melhor visualização durante os exercícios um melhor posicionamento de câmera, com distância que favoreça a visualização dele num ambiente com iluminação adequada para tal;

- *Exercícios ou orientações que dependem do toque no paciente*: exercícios que o paciente tenha dificuldade de realizar sozinho, como respiração diafragmática ou massagem laríngea, podem ser prejudicados por não existir esse contato, porém existe a possibilidade de criação de estratégias para lidar da melhor forma com este tipo de situação. No caso de um paciente que necessita aprender a respiração diafragmática, é possível criar uma hierarquia de dificuldade nos exercícios, começando pela percepção da respiração diafragmática deitado, que é mais fácil;
- *O uso de instrumentos*: o uso dos diversos instrumentos, como *lax vox, shaker, respiron*, pode ser enviado para a casa do paciente ou o próprio paciente pode comprar. Porém nos casos de *laser* ou eletroterapia não será possível, e cabe ao profissional avaliar qual seria a forma de obter o mesmo resultado na evolução vocal sem o uso destes instrumentos;
- *Conexão*: é de extrema importância que o profissional tenha uma internet cabeada e um plano B, caso a conexão seja interrompida, como a possibilidade de utilizar os dados móveis do smartphone. Deve-se solicitar ao paciente que mantenha o melhor sinal possível de internet para evitar que o som ou imagem apresentem prejuízos e interfiram na sessão.

Na Figura 14-4, é possível visualizar quais os principais desafios apontados pelos artigos analisados.

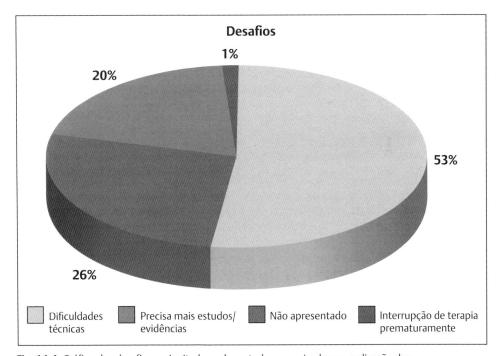

Fig. 14-4. Gráfico dos desafios mais citados pelos estudos pesquisados na realização dos teleatendimentos.

Sintetização das Possibilidades de Atuação Efetivas e as Principais Vantagens para Atuação em Telefonoaudiologia na Área de Voz

Apesar desses desafios, com a teleconsulta, também temos diversas novas possibilidades, como:

- *Opção para o paciente*: muitos pacientes preferem o atendimento *on-line* e buscam profissionais capacitados na telefonoaudiologia para serem atendidos, devido a diversos motivos, como: não há dificuldades relacionadas a deslocamento para se dirigir a sessão; é mais prático de incluir a sessão na rotina de trabalho, uma vez que diante do cenário atual o paciente já esteja habituado com reuniões *on-line* e se sente melhor dessa forma entre outros.
- *Diminuição do tempo de intervalos entre os pacientes*: para o profissional fonoaudiólogo é uma vantagem, pois a sessão *on-line* é mais objetiva e curta, permitindo o atendimento seguido entre os pacientes, já que não há a necessidade de reorganização do ambiente entre os atendimentos. Além disso, o deslocamento ao atendimento presencial traz mais riscos a imprevistos, devido ao clima, trânsito entre outros, prejudicando a sessão. Nos 16 artigos pesquisados, foram apontadas as seguintes principais vantagens sobre a teleconsulta (Fig. 14-5).

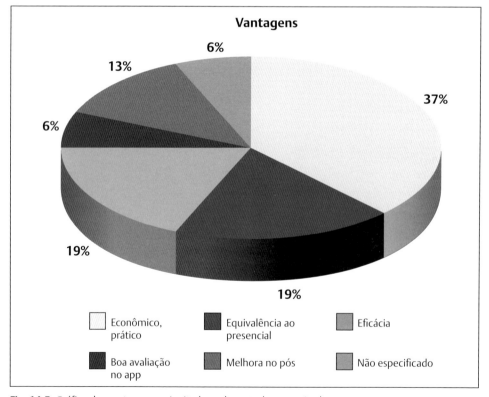

Fig. 14-5. Gráfico das vantagens mais citadas pelos estudos pesquisados.

CAPÍTULO 14 • TELEFONOAUDIOLOGIA EM VOZ: CONCEITOS E POSSIBILIDADES **249**

- *Novas estratégias*: no atendimento *on-line* podem-se criar diversas estratégias por meio de ferramentas, como: utilizar vídeos, lousa *on-line, feedback* visual ao vivo com espectrograma entre outros.
- *Treino específico para reuniões* on-line: muitos pacientes estão demandados de reuniões *on-line* com longa duração e muitas vezes sua queixa de voz e comunicação está relacionada a essa demanda. O treino *on-line* pode fazer com que esses pacientes se sintam mais seguros e confortáveis para enfrentar suas reuniões no dia a dia.
- *Gravações direto do computador*: nas plataformas *on-line* podemos gravar qualquer parte da sessão de forma rápida e simples ou registrar o conteúdo da tela a qualquer momento, o que pode auxiliar no controle da evolução do paciente e apresentar o *feedback*, por exemplo, quando surge um ponto de tensão que ele não percebe.

Sistematização de Estratégias para Iniciar e Atuar em Telefonoaudiologia na Área de Voz

Iniciar na Telefonoaudiologia é um excelente investimento que pode ser feito, considerando seu custo inicial relativamente barato.

A telefonoaudiologia possibilita um grande e rápido retorno do investimento inicial. Hoje podemos encontrar, inclusive, plataformas gratuitas que estão de acordo com a Lei de Portabilidade e Responsabilidade de Seguro Saúde (*Health Insurance Portability and Accountability Act* – HIPAA) como o *doxy.me* e *vsee*. Assim, o custo para telefonoaudiologia basicamente é o de ter uma plataforma, energia elétrica, internet e computador, já seria utilizado no atendimento presencial. A seguir segue o passo a passo para iniciar na telefonoaudiologia.

Prospectar Pacientes

O primeiro passo para o atendimento é prospectar pacientes, e isso pode ser feito de algumas formas:

Amigos, Famílias, Grupos

Mensagens informando serviços de atendimento de forma *on-line* para pessoas que tenham dificuldades e queixas vocais diversas e que estão buscando melhorar tais aspectos. Envie essa mensagem para amigos, familiares e para todos os grupos que você possui uma boa relação.

Exemplo:

> *Olá, amigos! Como vocês estão?*
>
> *Gostaria de comentar com vocês que eu ajudo pessoas a terem uma voz saudável e forte para se comunicarem ou cantarem por meio de atendimentos on-line e estou com a agenda aberta. Vocês conhecem alguém que queira ou precise melhorar a sua voz e comunicação? Se conhecerem podem enviar o meu contato que explicarei como funciona meu trabalho. Muito obrigada.*

Lembre-se que a venda acontece quando a necessidade encontra a lembrança, ou seja, algum amigo ou algum colega de trabalho do seu familiar pode precisar de ajuda com a voz, mas talvez não saibam ou lembrem da sua atuação nessa área e quando você envia uma mensagem apresentando o que faz de formas objetiva e clara, sua chance de prospectar um paciente cresce enormemente.

Ter uma Vitrine nas Mídias Sociais

É muito importante, principalmente no mundo atual, ter o trabalho exposto como em uma vitrine para que sua área de trabalho seja evidente para os possíveis pacientes, transmitindo confiabilidade e competência. Antigamente, a prospecção de pacientes funcionava por meio de indicações, atualmente as pessoas costumam procurar serviços em saúde nas mídias sociais, aumentando a possibilidade de prospectar pacientes cada vez mais rápido, pois um conteúdo útil para a sociedade pode ser compartilhado e atingir cada vez mais pessoas que apresentam o problema que você ajuda a resolver.

Exemplos de conteúdo:

- Mitos e verdades da voz;
- Quando procurar um fonoaudiólogo?
- Por que minha voz está rouca?
- Quais as doenças mais comuns na voz;
- Dicas para manter sua voz limpa.

Todos esses conteúdos podem ser compartilhados, e os indivíduos tendem a enviar especificamente para outros que darão sentido ao que foi recebido.

Marcar uma Conversa com o Possível Paciente para Tirar Todas as Dúvidas

Assim que um possível paciente entra em contato, é importante mostrar o valor do serviço prestado antes de conversar sobre preços. Por isso, antes de qualquer coisa, é preciso criar conexões com as pessoas interessadas.

Tenha um *Script* para Conversar com o Possível Paciente

Não é fácil começar a falar sobre o seu trabalho ou ser assertivo na comunicação, criar um *script* para não esquecer as informações mais importantes é muito útil. Inclusive, quando o seu fluxo de pacientes for maior, um possível colaborador/secretária pode seguir o *script* para prospectar pacientes:

- *Crie conexão*: antes de começar a falar de você ou de como funcionam as sessões, pergunte sobre a pessoa, o que a levou até você;

- *Quando ela apresentar a queixa*: mostre que você se solidariza com aquela dificuldade e sabe o quanto isso pode impactar no dia a dia e na vida dela. Esse é o momento que você pode demonstrar mais credibilidade e conhecimento, dizendo as possíveis causas de um problema como esse, mas que apenas uma avaliação vocal detalhada permitirá que a verdadeira causa seja descoberta;

- *Seja positivo*: fale como as sessões de voz costumam ter um resultado rápido e ótimo na maioria dos casos e então pergunte se ele tem alguma dúvida;

- *Quando o paciente perguntar sobre o preço da sessão*: você já terá provado o valor do seu trabalho para ele, além de ter criado conexão e mostrado que você é a pessoa certa para resolver o problema dele. Então, diga sem hesitar o valor e como o pagamento pode ser feito, já marque a data e envie o convite da sessão *on-line* junto com as informações burocráticas;

- *Ter um contrato*: é importante ter um contrato com o paciente para garantir a segurança de ambos os lados e evitar problemas futuros, além de transmitir responsabilidade e credibilidade.

O que deve conter o contrato:

- Valor da sessão;
- Como será realizado o pagamento;
- O que acontece quando o paciente terapeuta falta;
- Segurança da imagem de ambos os lados.

No *site* da Sociedade Brasileira de Fonoaudiologia (https://www.sbfa.org.br/portal2017/campanha-fonoaudiologia-4-0-noenfrentamento-ao-covid-19) podem ser encontrados modelos de contrato para teleconsulta a ser utilizado pelos fonoaudiólogos.

Encontrar uma Plataforma que Você Domine e Seja Hipaa

Existem diversas plataformas que podem ser utilizadas na Telefonoaudiologia (Fig. 14-6). Durante a escolha é importante:

- Testar diversas plataformas com um amigo ou familiar antes – verificar som, áudio, compartilhamento de tela, gravação do som, iluminação e conexão;
- Pedir para seu paciente também testar a plataforma antes da sessão.

Seja Excelente e Confiante na sua Comunicação

Sem dúvidas, essa é a principal parte, seja excelente em sua comunicação em todos os processos, desde o primeiro contato com o paciente até depois da sua alta. Seja claro nas informações, pergunte sempre se a pessoa tem alguma dúvida, seja empático e disponível, mantenha seu paciente sempre motivado, mostre sua evolução a cada sessão de forma objetiva e então o *feedback* do seu trabalho virá naturalmente. O melhor depoimento é aquele que surge naturalmente, seja excelente e você terá mais indicações e depoimentos verdadeiros.

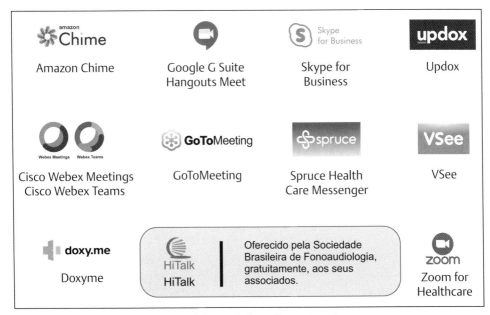

Fig. 14-6. Plataformas sugeridas para Telefonoaudiologia. (Fonte: SPFA.)

Estratégias para Quem quer Melhorar sua Comunicação

- Pense sempre como você gostaria de ser tratado como paciente;
- Grave vídeos de si mesmo, assista e anote o que pode ser melhorado;
- Peça *feedbacks* da sua comunicação. Pergunte se você foi claro, se tem algo a mais que a pessoa gostaria de saber e no final de uma explicação, peça que a pessoa repita o que entendeu;
- Estude sobre os diversos estilos de comunicadores e treine ter uma comunicação adequada com os diversos estilos. Com o treino você perceberá pelo tom de voz com qual pessoa está se comunicando, e isso evitará muitos ruídos na sua comunicação. Exemplo: estou conversando com alguém mais autoritário, eu percebo pelo tom de voz que tenho que ser mais direto, sem tantas explicações e deixar sempre opções abertas para que a pessoa sinta que está conduzindo a conversa.

Faça Aquecimentos Vocais

Você é o exemplo do seu paciente, as pessoas tendem a ver seus terapeutas como exemplos a serem seguidos. Mostre que os cuidados vocais também fazem parte do seu dia a dia porque você usa sua voz para trabalhar.

Seja Ético(a)

É importante estar atento às normas éticas e legislação vigente no território sobre a sua atuação, como limites territoriais que o atendimento pode abranger, haver sigilo das informações, registro em prontuários e demais regimentos determinados, pelo CFFa, por exemplo, para as práticas profissionais fonoaudiológicas.

O Código de Ética da Fonoaudiologia esclarece sobre os direitos e deveres do fonoaudiólogo e pontua itens que abrangem a atuação em telefonoaudiologia, como: garantir a qualidade do atendimento independentemente da modalidade terapêutica; garantir que a plataforma utilizada para teleconsulta seja compatível com as exigências de sigilo mencionadas.

Questões Éticas da Telefonoaudiologia

Os teleatendimentos fonoaudiológicos, sejam eles nas modalidades síncronas, assíncronas ou híbridas, devem seguir as determinações atualizadas do Conselho Federal de Fonoaudiologia, assim como do código de ética da Fonoaudiologia. É importante atentar para o registro dos atendimentos em prontuário, seja manuscrito ou eletrônico, guardando esses documentos por ao menos 10 anos após alta, suspensão ou abandono do paciente ao tratamento, como determinado pela resolução CFFa nº 415[30] de 2012. Tais documentos devem ser confidenciais e podem ser solicitados pelo Conselho Regional de Fonoaudiologia.

Na resolução do CFFa nº 580,[5] de 2020, há disposições referentes ao profissional seguir normas técnicas da guarda, manuseio e transmissão dos dados, como também ressalta a necessidade da realização dos registros em prontuário. Em 2021, a resolução do CFFa nº 615[31] alterou parágrafo da resolução CFFa nº 580,[5] enfatizando que os fonoaudiólogos que realizam serviços via telefonoaudiologia devem enviar uma declaração autorreferida ao seu respectivo Conselho Regional informando se detêm algum tipo de experiência ou formação em Telefonoaudiologia.

Se liberte de Crenças Limitantes

Muitos profissionais não iniciam na telefonoaudiologia ou não continuam pelas crenças limitantes. Todos temos essas crenças e saber se libertar delas faz parte do seu crescimento profissional.

Abaixo alguns exemplos dessas crenças limitantes – Fonte: Estadão. São Paulo. 2022:

- *Telefonoaudiologia não dá dinheiro*: enquanto você acreditar nisso, essa será uma verdade na sua vida. Olhe para os fonoaudiólogos que têm sucesso e veja que essa não é uma verdade.
- *Sou muito novo, e as pessoas não vão confiar em mim*: credibilidade e competência não estão relacionadas com a sua idade, mostre e comunique sua competência para as pessoas e elas não vão se importar com a sua idade. As pessoas querem alguém que seja capaz de resolver os problemas delas independentemente de quantos anos elas tenham. Recentemente, saiu a seguinte notícia no Estadão:[32] "CEO de 23 anos, empresas apostam em jovens talentos na presidência." O mundo está mudando e hoje você não precisa "parecer mais velho" para transmitir confiança.

CONCLUSÃO

Avaliação e Conclusão sobre a Atuação em Telefonoaudiologia na Área de Voz

Apesar de ser uma proposta recente, a telefonoaudiologia teve sua expansão no período da pandemia da Covid-19 e está cada vez mais presente na atuação do fonoaudiólogo. Há evidências científicas que comprovam sua efetividade, tanto na avaliação vocal, quanto na terapia, sobretudo em pacientes com doença de Parkinson, e na aplicação do método Lee Silverman.

É possível observar na literatura e na prática clínica diversos casos dentro da área de voz, em que são apresentadas alterações, prejuízos pessoais, sociais e profissionais, bem como emocionais, quando os pacientes compartilham suas dores e inseguranças, nos quais podemos intervir e, muitas vezes, solucionar a partir da Telefonoaudiologia.

Não espere ter o computador perfeito, a melhor *webcam* ou o cenário ideal para começar a atuar e auxiliar pessoas em sua reabilitação. Não existe contexto ideal, mas situações podem ser adaptadas e se tornarem efetivas para tratar, impactar e transformar vidas. Comece a colocar algum dos passos citados aqui em prática, e aproveite as oportunidades!

REFERÊNCIAS BIBLIOGRÁFICAS

1. Brasil. Conselho Federal de Fonoaudiologia. Resolução CFFA n° 427. 2013.
2. Nascimento CMB, Lima MLLT, Sousa FOS, et al. Telefonoaudiologia como estratégia de educação permanente na atenção primária à saúde no Estado de Pernambuco. Revista CEFAC. 2017;19(3):371-80.
3. Marcolino MS, Alkimim MBM, Assis TG, et al. A Rede de Teleassistência de Minas Gerais e suas contribuições para atingir os princípios de universalidade, equidade e integralidade do SUS - relato de experiência. R Eletr de Com Inf Inov Saúde. [periódico na Internet]. 2013;7(2):1-21.
4. Lucena AM, Couto EAB, Garcia VS, et al. Teleconsultorias de fonoaudiologia em um serviço público de telessaúde de larga escala. Revista CEFAC. 2016;18(6):1395-403.
5. Conselho Federal de Fonoaudiologia. Resolução CFFA n° 580, de 20 de agosto de 2020.
6. Lopes AC, Barreira-Nielsen C, Deborah V. et al. Diretrizes de boas práticas em Telefonoaudiologia [recurso eletrônico] - Bauru: Faculdade de Odontologia de Bauru. Universidade de São Paulo; Brasília: Conselho Federal de Fonoaudiologia. 2020.

7. Oiveira IC, Carvalho AFL, Vaz DC. Fragilidades e potencialidades do trabalho fonoaudiológico em ambiente virtual em tempo de pandemia de Covid-19 (SARS-CoV-2). Rev Cienc Med Biol. 2020;19(4):553.
8. Queiroz MRG, Pernambuco LA, Leão RLS, Lucena JA. Terapia vocal no contexto da Telefonoaudiologia em clientes disfônicos: revisão integrativa. Audiology - Communication Research. 2021;26.
9. Constantinescu G, Theodoros D, Russell T, et al.Treating disordered speech and voice in Parkinson's disease online: a randomized controlled non-inferiority trial. Int J Lang Commun Disord. 2011;46.
10. Fu S, Theodoros DG, Ward EC. Delivery of Intensive Voice Therapy for Vocal Fold Nodules Via Telepractice: A Pilot Feasibility and Efficacy Study. J Voice. 2015;29(6):696-706.
11. Chan MY, Chu SY, Ahmad K, Ibrahim NM. Voice therapy for Parkinson's disease via smartphone videoconference in Malaysia: A preliminary study. J Telemed Telecare. 2019.
12. Lin F-C, Chien H-Y, Chen SH, et al. Voice Therapy for Benign Voice Disorders in the Elderly: A Randomized Controlled Trial Comparing Telepractice and Conventional Face-to-Face Therapy. J Speech Lang Hear Res. 2020;63(7):2132-40.
13. Eslami Jahromi M, Ahmadian L. Evaluating satisfaction of patients with stutter regarding the tele-speech therapy method and infrastructure. Int J Med Inform. 2018;115:128-33.
14. Castillo-Allendes A, Contreras-Ruston F, Cantor-Cutiva LC, et al. Voice Therapy in the Context of the COVID-19 Pandemic: Guidelines for Clinical Practice. Journal of Voice. 2020.
15. Becker DR, Gillespie AI. In the zoom where it happened: Telepractice and the voice clinic in 2020. Seminars in speech and language. Seventh Avenue, 18th Floor, New York, NY 10001, USA: Thieme Medical Publishers, Inc. 2021;42(01):333.
16. Dahl KL, Weerathunge HR, Buckley DP, et al. Reliability and Accuracy of Expert Auditory-Perceptual Evaluation of Voice via Telepractice Platforms. American Journal of Speech-Language Pathology [Internet]. 2021;30(6):2446-55.
17. Teixeira LC, Rodrigues ALV, Silva ÁFG, et al. Escala URICA-VOZ para identificação de estágios de adesão ao tratamento de voz. CoDAS [Internet]. 2013;25:8-15.
18. Rangarathnam B, McCullough GH, Pickett H, et al. Teleprática versus entrega presencial de terapia de voz para disfonia por tensão muscular primária. American Journal of Speech-Language Pathology. 2015;24(3):386-99.
19. Weerathunge HR, Segina RK, Tracy L. Stepp CE. Precisão de medidas acústicas de voz via plataformas de teleconferência e videoconferência. Jornal de Pesquisa de Fala, Linguagem e Audição. 2021;64(7):2586-99.
20. Constantinescu GA, et al. Home-based speech treatment for Parkinson's disease delivered remotely: a case report. Journal of Telemedicine and Telecare (London). 2010b;16(2):100-4.
21. Dias RS, Marques AFH, Diniz PRB, et al. Telemental health in Brazil: past, present and integration into primary care. Arch Clin Psychiatry. 2015;42(2):41-4.
22. Doarn CR, et al. Design and implementation of an interactive website for pediatric voice therapy-the concept of in-between care: a telehealth model. Telemedicine Journal and eHealth, Larchmont; [Internet]. 2019;25(5):415-22.
23. Griffin M, Bentley J, Shanks J, Wood C. The effectiveness of Lee Silverman Voice Treatment therapy issued interactively through an iPad device: a non-inferiority study. J Telemed Telecare. 2018;24(3):209-15.
24. Grilo AM. Relevance of assertiveness in health care professional-patient communication. Psicol Saude Doencas. 2012;13(2):283-97.
25. Hart J. Expanding access to telespeech in clinical settings: inroads and challenges. Telemed J E Health. 2010;16(9):922-4.
26. Mashima PA, Birkmire-Peters DP, Syms MJ, et al. Telessaúde: Terapia de voz utilizando tecnologia de telecomunicações. Am J Speech Lang Pathol. 2003;12(4):432-9.
27. Santos T, Pedrosa V, Behlau M. Comparison of virtual and present speech voice therapist service in television journalism professional. Rev CEFAC. 2015;17(2):385-95.

CAPÍTULO 14 • TELEFONOAUDIOLOGIA EM VOZ: CONCEITOS E POSSIBILIDADES

28. Quinn R, Park S, Theodoros D, Hill AJ. Delivering group speech maintenance therapy via telerehabilitation to people with Parkinson's disease: A pilot study. Int J Speech Lang Pathol. 2019;21(4):385-94.
29. Theodoros D, Russell TG, Hill A, et al. Assessment of motor speech disorders online: a pilot study. J Telemed Telecare. 2003;9(2):66-8.
30. Conselho Federal De Fonoaudiologia. Resolução n. 415, de 12 de maio de 2012. Dispõe sobre o registro de informações e procedimentos fonoaudiológicos em prontuários, revoga a Recomendação nº 10/2009, e dá outras providências. 2012.
31. Conselho Federal de Fonoaudiologia. Resolução n° 615, de 8 de Abril de 2021.
32. Zanatta B. CEO de 23 anos? Empresas apostam em jovens talentos na presidência; [Internet]. Estadão. São Paulo. 2022.

ÍNDICE REMISSIVO

Entradas acompanhadas por um *f* ou *q* em itálico indicam figuras e quadros, respectivamente.

A

Ação(ões) Fonoaudiológica(s)
  conceitos relacionados às, 216*q*-218*q*
    descrição dos, 216*q*-218*q*
  de prevenção, 220
    do distúrbio de voz, 220
  de promoção, 220
    à saúde vocal, 220
Adulto(s)
  programas terapêuticos em, 104
    de disfagia, 104, 108
      com tumor de cabeça e pescoço, 108
      orofaríngea neurogênica, 104
        após AVC, 104
AMIOFE (Avaliação Miofuncional Orofacial com Escores), 14
Amplificação Vocal
  dispositivos de, 183
    na intervenção vocal, 183
Aperfeiçoamento Vocal
  CAM no, 161-172
    princípios do, 161-172
  ações de, 228
Aprendizado Motor
  aplicado ao treinamento vocal, 206
    princípios do, 206
      foco de atenção, 208
      variáveis da pré-prática, 207
Ativação Muscular
  simetria da, 123*f*
    favorecer a, 123*f*
    biofeedback para, 123*f*
Atuação Fonoaudiológica
  raciocínio clínico na, 3-18
    em voz, 3-18
      casos clínicos, 11

      ferramenta-modelos sistemáticos, 7
      formação interprofissional, 3
      mapa mental, 16*f*
      objetivos de aprendizagem, 3
  nas funções orofaciais, 3-18
    casos clínicos, 11
      disfagia, 13
      MO, 14
    ferramenta-modelos sistemáticos, 7
    formação interprofissional, 3
    habilidades de solução de problema, 5
    mapa mental, 16*f*-18*f*
      disfagia, 18*f*
      MO, 17*f*
    objetivos de aprendizagem, 3
Avaliação Vocal
  em telefonoaudiologia, 238
    estratégias para, 238
      categorização de, 238
      definição de, 238
AVC (Acidente Vascular Cerebral)
  disfagia orofaríngea neurogênica após, 104
    programas terapêuticos em adultos, 104
      CTAR, 107
      deglutição com esforço, 106
      EMST, 106
      estimulação elétrica neuromuscular, 107
      HLE, 106
      JOE, 107
      manobra de Mendelsohn, 107
      MDTP, 104
      protocolo de reabilitação intensiva, 105
      TPPT, 106
      TPSAT, 105, 106
      treinamento de pressão e resistência de língua, 105
      TRPT, 106

ÍNDICE REMISSIVO

B

Bandagem
  elástica, 177
    na intervenção vocal, 177
Biofeedback Eletromiográfico
  na intervenção vocal, 180
  na reabilitação, 119-125
    das funções orofaciais, 119-125
      objetivos de aprendizagem, 119
      sistemas gráficos, 120, 121*f*, 122*f*
        interativos, 120, 122*f*
    para dissociar, 123*f*
      sincinesia, 123*f*
      olho/boca, 123*f*
    para favorecer, 123*f*
      simetria, 123*f*
      da ativação muscular, 123*f*

C

CAM (Controle Auditivo-Motor), 163
  da fala, 165*f*
    conexões envolvidas no, 165*f*
      neuroanatomofisiológicas, 165*f*
  da voz, 163
    áreas cerebrais, 164*q*
      respectivas funções, 164*q*
    conexões envolvidas no, 165*f*
      neuroanatomofisiológicas, 165*f*
    modelo DIVA, 167*f*
      diagrama do, 167*f*
    profissional, 168
      papel do *feedback* auditivo no, 168
    princípios do, 161-172
      na reabilitação vocal, 161-172
        nas disfonias, 170
      no aperfeiçoamento vocal, 161-172
Canudo(s)
  na intervenção vocal, 188
CBR (*Case-Based Reasoning*/ Raciocínio Baseado
  em Casos)
  aplicações na fonoaudiologia, 8
  metodologia, 7
  modelo R4 ciclo, 8*f*
  perspectivas futuras, 8
Cenário
  da TMO, 88
Comunicação
  voz e, 213-230
    análise de ações em grupo, 213-230
      em profissionais da voz, 213-230
        definindo conceitos, 216
        orientações para planejar a ação, 229
        percurso histórico, 213

intervenção vocal em grupo, 218
  para profissionais da voz, 218
  objetivos de aprendizagem, 213
Conexão(ões)
  neuroanatomofisiológicas, 165*f*
    envolvidas no CAM, 165*f*
    da fala, 165*f*
    da voz, 165*f*
CTAR (*Chin Tuck Against Resistance*), 107

D

Deglutição
  fundamentos da biomecânica da, 75-82
    na reabilitação das disfagias, 75-82
      orofaríngeas neurogênicas, 75-82
        da fase faríngea, 79
        da fase oral, 76
        interfaces com as estruturas laríngeas,
          79
        objetivos de aprendizagem, 75
  terapia de, 124*f*
    biofeedback na, 124*f*
Disfagia(s)
  casos clínicos, 13
    avaliação fonoaudiológica, 13
      autoavaliação, 12
      clínica da deglutição, 13
      instrumental, 13
        videofluoroscopia, 13
  mapa mental, 18*f*
  orofaríngea, 101-113
    intervenção em, 111*q*-113*q*
      programas de, 111*q*-113*q*
      técnicas de, 111*q*-113*q*
    programas terapêuticos em, 101-113
      de estimulação oral, 102
        em neonatos, 102
      em adultos com tumor, 108
        de cabeça e pescoço, 108
      neurogênica, 104
        após AVC, 104
      objetivos de aprendizagem, 101
  orofaríngeas neurogênicas, 75-82
    reabilitação das, 75-82
      biomecânica da deglutição na, 75-82
        da fase faríngea, 79
        da fase oral, 76
        interfaces com as estruturas laríngeas,
          79
        objetivos de aprendizagem, 75
  raciocínio clínico em, 10
  telefonoaudiologia em, 131
    aspectos clínicos da, 131

proposta de avaliação, 132
proposta de tratamento, 134
tomada de decisão em, 10
Disfonia(s) Comportamental(is)
terapia vocal nas, 141-157
caso clínico, 156
avaliação vocal, 156
reabilitação vocal, 156
métodos para reabilitação nas, 145
programáticos, 145, 147q-149q
SETR-Voz, 142
técnicas para reabilitação nas, 145
conduta do terapeuta, 155
estratégias, 154
coaching, 154
minfulness, 155
metaterapia, 146
adesão a tratamento, 150
autorregulação, 151
bem-estar vocal, 152
estratégias de enfrentamento, 153
gerenciamento das emoções, 153
psicodinâmica vocal, 153
Dispositivo(s)
classificação dos, 178q
quanto a ingredientes, 178q
quanto à prescrição, 179q
por população, 179q
quanto aos alvos, 178q
quanto aos efeitos, 179q
por medida de resultado, 179q
na intervenção vocal, 176
bandagem elástica, 177
biofeedback eletromiográfico, 180
canudos, 188
de amplificação vocal, 183
de retorno vocal, 183
de vibração, 187
eletroestimulação, 183
hidratação de superfície, 186
incentivadores respiratórios, 181
máscaras, 188
massageadores, 187
PBMT, 185
respiratórios, 181
termoterapia, 189
tubos, 188
ultrassom, 190
não volitivos, 175-191
na terapia vocal, 175-191
no treinamento vocal, 175-191
volitivos, 175-191
na terapia vocal, 175-191

no treinamento vocal, 175-191
DMO (Distúrbios Miofuncionais Orofaciais),
87, 128
Dosagem
de exercícios, 37-68
em funções orofaciais, 37-68
abordagem de tratamento, 42
métodos de auxílio à, 42
aplicações na reabilitação,38
conceitos gerais, 38
elementos para, 44
estratégias para, 44
evidências científicas para, 44
em voz, 37-68
abordagem de tratamento, 42
métodos de auxílio à, 42
aplicações na reabilitação,38
conceitos gerais, 38
elementos para, 44
estratégias para, 44
evidências científicas para, 44
Dose
e objetivo do treinamento, 45f
relação entre, 45f
frequência, 45f
intensidade, 45f
tempo do exercício, 45f

E

Eletroestimulação
na intervenção vocal, 183
EMST (Treinamento de Força Muscular
Expiratória/*Expiratory Muscle Strength
Training*), 106, 109
Estimulação
elétrica, 107
neuromuscular, 107
oral, 102
em neonatos, 102
programas de, 102
Estratégia(s)
de ensino-aprendizagem, 5
esquema de aplicabilidade, 6q
para fortalecer as habilidades, 5
de solução de problemas, 5
de tomada de decisão, 5
Exercício(s)
aplicado ao treinamento vocal, 203
princípios da fisiologia do, 203
aplicação dos, 204
áreas de conhecimento, 203
definição dos, 204

em funções orofaciais, 37-68
 dosagem de, 37-68
  abordagem de tratamento, 42
   métodos de auxílio à, 42
 aplicações na reabilitação,38
  conceitos gerais, 38
  elementos para, 44
  estratégias para, 44
  evidências científicas para, 44
 objetivos de aprendizagem, 37
 prescrição de, 37-68
  abordagem de tratamento, 42
   métodos de auxílio à, 42
 aplicações na reabilitação,38
  conceitos gerais, 38
  elementos para, 44
  estratégias para, 44, 67*q*

  evidências científicas para, 44
  fisiologia muscular na, 38
   princípios teóricos da, 39
em voz, 37-68
 dosagem de, 37-68
  abordagem de tratamento, 42
   métodos de auxílio à, 42
 aplicações na reabilitação,38
  conceitos gerais, 38
  elementos para, 44
  estratégias para, 44
  evidências científicas para, 44
 objetivos de aprendizagem, 37
 prescrição de, 37-68
  abordagem de tratamento, 42
   métodos de auxílio à, 42
 aplicações na reabilitação,38
  conceitos gerais, 38
  elementos para, 44
  estratégias para, 44
  estratégias para, 67*q*
  evidências científicas para, 44
  fisiologia muscular na, 38
   princípios teóricos da, 39
 programas terapêuticos, 47*q*-66*q*
  exemplos de, 47*q*-66*q*

F
Fala
 CAM da, 165*f*
  conexões envolvidas no, 165*f*
   neuroanatomofisiológicas, 165*f*
 terapia da, 123*f*
  biofeedback na, 123*f*
Ferramenta-Modelo(s)
 sistemáticos, 7

de tomada de decisão, 7
 aplicações em fonoaudiologia, 7
 CBR, 7
Fonoaudiologia
 tomada de decisão em, 10
 novos direcionamentos, 10
Formação
 interprofissional, 3
  raciocínio clínico para, 3
   em voz, 3
   nas funções orofaciais, 3
Função(ões) Orofacial(is)
 atuação fonoaudiológica em, 3-18
  raciocínio clínico na, 3-18
   em disfagia, 10
   em MO, 10
   em voz, 10
   formação interprofissional, 3
   habilidades de solução de problema, 5
   objetivos de aprendizagem, 3
  tomada de decisão na, 3-18
   em disfagia, 10
   em MO, 10
   em voz, 10
   estratégias de ensino-aprendizagem, 5
   ferramenta-modelos sistemáticos de, 7
  casos clínicos, 11
   disfagia, 13
   MO, 14
   voz, 11
  mapa mental, 16*f*-18*f*
   disfagia, 17*f*
   MO, 18*f*
   voz, 16*f*
 exercícios em, 37-68
  dosagem de, 37-68
   abordagem de tratamento, 42
    métodos de auxílio à, 42
 aplicações na reabilitação,38
  conceitos gerais, 38
  elementos para, 44
  estratégias para, 44
  evidências científicas para, 44
 objetivos de aprendizagem, 37
 prescrição de, 37-68
  abordagem de tratamento, 42
   métodos de auxílio à, 42
 aplicações na reabilitação,38
  conceitos gerais, 38
  elementos para, 44
  estratégias para, 44, 67*q*
  evidências científicas para, 44
  fisiologia muscular na, 38
   princípios teóricos da, 39

intervenção fonoaudiológica em, 73-137
  biomecânica da deglutição, 75-82
    na reabilitação das disfagias, 75-82
      orofaríngeas neurogênicas, 75-82
  programas terapêuticos, 101-113
    em disfagia orofaríngea, 101-113
  TMO, 87-97
    programas terapêuticos na, 87-97
      aplicações clínicas, 87-97
      perspectivas, 87-97
  PBE na área de, 23-33
    como implementar, 23-33
      alternativas, 33
      histórico, 23
      implementação, 25, 29
      na fonoaudiologia, 24
      objetivos de aprendizagem, 23
      questões, 23
  reabilitação das, 119-125
    biofeedback eletromiográfico na, 119-125
    objetivos de aprendizagem, 119
    sistemas gráficos, 120, 121*f*, 122*f*
      interativos, 120, 122*f*
  telefonoaudiologia nas, 127-136
    aspectos clínicos, 128
    em disfagia, 131
    em MO, 128
    objetivos de aprendizagem, 127
Fundamento(s) da Biomecânica
  da deglutição, 75-82
    na reabilitação das disfagias, 75-82
      orofaríngeas neurogênicas, 75-82
        da fase faríngea, 79
        da fase oral, 76
        interfaces com as estruturas laríngeas, 79
        objetivos de aprendizagem, 75

Fundamento(s)
  da reabilitação, 1-71
    científicos, 1-71
      implementar PBE, 23-33
        na voz, 23-33
        nas funções orofaciais, 23-33
    clínicos, 1-71
      atuação fonoaudiológica, 3-18
        em funções orofaciais, 3-18
        em voz, 3-18
      exercícios, 37-68
        em funções orofaciais, 37-68
        em voz, 37-68
      comportamentais, 1-71

H

Habilidade(s)
  de solução de problemas, 5
    aprendizagem fortalecendo as, 6
      abordagens teóricas, 6
      indireta, 6
    estratégias para fortalecer as, 5
    de ensino-aprendizagem, 5
  de tomada de decisão, 5
    aprendizagem fortalecendo as, 6
      abordagens teóricas, 6
      indireta, 6
    estratégias para fortalecer as, 5
    de ensino-aprendizagem, 5
Hidratação
  de superfície, 186
    na intervenção vocal, 186
HLE (Exercício de Elevação da Cabeça), 106

I

Incentivador(es)
  respiratórios, 181
    na intervenção vocal, 181
Intervenção Fonoaudiológica
  em funções orofaciais, 73-137
    biomecânica da deglutição, 75-82
      na reabilitação das disfagias, 75-82
        orofaríngeas neurogênicas, 75-82
    programas terapêuticos, 101-113
      em disfagia orofaríngea, 101-113
    reabilitação, 119-125
      biofeedback eletromiográfico na, 119-125
    telefonoaudiologia, 127-136
    TMO, 87-97
      programas terapêuticos na, 87-97
        aplicações clínicas, 87-97
        perspectivas, 87-97
  em voz, 139-255
Intervenção
  em disfagia orofaríngea, 111*q*-113*q*
    programas de, 111*q*-113*q*
    técnicas de, 111*q*-113*q*
Intervenção Vocal
  dispositivos na, 176
    bandagem elástica, 177
    biofeedback eletromiográfico, 180
    canudos, 188
    de amplificação vocal, 183
    de retorno vocal, 183
    de vibração, 187
    eletroestimulação, 183
    hidratação de superfície, 186

incentivadores respiratórios, 181
máscaras, 188
massageadores, 187
não volitivos, 176
PBMT, 185
respiratórios, 181
termoterapia, 189
tubos, 188
ultrassom, 190
volitivos, 176
em grupo, 218
para profissionais da voz, 218
levantamento de publicações, 218

J
JOE (Exercício de Abertura de Mandíbula/*Jaw Opening Exercise*), 107

M
Manobra
de Mendelsohn, 107
Máscara(s)
na intervenção vocal, 188
Massageador(es)
na intervenção vocal, 187
Mastigação
terapia de, 124*f*
biofeedback na, 124*f*
MBGR (Protocolo de Avaliação Miofuncional Orofacial), 129
na teleconsulta, 129*q*
aspectos observados, 129*q*
condições de avaliação, 129*q*
MDTP (*McNeill Dysphagia Therapy Program*), 104
Mendelsohn
manobra de, 107
Metaterapia
mapa mental da, 154*f*
nas disfonias comportamentais, 146
adesão a tratamento, 150
autorregulação, 151
bem-estar vocal, 152
conduta do terapeuta, 155
estratégias de enfrentamento, 153
estratégias, 154
coaching, 154
minfulness, 155
gerenciamento das emoções, 153
psicodinâmica vocal, 153
Método(s)
para reabilitação, 145
nas disfonias comportamentais, 145

metaterapia, 146
programáticos, 145, 147*q*-149*q*
MO (Motricidade Orofacial), 87
casos clínicos, 14
avaliação fonoaudiológica, 14
AMIOFE, 14
audiológica, 15
da fala, 15
mapa mental, 17*f*
programas terapêuticos em, 95
raciocínio clínico em, 10
telefonoaudiologia em, 28
aspectos clínicos da, 128
proposta de avaliação, 128
proposta de tratamento, 130
tomada de decisão em, 10

N
Neonato(s)
estimulação oral em, 102
programas de, 102

O
Objetivo
e dose do treinamento, 45*f*
relação entre, 45*f*
frequência, 45*f*
intensidade, 45*f*
tempo do exercício, 45*f*
Oral
estimulação, 102
em neonatos, 102
programas, 102

P
PAC (Processamento Auditivo Central), 161
habilidades do, 162*q*-163*q*
relação entre as, 162*q*-163*q*
estudos explorando a, 162*q*-163*q*
PBE (Prática Baseada em Evidências)
como implementar na área, 23-33
de funções orofaciais, 23-33
alternativas, 33
histórico, 23
implementação, 25, 29
na fonoaudiologia, 24
objetivos de aprendizagem, 23
questões, 23
de voz, 23-33
alternativas, 33
histórico, 23
implementação, 25
na intervenção, 26

na fonoaudiologia, 24
objetivos de aprendizagem, 23
questões, 23
PBMT (Fotobiomodulação)
na intervenção vocal, 185
PFP (Paralisia Facial Periférica), 122
Prescrição
de exercícios, 37-68
em funções orofaciais, 37-68
abordagem de tratamento, 42
métodos de auxílio à, 42
aplicações na reabilitação,38
conceitos gerais, 38
elementos para, 44
estratégias para, 44, 67q
evidências científicas para, 44
fisiologia muscular na, 38
princípios teóricos da, 39
em voz, 37-68
abordagem de tratamento, 42
métodos de auxílio à, 42
aplicações na reabilitação,38
conceitos gerais, 38
elementos para, 44
estratégias para, 44, 67q
evidências científicas para, 44
fisiologia muscular na, 38
princípios teóricos da, 39
Profissional(is)
da voz, 199-210, 213
ações em grupo de, 213
definindo conceitos, 216
orientações para planejar a ação, 229
percurso histórico sobre, 213
treinamento vocal em, 199-210
aprendizado motor aplicado ao, 206
princípios do, 206
avaliação de resultados, 201
conceitos, 199
exercício aplicado, 203
princípios da fisiologia do, 203
objetivos de aprendizagem, 199
perspectivas contemporâneas, 202
programa de, 200f
variáveis envolvidas, 200f
Programa(s) Terapêutico(s)
em disfagia orofaríngea, 101-113
de estimulação oral, 102
em neonatos, 102
de intervenção, 111q-113q
em adultos com tumor, 108
de cabeça e pescoço, 108
neurogênica, 104
após AVC, 104

objetivos de aprendizagem, 101
na TMO, 87-97
aplicações clínicas, 87-97
em MO, 95
objetivos de aprendizagem, 87
perspectivas, 87-97

R

Raciocínio Clínico
na atuação fonoaudiológica, 3-18
em voz, 3-18
casos clínicos, 11
ferramenta-modelos sistemáticos de, 7
formação interprofissional, 3
mapa mental, 16f
objetivos de aprendizagem, 3
nas funções orofaciais, 3-18
casos clínicos, 11
disfagia, 13
MO, 14
ferramenta-modelos sistemáticos de, 7
formação interprofissional, 3
habilidades de solução de problema, 5
mapa mental, 16f-18f
disfagia, 18f
MO, 17f
objetivos de aprendizagem, 3
Reabilitação Vocal
CAM na, 161-172
princípios do, 161-172
nas disfonias, 170
Reabilitação
das disfagias, 75-82
orofaríngeas neurogênicas, 75-82
biomecânica da deglutição na, 75-82
da fase faríngea, 79
da fase oral, 76
interfaces com as estruturas
laríngeas, 79
objetivos de aprendizagem, 75
das funções orofaciais, 119-125
biofeedback eletromiográfico na, 119-125
objetivos de aprendizagem, 119
sistemas gráficos, 120, 121f, 122f
interativos, 120, 122f
nas disfonias comportamentais, 145
caso clínico, 156
avaliação vocal, 156
reabilitação vocal, 156
métodos para, 145
programáticos, 145, 147q-149q
técnicas para, 145
conduta do terapeuta, 155
estratégias, 154

coaching, 154
minfulness, 155
metaterapia, 146
adesão ao tratamento, 150
autorregulação, 151
bem-estar vocal, 152
estratégias de enfrentamento, 153
gerenciamento das emoções, 153
psicodinâmica vocal, 153
Respiratório(s)
dispositivos, 181
na intervenção vocal, 181
Retorno Vocal
dispositivos de, 183
na intervenção vocal, 183
RTSS (*Rehabilitation Treatment Specification System*), *ver SETR-VOZ*

S

SETR (Sistema de Especificação de Tratamento de Reabilitação), 42
planejamento a partir do, 43q
terapêutico fonoaudiológico, 43q
SETR-VOZ (Sistema de Especificação do Tratamento de Reabilitação)
aplicado às disfonias, 142
comportamentais, 142
proposta baseada no, 143q-145q
de terapia de voz, 143q-145q
de ingredientes, 143q-145q
de mecanismos de ação, 143q-145q
Simetria
da ativação muscular, 123f
favorecer a, 123f
biofeedback para, 123f
Sincinesia
olho/boca, 123f
dissociar a, 123f
biofeedback para, 123f
Sistema(s) Gráfico(s)
com *biofeedback*, 120
para reabilitação, 120
das funções orofaciais, 120
interativo, 121f, 122f
BioMovi, 122f
componentes do, 121f
para reabilitação, 121f
por *biofeedback*, 121f
Superfície
hidratação de, 186
na intervenção vocal, 186

T

Telefonoaudiologia
atuação vocal por, 246
desafios da, 246
discriminação dos, 246
avaliação vocal em, 238
estratégias para, 238
categorização de, 238
definição de, 238
multidimensional, 240f
mapa mental, 240f
conhecimento em, 236
sobre conceitos básicos, 236
sobre percurso histórico, 236
em voz, 235-253
aplicação da, 237
contextos de, 237
atuação na, 248
possibilidades efetivas, 248
vantagens para, 248
atuar na, 246, 249
desafios para, 246
estratégias para, 246, 249
possibilidades para, 246
avaliação, 238
conceitos, 235-253
de aplicação da, 237
iniciar em, 249
estratégias para, 249
objetivos de aprendizagem, 235
possibilidades, 235-253
terapia, 238
modalidades de atuação em, 237q
nas funções orofaciais, 127-136
aspectos clínicos, 128
em disfagia, 131
em MO, 128
objetivos de aprendizagem, 127
terapia vocal em, 243
estratégias de, 243
identificação de, 243
Telessaúde
conhecimento em, 236
sobre conceitos básicos, 236
sobre percurso histórico, 236
Terapia
biofeedback na, 123f, 124f
de deglutição 124f
de fala, 123f
de mastigação 124f
de voz, 143q-145q
baseada no SETR-VOZ, 143q-145q
ingredientes de, 143q-145q
mecanismos de ação, 143q-145q

Terapia Vocal
dispositivos na, 175-191
não volitivos, 175-191
definição, 176
objetivos de aprendizagem, 175
questões, 175
volitivos, 175-191
definição, 176
objetivos de aprendizagem, 175
questões, 175
nas disfonias comportamentais, 141-157
caso clínico, 156
avaliação vocal, 156
reabilitação vocal, 156
métodos para reabilitação nas, 145
programáticos, 145, 147q-149q
SETR-Voz, 142
técnicas para reabilitação, 145
conduta do terapeuta, 155
estratégias, 154
coaching, 154
minfulness, 155
metaterapia, 146
adesão ao tratamento, 150
autorregulação, 151
bem-estar vocal, 152
estratégias de enfrentamento, 153
gerenciamento das emoções, 153
psicodinâmica vocal, 153
Termoterapia
na intervenção vocal, 189
TMO (Terapia Miofuncional Orofacial)
programas terapêuticos na, 87-97
aplicações clínicas, 87-97
cenário, 88
em MO, 95
objetivos de aprendizagem, 87
perspectivas, 87-97
Tomada de Decisão
em fonoaudiologia, 10
novos direcionamentos, 10
na atuação fonoaudiológica, 3-18
em voz, 3-18
casos clínicos, 11
estratégias de ensino-aprendizagem, 5
ferramenta-modelos sistemáticos de, 7
mapa mental, 16f
objetivos de aprendizagem, 3
nas funções orofaciais, 3-18
casos clínicos, 11
disfagia, 13
MO, 14
em disfagia, 10
em MO, 10

estratégias de ensino-aprendizagem, 5
ferramenta-modelos sistemáticos de, 7
mapa mental, 16f-18f
disfagia, 17f
MO, 18f
objetivos de aprendizagem, 3
TPPT (Treinamento da Pressão de Língua), 106
TPSAT (Treinamento de Pressão e Precisão na Pressão da Língua), 105
Treinamento
relação entre objetivo, 45f
e dose do, 45f
frequência, 45f
intensidade, 45f
tempo do exercício, 45f
Treinamento Vocal
dispositivos no, 175-191
não volitivos, 175-191
volitivos, 175-191
em profissionais da voz, 199-210
aprendizado motor aplicado ao, 206
princípios do, 206
foco de atenção, 208
variáveis da pré-prática, 207
avaliação de resultados, 201
conceitos, 199
exercício aplicado, 203
princípios da fisiologia do, 203
aplicação dos, 204
áreas de conhecimento, 203
definição dos, 204
objetivos de aprendizagem, 199
perspectivas contemporâneas, 202
programa de, 200f
variáveis envolvidas, 200f
TRPT (Treinamento de Resistência Língua-Palato), 106
Tubo(s)
na intervenção vocal, 188
Tumor
de cabeça e pescoço, 108
programas terapêuticos em adultos com, 108
de disfagia, 108

U
Ultrassom
na intervenção vocal, 190

V
Vibração
dispositivos de, 187
na intervenção vocal, 187

Voz

atuação fonoaudiológica em, 3-18
  raciocínio clínico na, 3-18
  tomada de decisão na, 3-18
  CAM da, 163
    áreas cerebrais, 164q
      respectivas funções, 164q
    conexões envolvidas no, 165f
      neuroanatomofisiológicas, 165f
    modelo DIVA, 167f
      diagrama do, 167f
    profissional, 168
      papel do *feedback* auditivo, 168
  casos clínicos, 11
    avaliação fonoaudiológica, 12
      acústica, 12
      autoavaliação vocal, 12
      comportamento vocal, 12
  distúrbio de, 220
    prevenção do, 220
      ações de, 220
  e comunicação, 213-230
    análise de ações em grupo, 213-230
      em profissionais da voz, 213-230
        definindo conceitos, 216
        orientações para planejar a ação, 229
        percurso histórico, 213
    intervenção vocal em grupo, 218
      para profissionais da voz, 218
    objetivos de aprendizagem, 213
  exercícios em, 37-68
    dosagem de, 37-68
      abordagem de tratamento, 42
        métodos de auxílio à, 42
    aplicações na reabilitação,38
      conceitos gerais, 38
      elementos para, 44
      estratégias para, 44
      evidências científicas para, 44
    objetivos de aprendizagem, 37
    prescrição de, 37-68
      abordagem de tratamento, 42
        métodos de auxílio à, 42
    aplicações na reabilitação,38
      conceitos gerais, 38
      elementos para, 44
      estratégias para, 44, 67q
      evidências científicas para, 44

  fisiologia muscular na, 38
    princípios teóricos da, 39
intervenção fonoaudiológica em, 139-255
  CAM, 161-172
    no aperfeiçoamento vocal, 161-172
    na reabilitação vocal, 161-172
  disfonias comportamentais, 141-157
    terapia vocal nas, 141-157
  e comunicação, 213-230
    análise de ações em grupo, 213-230
      em profissionais da voz, 213-230
  telefonoaudiologia em, 235-253
    conceitos, 235-253
    possibilidades, 235-253
  terapia vocal, 175-191
    dispositivos na, 175-191
      não volitivos, 175-191
      volitivos, 175-191
  treinamento vocal, 175-191, 199-210
    dispositivos no, 175-191
      não volitivos, 175-191
      volitivos, 175-191
    em profissionais da voz, 199-210
mapa mental, 16f
PBE na área de, 23-33
  como implementar, 23-33
    alternativas, 33
    histórico, 23
    implementação, 25
      na intervenção, 26
    na fonoaudiologia, 24
    objetivos de aprendizagem, 23
    questões, 23
profissionais da, 199-210
  treinamento vocal em, 199-210
    aprendizado motor aplicado ao, 206
      princípios do, 206
    avaliação de resultados, 201
    conceitos, 199
    exercício aplicado, 203
      princípios da fisiologia do, 203
    objetivos de aprendizagem, 199
    perspectivas contemporâneas, 202
    programa de, 200f
      variáveis envolvidas, 200f
raciocínio clínico em, 10
tomada de decisão em, 10